TOTAL BIOLOGY

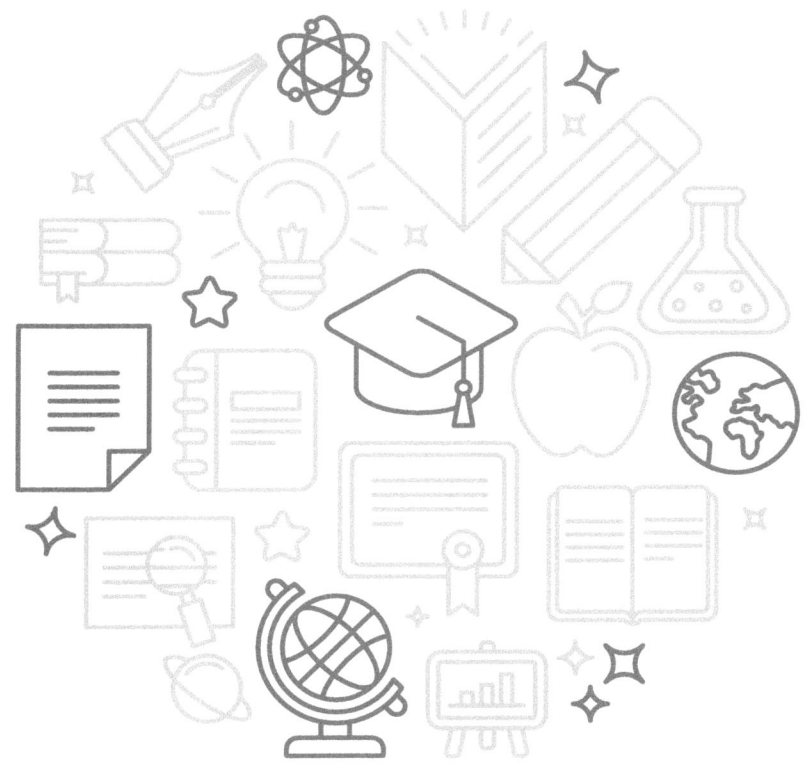

TB편입생물 문제집

최성윤 저

- 연고대편입/일반편입/의약대편입
- 김영 편입학원 저자직강
- 11연속 베스트셀러 TB생물(이론서)의 저자
- 열려있는 질문/답변 - 네이버카페 (최성윤으로 검색하세요)
- 독학이 가능한 유일한 문제집

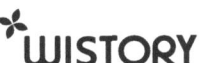

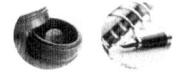 머릿말

이 책은 대학편입/의약대편입을 준비하는 수험생을 위해 만들었습니다.
이 교재를 이용하여 원하시는 학교에 합격하시길 기원합니다.

교재를 보시다가 궁금한 점이 있으시면 "네이버카페"(http://cafe.naver.com/biofirst)로 질문 주시거나 상담해 주십시오.

아무쪼록 이 교재가 여러분의 앞날에 조금이나마 도움이 되기를 바랍니다.

2018년 10월
최 성 윤

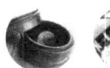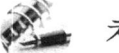 차 례

- 분자-물 ·· 7
- 분자-핵산 ··· 9
- 분자-단백질 ·· 11
- 분자-탄수화물 ··· 15
- 분자-지질 ··· 16
- 분자-비타민, 무기질 ·· 19
- 물질의 수송 수동수송 ·· 20
- 물질의 수송 능동수송 ·· 22
- 세포의 구조-원핵세포 ·· 26
- 세포의 구조-진핵세포-세포외부구조 ·· 29
- 세포의 구조-진핵세포-유전자의 발현경로 ·· 33
- 세포의 구조-진핵세포-노폐물제거 ·· 36
- 세포의 구조-진핵세포-세포내 공생 ·· 38
- 세포의 구조-진핵세포-세포골격 외 ·· 42
- 세포주기(생활사)+체세포분열 ·· 45
- 세포주기-암 ·· 53
- 세포분열-감수분열 ··· 56
- 염색체의 구조 ·· 61
- 기초유전학 ·· 64
- 연관과 교차 ·· 76
- 집단유전학 ·· 82
- 유전물질의 발견 ··· 84
- 효소 ·· 88
- DNA 복제 ·· 94
- 전사 ·· 98
- 번역 ·· 105
- 유전자의 발현조절-원핵세포 ·· 110
- 유전자의 발현조절-진핵세포 ·· 111

- 돌연변이 ·· 115
- 유전체학-단백체 ··· 123
- 유전공학-단백질생산하기 ··· 124
- 분자생물학기술-DNA ·· 131
- 분자생물학기술-RNA ·· 141
- 분자생물학기술-단백질 ·· 145
- 조직 ··· 146
- 소화계 ··· 147
- 순환계 ··· 153
- 호흡계 ··· 160
- 배설계 ··· 161
- 면역계 ··· 165
- 감각계 ··· 180
- 신경계 ··· 181
- 운동계 ··· 188
- 내분비계 ··· 191
- 생식계-발생 ·· 201
- 식물-구조와 물질수송 ·· 214
- 식물-호르몬 ·· 220
- 식물-개화 ·· 225
- 광합성 ··· 227
- 세포호흡 ··· 236
- 진화-일반론 ·· 244
- 진화-5대계의 특징, 분류 ··· 246
- 생태계-생태학 ·· 256
- 생태계-에너지 순환과 오염 ··· 263

- 정 답 ·· 270

분자 – 물

001 아래 생명체의 구성 체계 중에서 가장 높은 단계에 있는 것은 무엇인가?

① 분자　　② 기관　　③ 세포　　④ 원자　　⑤ 조직

> 해설　분자-세포-조직(계)-기관(계)-개체의 순으로 구성단계가 높아진다.

002 다음 중 동물체를 구성하는 큰 단위에서 작은 단위로 순서대로 짝지워진 예는?

① 뇌, 척수, 기관계, 신경 세포, 신경조직
② 기관계, 세포 집단, 신경계, 뇌
③ 신경계, 뇌, 신경조직, 신경 세포
④ 생물체, 기관계, 조직, 세포, 기관

003 인체를 구성하는 원소 중 무게 비율이 큰 것부터 바르게 나열한 것은?

① O, C, H, N, Ca　　② C, O, H, N, Ca　　③ C, H, O, N, Ca
④ O, C, H, Ca, N　　⑤ H, O, C, Ca, N

> 해설　무게로 보면 산소-탄소-수소-질소의 순이다.

004 다음은 물에 대한 설명이다. 맞는 내용을 모두 고르면?

> 가. 물 분자 사이에 형성되는 수소결합 때문에 높은 표면장력을 나타낸다.
> 나. 물 분자는 104.5°의 결합각을 가진 극성화합물이다.
> 다. 물 분자를 이루고 있는 수소원자는 음전하를, 산소원자는 양전하를 띠고 있다.
> 라. 물은 비슷한 크기의 다른 분자들에 비해 열용량이 높다.

① 가, 나　　② 다　　③ 가, 나, 라
④ 나, 다　　⑤ 다, 라

> 해설　물 분자 간의 수소결합은 물의 강한 응집력, 부착력, 장력을 일으킨다. 또한 물은 비열이 높고, 4℃에서 비중이 가장 높은 특성이 있다.

005 물은 높은 표면장력과 응집력을 나타낸다. 이와 가장 관련이 높은 것은?

① 물 분자 사이의 수소결합
② hydronium ion과 hydroxide ion 사이의 이온결합
③ 물 분자 사이의 van der Waals force
④ 물 분자 사이의 hydrophobic interaction

 수소결합은 F, O, N과 같이 전자를 끌어당기는 힘이 큰 원자와 공유 결합을 하고 있는 H원자가 다른 분자 중에 있는 F, O, N에 강하게 끌리어 이루어지는 분자간의 인력을 말한다. 분자간력이 강한 물의 경우 표면 장력이 매우 강하게 나타난다.

006 물은 생명체의 대부분을 구성하고 있으며, 생명을 유지하는데 매우 중요한 역할을 한다. 다음 중 물에 대한 설명으로 옳은 것은?

① 하나의 물 분자에서 O와 H는 수소결합으로 결합되어 있다.
② 물의 비열이 높은 주된 이유는 물이 증발될 때 공유결합이 깨져야 하기 때문이다.
③ 액체 상태에서 물의 표면장력과 응집력이 큰 이유는 극성끼리의 이온결합으로 인해 강한 결합력을 유지하기 때문이다.
④ 물 분자 하나의 쌍극자 모멘트의 총합은 0 이다.
⑤ 자연 상태에서 물이 얼 때 물 분자들의 결정이 형성되면서, 액체상태의 물보다 비중이 낮아진다.

 물 분자 하나의 수소와 산소는 공유결합으로 연결되어 있고, 물분자간에는 수소와 산소사이에 수소결합으로 분자 간 강한 결합력을 가지며, 비열이 높은 이유가 된다. 물 분자 하나에서 수소원자 사이의 결합각은 104.5°로써 전자가 산소원자 쪽으로 치우치므로 쌍극자모멘트의 총합은 0이 아니다. 물은 4℃에서 가장 밀도가 높아 4℃물이 0℃의 물보다 아래에 놓이게 된다. 이러한 물의 특성은 추운 겨울에도 물의 상층만 얼게 하므로 수중 생물이 물속에서 살아갈 수 있는 환경을 조성한다.

분자 – 핵산

007 DNA의 구조적 안정성에 기여하는 요인은?

| 가. 수소결합 | 나. DNA 염기의 상보성 |
| 다. DNA의 뉴클레오좀 구조 | 라. DNA의 메틸화 |

① 가, 나　　　　　② 다　　　　　③ 나, 다, 라
④ 가, 나, 다　　　⑤ 다, 라

> 해설　DNA의 메틸화는 제한효소에 의해 자신의 DNA가 절단되는 것을 보호하는 역할을 하며, DNA 메틸화 효소는 잘못된 염기가 서로 결합된 것을 구분하는데 도움을 준다.

008 DNA 및 RNA 사슬은 3′및 5′의 방향성이 있으며, DNA 및 RNA 합성 방향으로 옳은 것은?

① 모두 3′에서 5′방향
② 모두 5′에서 3′방향
③ DNA는 3′에서 5′RNA는 5′에서 3′방향
④ RNA는 3′에서 5′이고 DNA는 5′에서 3′방향
⑤ 양 방향 모두가 가능하다.

> 해설　핵산은 합성이나 읽기가 모두 5′→ 3′방향으로 이루어진다.

009 이중나선을 이루는 두 DNA 가닥은 무엇과 무엇 사이의 수소 결합에 의해 붙어있는가?

① 인산과 오탄당　　② 인산과 염기　　③ 염기와 염기　　④ 염기와 오탄당

> 해설　두 가닥의 핵산이 상보적으로 배열된다면 염기간의 수소결합이 일어나서 강한 결합을 형성하는데, 아데닌(A)와 티민(T)은 수소결합이 2개가 생기고, 시토신(C)와 구아닌(G)는 수소결합이 3개 생긴다.

010 다음 중 뉴클레오티드 성분에 포함되는 것은?

| 가. 퓨린 | 나. 당 | 다. 피리미딘 | 라. 지질 | 마. 인산 |

① 가, 나, 라   ② 나, 다   ③ 가, 나, 마
④ 가, 나, 다, 마   ⑤ 가, 나, 다, 라, 마

해설) 뉴클레오티드는 인산, 당, 염기로 구성되어 있다. 염기에는 아데닌과 구아닌인 퓨린과 시토신과 티민인 피리미딘이 있다.

011 84개의 염기쌍으로 이루어진 이중나선 DNA에서 G+C/A+T=1.8 이면 아데닌(A)의 염기 수는 몇 개인가? (단, T+C/A+G=1.0이다.)

① 25개   ② 30개   ③ 35개   ④ 40개   ⑤ 45개

해설) 이중가닥 DNA라면 A는 T와 수가 같고, C와 G가 숫자가 같다. A+T를 X로 놓으면, G+C는 1.8X와 같으므로, 2.8X=168개의 염기이므로 X=60염기이다. A+T를 X로 놓았고, A와 T는 수가 같으므로 A의 수는 30이다.

012 다음의 핵산에 관한 설명 중 옳지 않은 것은?
① RNA는 단일 strand로 존재한다.
② 이중나선 구조인 DNA의 두 가닥의 피리미딘(pyrimidine) 염기는 피리미딘(pyrimidine) 염기와, 퓨린(purine) 염기는 퓨린(purine) 염기와 결합한다.
③ DNA의 염기들의 양은 A + C = G + T의 관계식을 만족한다.
④ 핵산의 새로운 strand는 5′ → 3′방향으로 길어진다.

해설) 피리미딘(T, C)은 퓨린(A, G)와 상보적으로 결합한다.

분자 - 단백질

013 다음은 단백질에 대한 설명이다. 틀린 내용은?

① 단백질은 아미노산들이 펩티드결합을 함으로서 이루어진다.
② 단백질은 종류에 따라 일정한 아미노산 서열과 분자량 그리고 입체구조를 가진다.
③ 아미노산은 하나의 수소원자에 아미노기와 카르복실기가 함께 붙어 있다.
④ 단백질 분자를 이루고 있는 아미노산 배열순서를 그 단백질의 1차 구조라 부른다.

해설) 아미노산은 탄소(알파탄소)에 아미노기, 카르복실기, 잔기, 수소가 붙어있다.

014 단백질의 3차 구조를 결정하는 가장 중요한 공유 결합은?

① 이황화 결합 ② 펩티드 결합 ③ 인산디에스테르 결합
④ 이중 결합 ⑤ 탈수 축중합

해설) 단백질의 3차 구조는 수소 결합, 공유 결합, 소수성 상호작용, 이온 결합에 의해 유지된다. 이 중 공유 결합은 시스테인 사이에서 형성되는 이황화 결합을 말한다.

015 세포 내에서 단백질을 적당한 꼬임 등 단백질의 구조형성(예 2차, 3차, 4차 등)에 관여하는 물질은?

① 조절 단백질 ② 단백질 합성효소 ③ 단백질 분해효소
④ 샤페론 단백질 ⑤ 리보자임

해설) 단백질의 적절한 구조 형성 과정을 위해 화학결합을 가능하게 해 주는 효소와 최종 구조 형성을 도와주는 샤페론 단백질이 필요하다.

016
아미노산 중에 필수아미노산이라고 불리는 것이 있는데 그 이유 중 맞는 것은?

① 단백질을 만드는 데 필요하므로
② 어떤 동물 체내에서는 다른 아미노산으로부터 합성할 수 없어서
③ 모든 동물에게 필요한 아미노산이므로
④ 에너지의 근원이므로
⑤ 핵산을 만드는데 필요하므로

> 해설) 필수아미노산은 생체 내에서 생합성이 되지 않는 아미노산이므로 외부에서 섭취해야 한다.

017
다음 중 사람의 필수 아미노산인 것은 ?

| 가. 리신 | 나. 메티오닌 | 다. 트립토판 | 라. 세린 | 마. 페닐알라닌 |

① 가, 나
② 다, 라, 마
③ 가, 나, 라
④ 가, 나, 다, 라
⑤ 가, 나, 다, 마

> 해설) 인간의 경우 필수 아미노산은 페닐알라닌, 트립토판, 리신, 트레오닌, 발린, 이소류신, 류신, 메티오닌 등 8종류이며 유아일 경우 히스티딘이 포함된다.

018
단백질이 변성된다는 것은 단백질이 어떤 성질을 잃게 된다는 것인가?

① 단백질의 1차구조
② 단백질의 입체구조
③ 단백질의 펩티드 결합
④ 아미노산 서열

> 해설) 단백질은 변성됨으로써 입체구조를 잃어버린다. 그 경우 단백질이 가지고 있는 고유한 성질을 잃어버리게 된다.

019 두 polypeptide α와 β가 어우러져 $\alpha_2\beta_2$ 단백질을 형성하였다고 하자. 이러한 사차구조(quarternary structure)의 형성에 기여하는 바가 가장 적은 결합은?

① 공유결합
② 수소결합
③ 소수작용(hydrophobic interaction)
④ 반데르발스 인력

020 다음 중 중성용액에서 양 전기를 띠며 녹는 것은?

① 리신   ② 알라닌   ③ 글루탐산   ④ 핵산

해설 양전하를 띠는 염기성 아미노산은 리신, 아르기닌, 히스타민이 있다.

021 생체구성성분의 중요한 물질로서 아미노산은 입체특이적인 구조를 지닌다. 다음 설명 중 맞는 것은?

① 생체에서 발견되는 모든 아미노산은 L-form 이다
② 생체 내에 존재하는 모든 아미노산은 D-form 이다
③ 생체에서 L-form 과 D-form 의 아미노산이 공존 하나 상호전환은 불가능하다
④ 생체에서 L-form 과 D-form 의 아미노산이 공존하며 상호전환이 가능하다

해설 아미노산의 형태는 L-form과 D-form이 있다. 하지만 생체 내에 존재하는 아미노산은 L-form이다.

022 단백질의 2차 구조에서 베타병풍구조(β-pleated sheet)는 다음 중 어떤 결합에 의해 유지되는가?

① 공유결합
② 소수성 상호작용
③ 하전을 띤 두 개의 아미노산 사이의 이온결합
④ 이황화결합
⑤ 수소결합

 단백질을 이루는 결합들에 의해 단백질은 3차원적인 구조를 가진다. 펩티트결합에 의한 1차 구조, 펩티드결합의 아미노기의 수소와 다른 펩티드결합의 카르보닐기의 산소사이의 수소결합에 의한 2차 구조, 아미노산의 잔기(R기, 곁가지)간의 소수성결합, 이온결합, 수소결합, 이황화결합(공유결합)에 의한 3차 구조를 통해 3차원적인 모양을 만들어 가게 된다.

분자 – 탄수화물

023 다음 다당류 중 포도당의 결합양식이 β-1,4 탈수결합(β-1,4-glycosidic bond)인 것은?

| 가. 전분(starch) | 나. 아밀로펙틴(amylopectin) |
| 다. 글리코겐(glycogen) | 라. 섬유소(cellulose) |

① 가, 나 ② 다 ③ 가, 나, 라
④ 라 ⑤ 다, 라

해설: 섬유소는 D-글루코오스가 β-1,4 결합으로 중합되어 있으며 사슬 형태로 연결되어 있다.

024 Maltose(맥아당) 한 분자가 유기호흡과정을 모두 마칠 때, 과정 중 생산된 NADH분자 수를 바르게 나타낸 것은?

① 8분자   ② 10분자   ③ 16분자   ④ 20분자

해설: 맥아당은 2개의 포도당으로 이루어져 있고, 하나의 포도당에서는 해당과정에서 2개의 NADH와 TCA회로에서 8개의 NADH가 생성된다.

분자 – 지질

025 다음 중 생명체를 이루는 생물학적 분자들에 대한 설명으로 옳지 않은 것은?

① 대부분의 식물성 기름은 포화지방산이다.
② 당이나 지방에는 없으나 단백질과 핵산에 있는 화학 원소는 질소이다.
③ 흙 속에 인이 부족하게 되면 식물은 DNA를 만들기 어렵게 된다.
④ DNA와 RNA는 모두 폴리뉴클레오티드 구조이고, 그 골격에는 동일한 구조의 인산기를 지닌다.
⑤ 중성지방 한 분자는 세 개의 지방산이 한 개의 글리세롤 분자에 결합하여 생긴다.

> 해설: 식물성지방은 불포화지방이다.

026 다음은 인지질에 대한 설명이다. 옳지 않은 것은?

① 인지질은 지방산 두 분자와 글리세롤 한 분자 그리고 친수성분자로 이루어져 있다.
② 인지질은 이중층을 이룸으로써 세포막의 구성성분이 된다.
③ 인지질은 친수성부분과 소수성부분이 있는 양쪽성 물질이다.
④ 인지질의 지방산은 포화지방산과 불포화지방산이 있다.
⑤ 인지질의 지방산의 길이가 길수록 세포막의 유동성이 강하다.

> 해설: 지방산의 길이가 길수록 세포막의 유동성이 약해진다.

027 다음 중 포유류의 정상적인 성장과 생활에 필수적이나 체내에서 합성되지 않아 반드시 음식으로 섭취해야 하는 필수 지방산은?

① 아라키돈산 ② 리놀렌산 ③ 팔미트산 ④ 올레산

> 해설: 필수지방산은 체내에서 합성하지 않아 외부에서 섭취해야 되는 것을 의미하며 리놀레산, 리놀렌산이 여기에 포함된다.

028 생체 내 고분자를 이루는 결합에 대한 설명 중 옳지 않은 것은?

① 핵산은 글리코시드 결합과 포스포디에스테르결합으로 단일가닥의 구조를 만든다.
② 탄수화물은 글리코시드 결합으로 이당류, 다당류를 합성해 낸다.
③ 지방은 에스테르 결합을 가지고 있다.
④ 폴리펩티드(polypeptide)를 구성하는 아미노산은 수소결합을 통해 연결되어 있다.

해설 폴리펩티드의 아미노산들은 펩티드결합을 통해서 연결되어 있다.

029 지방에 관한 설명이다. 잘못된 것은?

① 지방은 주로 탄소와 수소 원자로 이루어진 비극성 물질이다.
② 지방은 glycerol과 fatty acid로 구성되어 있다.
③ 버터가 실온에서 고체인 까닭은 포화지방이기 때문이다.
④ 대부분의 식물성 지방은 불포화지방이며 실온에서 응고하지 않는다.
⑤ 탄소와 탄소사이에 이중결합을 포함하는 지방산을 포화 지방산이라 한다.

해설 탄소와 탄소사이에 이중결합을 하나 이상 포함하고 있는 지방산을 불포화지방산이라고 한다.

030 스테로이드에 속하는 콜레스테롤에 대한 설명으로 옳지 않은 것은?

① HDL 콜레스테롤과 LDL 콜레스트롤이 있다.
② 동물의 세포막의 구성성분이 된다.
③ 동물세포는 콜레스테롤로부터 성호르몬을 만든다.
④ 혈액 중 콜레스테롤 함량이 높으면 동맥경화를 일으킬 수도 있다.
⑤ 인지질이중층으로 이루어진 세포막의 유동성을 강화시킨다.

해설 콜레스테롤은 세포막을 안정화시키는 역할을 한다. 온도가 낮을수록 함량이 적을수록 세포막의 유동성은 증가하지만, 온도가 높을수록 함량이 많을수록 세포막의 유동성은 감소한다.

031 다음 중 생명체를 구성하는 중요 분자에 대한 설명으로 틀린 것은?

① 포도당(glucose)과 과당(fructose)의 화학식은 $C_6H_{12}O_6$로서 똑같다.
② 글리코겐(glycogen)은 β-1,6결합에 대한 분지(branch)형태를 볼 때 아밀로스(amylose)보다 아밀로펙틴(amylopectin)에 더 가깝다.
③ 글리세롤과 지방산이 결합하여 트리글리세라이드(triglyceride)가 형성될 때 물 3분자가 형성된다.
④ 10개의 아미노산이 모두 결합하여 하나의 선형 폴리펩타이드(polypeptide)를 받들 때 9개의 물분자가 형성된다.
⑤ RNA의 5탄당과 DNA의 5탄당은 화학 구조가 서로 다르다.

 단위체들 간의 결합에 의하여 고분자 물질이 만들어지며, 이들 간의 반응은 탈수축중합 즉 물분자 하나가 빠져 나오면서 공유결합을 통하여 연결된다. 10개의 아미노산으로 이루어진 폴리펩티드가 만들어지려면 단위체들 간의 9번의 탈수축중합이 일어나야 하므로 물분자가 9분자 생성된다. ② 글리코겐은 구조적인 형태가 가지를 많이 친 형태로 아밀로펙틴과 구조가 유사하다. 그러나 가지를 만들 때 α-1,6결합을 통하여 만들어 진다. ④ 10개의 아미노산이 연결된다면 펩티드결합이 9개가 형성되고, 이 때 탈수축합반응에 의해 9개의 물분자가 생성되어 나온다.

032 다음 중 생명체를 구성하는 중요 분자에 대한 설명으로 옳은 것은?

> 가. 식물의 저장형 탄수화물로는 아밀로오스와 아밀로펙틴이 있다.
> 나. 불포화 지방산은 상온에서 액체로 존재하나 트랜스지방의 경우 불포화지방산이지만 그 구조가 포화지방산과 유사하여 상온에서 고체로 존재한다.
> 다. P는 핵산을 이루는 주요한 원소이다.
> 라. RNA와 DNA는 공통적으로 염기, 5탄당, 인산의 구조를 가지고 있다.
> 마. 단백질의 단위체는 펩티드로써 20개의 종류를 가지고 있다.

① 가, 나　　② 나, 다　　③ 가, 나, 라
④ 나, 다, 라　　⑤ 가, 나, 다, 라

 단백질의 단위체는 아미노산이다.

분자 – 비타민, 무기질

033 세포질에 비해 세포외액에 많이 존재하는 이온은?

| 가. Na^+ | 나. Cl^- | 다. Ca^{2+} | 라. K^+ |

① 가, 나, 다 ② 가, 다 ③ 나, 라
④ 라 ⑤ 가, 나, 다, 라

 세포내 무기물의 농도가 세포의 형태나 생물체에 따라 어느 정도 다를지라도 일반적인 법칙은 있을 수 있는데 세포질 내 가장 많은 무기이온은 이며 세포외액보다 10~30배 높은 반면 세포질 내 Na^+와 Cl^-의 농도는 세포외액에 비해 1/10이하로 낮다. 또 다른 중요한 법칙은 세포내 Ca^{2+}농도가 세포외액 보다 몇 배 낮다.

034 인간은 여러 가지 음식물에서 비타민을 반드시 섭취하여야 한다. 그 이유는?

① 에너지원으로 사용하기 때문에
② 음식물의 소화에 도움을 주기 위하여
③ 효소로 작용하므로
④ 효소의 보조요소(cofactor)로 작용하므로
⑤ 세포막의 지질층을 안정시키기 위해

 비타민은 체내에서 전혀 합성되지 않거나 합성되더라도 그 양이 충분하지 않기 때문에 외부에서 섭취하여야 한다. 비타민은 효소나 효소의 역할을 보조하는 조효소의 구성성분이 된다.

035 다음의 비타민에 대한 설명으로 옳지 않은 것은?

① Vitamin K는 지용성 비타민으로 혈액응고에 관여한다.
② Vitamin C는 ascorbic acid이며 부족 시에 괴혈병(scurvy)을 일으킬 수 있다.
③ Vitamin E는 강력한 항산화효과를 갖고 화학명은 alpha-tocopherol이다.
④ Vitamin A는 지용성 비타민으로 부족 시에는 구루병(rickets)을 일으킬 수 있다.
⑤ Vitamin B_{12}는 수용성 비타민으로 부족 시에는 악성빈혈(pernicious anemia)을 일으킬 수 있다.

비타민 A가 부족하게 되면 야맹증을 일으킨다.

물질의 수송 – 수동수송

036 원형질막의 투과성에 관한 설명 중 옳은 것은?

① 분배계수가 큰 화합물일수록 쉽게 투과 한다
② 지용성이 작은 화합물일수록 쉽게 투과 한다
③ 극성화합물이 비극성 화합물보다 쉽게 투과 한다
④ 분배계수의 크기에 관계없이 분자의 크기가 작은 화합물일수록 쉽게 투과 한다

> 해설 분배계수란 (지용성물질에 대한 용해도/수용성물질에 대한 용해도)를 나타내는 수치이다.

037 세포막 이온 채널과 펌프의 공통점은?

가. 이온의 양방향이동	나. 능동수동
다. 리간드 또는 전압 의존성 문(gate)	라. 내재성, 막관통 단백질

① 가, 나, 다   ② 가, 다   ③ 나, 라
④ 라   ⑤ 가, 나, 다, 라

> 해설 채널은 농도 차에 의해 농도가 높은 곳에서 낮은 곳으로 확산에 의해 이온이 이동하는 통로를 만들어주는 것이고 펌프는 능동 수송의 일종으로 ATP를 이용하여 농도 기울기와 관계없이 이동시키는 것을 의미한다.

038 어떤 식물 세포의 삼투압이 27℃에서 24.6기압이었다. 이 세포 세포질의 몰농도는 얼마인가?

① 0.1몰   ② 1몰   ③ 2몰   ④ 10몰

> 해설 삼투압은 몰농도 x 기체상수 x 온도 이다. 27℃ 1몰의 삼투압은 기체상수가 0.082일 때 24.6기압이다.

039 세포막을 통한 물질운반에 관한 설명으로서 옳지 않은 것은?

① 지용성 물질의 운반에는 막 단백질의 도움이 필요하다.
② 능동수송에서 막 단백질은 인산화된다.
③ 단백질은 주로 endocytosis에 의하여 세포 내로 운반된다.
④ 이온은 전기화학경사를 따라 운반된다.

> 해설 수용성 물질은 주로 단백질을 통해 이동하고 지용성 물질은 세포막을 바로 통과하거나 인지질 층을 통해 이동한다.

040 이온 통로(ion channels)에 대한 설명이다. 틀린 것은?

① 단백질로 구성되어 있다.
② 특정 이온만을 선택적으로 투과시킨다.
③ 세포막 전위(membrane potential)의 변화에 의해 열린다.
④ 개폐 시 ATP가 사용된다.
⑤ 통로 안에 개폐를 조절하는 문(gate)을 가지고 있다.

> 해설 채널은 농도 차에 의해 농도가 높은 곳에서 낮은 곳으로 확산에 의해 이온이 이동하는 통로이므로 ATP가 사용되지 않는다.

041 다음 중 에너지원으로서 ATP를 요구하지 않는 것은?

① Na^+-K^+ 펌프
② 양성자(H^+) 펌프
③ 촉진확산(facilitated diffusion)
④ 엔도시토시스(endocytosis)
⑤ 수용체매개(receptor-mediated) 엔도시토시스

> 해설 촉진확산은 수동 수송으로 농도에 따라 이동하는 것으로 에너지가 필요 없다.

물질의 수송 - 능동수송

042 다음 중 에너지가 소요되는 물질이동의 현상 또는 수단은?

① 촉진확산 ② 삼투 ③ Na^+-K^+ pump ④ 엔트로피의 증대

해설 촉진확산이나 삼투는 농도에 따라 이동하는 것이므로 에너지가 필요하지 않으며 Na^+-K^+ pump는 능동 수송으로 농도 기울기와 상관없이 에너지를 사용하여 이동한다.

043 세포는 세포막을 통해 물질을 이동시킬 때 몇 가지 방법을 이용한다. 세포 밖에서 안으로 물질을 이동시킬 때 세포막을 통과할 수 없는 큰 물질은 어떤 방법을 이용할까?

① 삼투압작용 ② 내포작용 ③ 외포작용 ④ 확산작용

해설 내포작용은 세포 밖에 있는 고형상의 물질이나 세포막을 직접 투과하지 못하는 큰 물질이 세포막과 접하게 되는 순간 세포막이 물질을 둘러싸서 세포내로 들여보내는 작용이다.

044 농도 경사를 거슬러서 물질이 세포막을 통과하는 과정은?

① 확산 ② 삼투 ③ 촉진확산
④ 능동수송 ⑤ 투과

해설 주로 펌프라고 불리는 막에 있는 운반체단백질(membrane carrier)에 의해 ATP를 사용하여 물질의 농도 기울기에 상관없이 이동시킨다.

045 근육세포에서는 칼슘이온이 소포체로 이동되는데 주변의 농도보다 소포체 내의 농도가 많이 높다. 이는 무엇을 뜻하는가?

① 확산 ② 능동수송 ③ 효소반응 ④ 화학적 삼투압

해설 능동수송은 농도 기울기에 상관없이 ATP를 사용하여 이동시킨다.

046 Na^+-K^+ 펌프 펌프에 대한 설명이다. 틀린 것은?

> 가. Na^+과 K^+를 1:1로 교환한다.
> 나. 작동 시 직접적으로 ATP가 사용된다.
> 다. 신경의 휴지막 전위(resting potential) 유지에 중요하다.
> 라. 억제 시 세포내 Na^+이 축적된다.
> 마. Cyanide 및 dinitrophenol에 의해서 기능이 억제된다.

① 가　　　　　　　　② 나, 다　　　　　　　　③ 라
④ 가, 나, 다　　　　　⑤ 다, 마

해설 Na^+-K^+ 펌프는 ATP를 이용하여 세포 밖으로 Na^+를 내보내고 세포 안으로 K^+을 들어오게 한다. Na^+와 K^+가 3:2로 교환된다. 능동수송으로서 세포 안에는 K^+이, 세포 밖에는 Na^+를 농축한다.

047 소장에서 능동수송에 의해 포도당이 흡수될 때 (　　)이 존재하면 이 운반이 활성화된다.

① Ca^{2+}　　　　② Mg^{2+}　　　　③ Na^+　　　　④ K^+

해설 포도당은 능동수송으로 흡수될 때 에너지가 필요하다. Na^+은 세포 밖의 농도가 더 높기 때문에 바깥의 Na^+이 안으로 들어온다. 이 때 생성되는 에너지를 이용하여 포도당이 안으로 들어오게 된다.

048 세포막의 Na^+-K^+ pump는 다음의 물질이동방법 중 어느 것에 해당하는가?

① 단순확산 (simple diffusion)　　　　② 삼투현상 (osmosis)
③ 능동수송 (active transport)　　　　④ 촉진확산 (facilitated diffusion)
⑤ 음세포작용 (pinocytosis)

해설 능동수송은 농도 기울기에 상관없이 ATP를 사용하여 이동시킨다.

049 막 수송 단백을 필요로 하는 경우와 가장 거리가 먼 것을 고르시오.

① 막을 통한 아미노산 수송 ② 지방산의 림프내로 이동
③ 포도당의 촉진적 확산 ④ Na$^+$이온의 세포 밖 배출

 막 수송 단백은 세포막을 가로질러 수송 분자와 이온의 운동을 촉진시킨다. 막 수송 단백에는 채널단백(Channel proteins)과 운반단백(Carrier proteins)이 있다. 채널단백은 수동수송으로 ATP가 필요 없으며 운반단백질은 Na$^+$-K$^+$ pump처럼 농도에 역행하는 능동수송으로 ATP가 필요하다. 지방산은 킬로마이크론이라는 지질단백질을 형성하여 림프내의 암죽관 세포로 이동한다.

050 세포막을 경유한 Na$^+$-K$^+$ pump의 설명으로 맞는 것은?

> 가. 뉴런의 세포막에 많이 존재한다.
> 나. 세포내부에 Na$^+$농도는 낮게, K$^+$농도는 높게 유지된다.
> 다. 음성전하가 소실되게 하는데 일부 기여한다.
> 라. Na$^+$은 세포외부로, K$^+$은 세포내부로 능동수송한다.

① 가, 나 ② 다 ③ 가, 나, 라
④ 나, 다 ⑤ 다, 라

 세포 안에는 Na$^+$농도가 세포 밖보다 낮고, K$^+$농도는 높다. 이는 Na$^+$-K$^+$ pump에 의해 Na$^+$을 세포 밖으로, K$^+$을 세포 안으로 능동수송한다.

051 혈액내의 콜레스테롤 농도가 높은 고지혈증(hypercholesterolemia) 환자는 다음 중 어떤 수송에 이상이 있을 가능성이 높은가?

① 촉진확산 (facilitated diffusion)
② 능동수송 (active transport)
③ 수용체매개 내포운동 (receptor-mediated endocytosis)
④ 외포운동 (exocytosis)

고지혈증(Hyperlipidemia)이란 우리 몸의 혈액 속에 지방질, 즉 콜레스테롤이나 중성지방 등의 물질이 과다하게 많이 함유되어 있는 상태이다. 특히 콜레스테롤 중 LDL(low density lipoprotein)이 과다 함유 되어 있는 경우이다. 정상적일 경우 LDL은 세포표면에 receptor가 있어서 endocytosis에 의해서 세포내부로 들어오게 된다. 하지만 고지혈증일 경우 이 endocytosis 과정에 문제가 생겼을 경우도 있다.

052 엔도시토시스(endocytosis)와 관련이 없는 것은?

① 식세포작용(phagocytosis)　② clathrin　③ 콜레스테롤 제거
④ 철(Fe^{2+})의 세포내 수송　⑤ K^+이온 이동

> 해설　콜레스테롤의 제거와 철의 수송은 수용체 매개 엔도시토시스(세포내섭취작용) 방법으로 이동된다. Clathrin 은 엔도시토시스 과정에서 막에 존재하는 단백질로 엔도시토시스 과정을 도와주는 역할을 한다. K^+이온은 막단백질 운반체의 도움을 받아 이동하며, 막을 동반하는 엔도시토시스 과정과는 관련이 없다.

053 백혈구가 박테리아를 잡아먹는 과정을 무엇이라 부르는가?

① 엑소시토시스(exocytosis)　② 음세포작용(pinocytosis)
③ 식세포작용(phagocytosis)　④ 능동수송(active transport)
⑤ 삼투작용(osmosis)

> 해설　식세포작용은 외부로부터 침입한 병원균 등을 세포내로 잡아들여 세포 내 소화를 하는 현상을 말한다.

세포의 구조 - 원핵세포

054 원핵세포와 진핵세포를 구분할 수 있는 가장 중요한 것은?

① 핵막의 존재 유무　　② 세포벽의 존재 유무　　③ 원형질막의 존재 유무
④ 단백질의 생성 유무　　⑤ DNA의 포함 유무

> 해설　원핵세포는 진핵세포와 달리 핵막이 없다.

055 원핵세포와 진핵세포가 공통으로 가지고 있는 중요한 성질 3가지는 무엇인가?

① 원형질막, DNA, 대사능력　　② 핵, DNA, 염색체　　③ 중심립, 핵막, DNA
④ DNA, 소포체, 단백질　　⑤ 미토콘드리아, 핵, DNA

056 항생제인 페니실린은 펩티도글리칸 합성을 방해하여 세포벽을 파괴시키므로 항생제의 특성을 가진다. 이러한 관점에서 볼 때 페니실린이 효과적으로 작용하는 세균은?

① 그람양성균　　② 그람음성균　　③ 그람중성균　　④ 차이가 없다.

> 해설　그람양성균은 그람음성균과는 달리 두꺼운 펩티도글리칸 층을 가지고 있어 염색 시 양성균과 음성균으로 구분 가능하다. 페니실린은 펩티도글리칸 합성을 방해하므로 그람양성균의 성장을 억제할 수 있다.

057 인간에게 치명적인 특정세균의 새로운 치료제로서 tRNA 구조물과 유사한 항생물질이 개발되었다. 이러한 치료제가 방해 혹은 제어할 수 있는 세균의 분자생물학적 기작은?

① 염색체 분열　　② mRNA 생합성　　③ 단백질 합성
④ rRNA 생합성

> 해설　tRNA는 mRMA에 해당하는 아미노산을 가지고 와서 단백질 합성에 관여한다.

058 다음의 항생제 중에서 ribosome 30S subunit에 작용하는 것은?

① chloramphenicol ② streptomycin ③ norfloxacin
④ ripampin ⑤ ketoconazole

해설 스트렙토마이신(streptomycin)은 감수성 있는 세균의 30S ribosome subunit에 결합하여 단백질 합성을 억제한다.

059 항생제로서 페니실린은 세균의 어떤 기능을 억제하는가?

① 포자형성 ② DNA 복제 ③ 리보좀(ribosome) 합성
④ 정상 세포벽의 합성

해설 페니실린은 박테리아의 세포벽의 합성을 억제하여 생장을 억제한다.

060 그람양성균(Gram-positive bacteria)의 세포벽의 주성분은 무엇인가?

① 인지질(phospholipid)
② 지단백질(lipoprotein)
③ 지질다당(lipopolysaccharide)
④ 펩티도글리칸(peptidoglycan)

해설 그람양성균은 그람음성균과는 달리 두꺼운 펩티도글리칸 층을 가지고 있어 염색 시 양성균과 음성균으로 구분 가능하다.

061 9.11 테러 사건 직후에 미국 내에서 익명으로 우편 배달되어 환자를 발생시키고 사망케한 탄저병(Anthrax)의 원인균인 탄저균(*Bacillus anthtacis*)은 물이 끓는 점 (100℃)이상의 온도에서 상당 시간 열을 가해야만 죽일 수 있다. 이것은 탄저균의 어떤 특성에 기인 한 것인가?

① 두꺼운 세포벽(cell wall)이 있다.
② 항생제(antibiotic)를 분비하여 자신을 보호한다.
③ 내독소(endotoxin)를 분비한다.
④ 내생포자(eudospore)를 생성한다.
⑤ 독립영양체(autotroph)이다.

해설 탄저균 자체는 약하고 잘 죽지만 그 포자는 저항력이 강해 공기 중이나 흙 안에서도 오래 생존하며 동물체 내에 들어가면 다시 세균이 되어 증식하면서 탄저병을 일으킨다.

062 다음 중 진핵세포의 세포 내 구조물에 속하지 않는 것은?

① 인(nucleolus)　　② 메소조옴(mesosome)　　③ 골지체(Golgi complex)
④ 퍼록시좀(peroxisome)

해설 메소조옴(mesosome)은 원핵세포의 원형질막이 세포질로 만입하여 이루어진 것으로 막이 여러 층으로 겹친 구조이다.

063 파상풍균(tetanus)은 물의 비등점에서도 죽지 않는다. 그 이유는?

① 펩티도글리칸 층을 세포벽에 함유하기 때문이다.
② 내열성 항생물질을 분비하기 때문이다.
③ 내독소(endotoxin)를 분비하기 때문이다.
④ 자가영양제이기 때문이다.
⑤ 내성포자(endospore)를 형성할 수 있기 때문이다.

해설 원핵세포 중 많은 종류의 병균들은 영양상태가 안 좋을 때 포자를 형성한다.

세포의 구조-진핵세포 – 세포외부구조

064 세포소기관의 설명 중 올바른 것은?

> 가. 각각 특이적인 화학반응을 일으킨다.
> 나. 막의 구성분이 각각 다르다.
> 다. 진핵세포에는 있지만 원핵세포에는 없다.
> 라. 세포막에서 유래된 막으로 둘러싸인 구획이다.

① 가, 나　　　　　② 나　　　　　③ 가, 다
④ 다, 라　　　　　⑤ 가, 나, 다, 라

해설 진핵세포의 소기관들은 세포막으로 둘러싸여 있어 형태를 유지할 수 있으나 원핵세포는 세포막이 존재하지 않아 소기관으로 따로 분화되지 않고 세포질 내에 떠 있다.

065 세포이론이란 무엇인가?

① 모든 세포는 핵을 가지고 있다.
② 모든 세포는 감수분열에 의하여 분열한다.
③ 모든 생명체는 세포로 이루어져 있다.
④ 모든 생명체는 자연발생설에 의하여 발생한다.
⑤ 세포 성장은 세포분열에 의하여 일어난다.

해설 세포이론은 모든 생명체는 세포로 이루어져 있으며 세포분열을 통해 세포가 증식하여 생명 현상이 가능하다는 이론이다.

066 세포막의 구조를 가장 바르게 나타낸 것은?

① 인지질의 이중층에 표재성 단백질과 내재성 단백질이 군데군데 자리잡고 있다.
② 지방의 이중층에 표재성 단백질과 내재성 단백질이 군데군데 자리잡고 있다.
③ 인지질의 이중층 내외를 단백질이 둘러싸고 있다.
④ 지방의 이중층 내외를 단백질이 둘러싸고 있다.
⑤ 인지질의 이중층으로 되어 있다.

067 세포막 표면의 단백질이나 지질에 붙어 있는 탄수화물을 무엇이라 부르는가?

① 글루코스 ② 글리코겐 ③ 글리코칼릭스 ④ 글루타민

068 다음 중 동물의 세포막에서 잘 발견되지 않는 것은?

① 인지질 (phospholipid) ② 중성지방 (triglyceride) ③ 당단백질 (glycoprotein)
④ 스테로이드 (steroid)

069 세포막 단백질에 관한 설명 중 옳은 것은?

> 가. 세포막을 가로지르는 부분은 대부분 극성 아미노산으로 이루어져 있다.
> 나. 세포막을 가로지르는 부분은 대부분 α-helix 구조이다.
> 다. 이황결합(disulfide bond)는 세포안쪽 부분에서 많이 생긴다.
> 라. 당단백질은 주로 세포외막에 위치한다.

① 가, 나, 다 ② 가, 다 ③ 나, 라
④ 라 ⑤ 가, 나, 다, 라

 세포막은 지질 이중층으로 되어 있고 이 이중층의 내부는 소수성이므로 비극성 아미노산으로 되어 있다. 이황결합은 세포의 친수성 부분에 많이 결합되어 있는데 세포 안쪽은 소수성 부분이다. 세포막 바깥쪽의 단백질은 탄수화물과 공유결합으로 연결되어 있으며 이와 같이 탄수화물이 붙어있는 단백질을 당단백질이라고 한다.

070 다음 중 원형질막의 기능은?

| 가. 지지 | 나. 단백질 합성 | 다. 선택적 투과성 | 라. 신경흥분 전달 |

① 가, 나 ② 다 ③ 가, 다, 라
④ 나, 다 ⑤ 다, 라

 원형질막(plasma memebrane)은 반투성막으로서 저분자나 이온이 세포에 드나드는 것을 조절하고 있다.

071 다음 중 핵막의 기원이 되는 것은?

① 소포체　　② 골지체　　③ 핵
④ 리보좀　　⑤ 리소좀

072 동물세포 내 존재하는 세포소기관 중에서 막구조가 이중막으로 이루어져 있는 것으로 짝지어진 것은?

① 핵, 소포체, 미토콘드리아
② 퍼옥시좀, 골지체, 소포체
③ 핵, 엽록체, 미토콘드리아
④ 리소좀, 핵, 미토콘드리아
⑤ 미토콘드리아, 핵

073 다음은 동물 세포의 세포막을 나타낸 모식도이다.

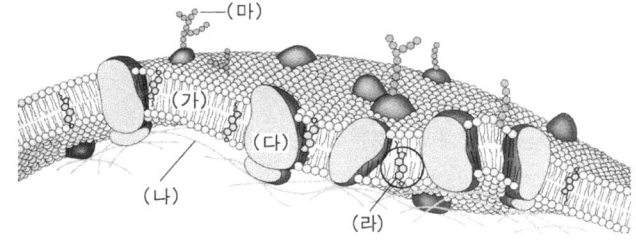

위 그림에 대한 설명으로 옳지 않은 것은?

① (가)는 지질 이중층으로 포화지방산이 많아질수록 막의 유동성이 증가한다.
② (나)는 세포의 안쪽에 존재하는 세포골격 미세섬유로서 세포막의 지지 및 보호 작용을 한다.
③ (다)는 단백질로서 지질 이중층에 걸쳐서 존재하며, 주로 세포의 신호 전달이나 물질 이동에 관여한다.
④ (라)는 지질 이중층에 존재하는 콜레스테롤이며, 고리 구조로 되어 있어 세포막의 안정화에 도움이 된다.
⑤ (마)는 단백질이나 지질에 붙어 있는 당으로, 외부 신호 인식을 돕고 세포막을 보호하는 역할도 한다.

074 세포막의 구조에 대한 설명 중 옳지 않은 것은?

① 세포막은 인지질 이중층으로 되어 있으며, 단백질이 박혀있다.
② 세포막은 물질투과성이 다름으로 선택적으로 물질을 투과한다.
③ 콜레스테롤은 스테로이드의 일종으로 인지질 사이에 들어가 세포막의 유동성을 약화시킨다.
④ 불포화 지방산이 많을수록 세포막의 유동성은 강화된다.
⑤ 세포막에 위치하는 단백질에 붙은 당은 세포 내부와 외부 양쪽을 향해 붙어 있다.

> 해설: 세포막 바깥쪽의 단백질은 탄수화물과 공유결합으로 연결되어 있으며 이와 같이 탄수화물이 붙어있는 단백질을 당단백질이라고 한다.

075 다음의 세포막에 관한 설명으로서 옳지 않은 것은?

① 세포막의 표재성단백질(peripheral protein)이 능동수송을 담당한다
② 세포막의 주성분은 인지질과 단백질이다
③ 콜레스테롤은 세포막을 안정화시킨다
④ 세포막의 유동성은 인지질 성분의 특성에 의한다

> 해설: 능동수송(active transport)에 작용하는 막구조(membrane structure)는 integral proteins이 담당한다.

세포의 구조-진핵세포 - 유전자의 발현경로

076 세포의 소기관 중에서 합성된 단백질의 저장과 변형 일어나는 장소로 옳은 곳은?

① 핵, 소포체 　　② 소포체, 골지체 　　③ 핵, 골지체
④ 소포체, 액포 　　⑤ 액포, 퍼옥시좀

> 해설　세포의 단백질은 세포질에 존재하는 리보솜에 의해 생산된다. 리보솜에서 생성된 단백질은 소포체와 골지체를 거쳐 저장되거나 변형되어 다른 세포 소기관으로 이동되거나 세포 밖으로 방출된다.

077 핵인(nucleolus)에 대한 설명으로 옳지 않는 것은?

① 세포주기 중 간기에 관찰된다.
② 유사분열 전기에 소실된다.
③ 주요 성분 중 하나는 rRNA이다.
④ 세포의 단백질 합성이 활발할 때 감소한다.

> 해설　핵인은 생물의 세포핵 속에서 RNA와 단백질을 함유하고 있는 것을 말한다. 핵 속에서 rRNA가 활발히 합성되고 단백질을 합성시키는 리보솜과 결합하는 장소이기도 하다. 염색체가 나타날 때는 소실되므로 주로 분열 전기에 소실된다.

078 다음 중 smooth endoplasmic reticulum이 담당하고 있는 기능은 무엇인가?

가. lipid의 합성	나. 단백질의 합성
다. structural supporter의 역할	라. ribosome 합성

① 가　　② 다　　③ 가, 나, 라
④ 나, 다　　⑤ 다, 라

> 해설　활면소포체(smooth endoplasmic reticulum SER)는 소포체 막에 리보솜이 부착되어 있지 않은 소포체로 탄수화물, 지질 등의 합성과 수송에 관여한다.

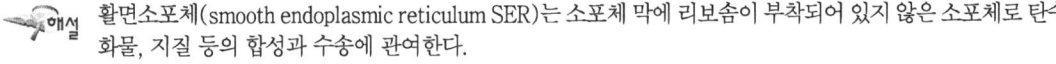

079 세포내 소기관과 그 기능이 잘못 짝지은 것은?

① 리보좀-단백질 합성 ② 골지체-지질합성 ③ 미세소관-이동
④ 리소좀-소화 ⑤ 미토콘드리라-세포내호흡

> 해설: 골지체는 세포내에서 합성한 물질을 저장, 변형, 외부로 분비하는 역할을 한다.

080 세포소기관으로 이동하는 단백질에 관한 설명 중 옳지 않은 것은?

① 세포핵으로 이동하는 단백질은 세포질에서 합성된 후 세포핵으로 이동한다.
② 미토콘드리아로 이동하는 단백질은 단백질 합성과 이동이 동시에 일어난다.
③ 신호펩티드(signal peptide)는 신호펩티드분해효소(signal peptidase)에 의해 잘려진다.
④ 분비되는 단백질(secreted protein)은 소포체 신호펩티드 (signal peptide)를 가지고 있다.

081 분비단백질의 세포내 이동경로를 순서대로 나타낸 것은?

① 리보솜 →소포체 →골지체→ 세포막
② 리소좀 →골지체 →소포체 →세포막
③ 퍼옥시좀→ 리보솜 →액포 →세포막
④ 핵 →리보솜 →소포체 →세포막

> 해설: 세포의 단백질은 세포질에 존재하는 리보솜에 의해 생산된다. 리보솜에서 생성된 단백질은 소포체와 골지체를 거쳐 저장되거나 변형되어 다른 세포 소기관으로 이동되거나 세포 밖으로 방출된다.

082 Ribosome의 일부는 세포질에 자유롭게 떠 있지만 일부는 다음 중 어느 부위에 부착되어 있는가?

① 골지체(golgi body) ② 소포체 (endoplasmic reticulum)
③ 염색체(chromosome) ④ 세포막(cytoplasmic membrane)

083 단백질이 분비되거나 세포의 다른 소기관으로 이동되기 위해서는?

① 핵으로 들어가야 한다.
② 소포체로 들어가야 한다.
③ 세포막 가까이에서 번역되어야 한다.
④ 이동 단백질과 결합해야 한다.

해설 리보솜에서 생성된 단백질은 소포체와 골지체를 거쳐 저장되거나 변형되어 다른 세포 소기관으로 이동되거나 세포 밖으로 방출된다.

084 단백질 합성 시 ribosome에서 발견될 수 있는 물질들은?

① tRNA, 단백질, DNA, 효소
② ATP, DNA, mRNA, 아미노산
③ 아미노산, 단백질, mRNA, tRNA
④ 단백질, DNA, 아미노산, mRNA

해설 핵에서 합성된 mRNA는 리보솜을 통해 tRNA와 상보적으로 결합하고 tRNA는 mRNA에 맞는 아미노산을 가지고 와서 단백질을 합성한다.

세포의 구조 – 진핵세포 – 노폐물제거

085 세포가 상하거나 죽었을 경우 이들을 붕괴시키는 일을 수행하는 것은?

① 리소좀(lysosome)
② 리보솜(ribosome)
③ 소포체 (endoplasmic reticulum)
④ 퍼옥시솜 (peroxisome)

> 해설: 세포질에 존재하는 리소좀은 가수 분해 효소를 가지고 있어 독성물질이나 노폐물, 세균 등의 이물질을 분해하는 역할을 한다.

086 다음은 내포작용(endocytosis)으로 들어온 물질이나 손상된 세포소기관이 (가)에 의해 분해되는 과정이다.

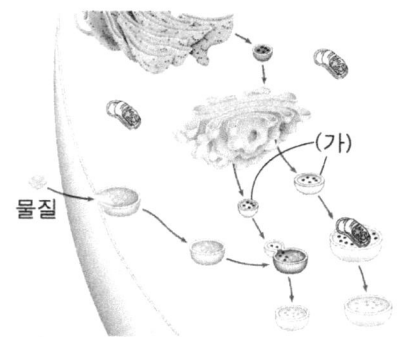

(가)에 대한 설명으로 옳은 것을 〈보기〉에서 모두 고른 것은?

ㄱ. 소포체와 골지체에서 생성되며 지질 이중층으로 둘러싸여 있다.
ㄴ. 가수분해효소의 일부가 결핍되면 간 계통의 질병을 유발할 수 있다.
ㄷ. 가수분해효소는 염기성 상태에서 세포소기관이나 외부물질을 분해한다.
ㄹ. (가)가 파괴되면 내용물이 흘러나와 세포를 죽일 수 있으므로 자살캡슐로 부르기도 한다.

① ㄱ, ㄴ ② ㄱ, ㄹ ③ ㄴ, ㄷ
④ ㄱ, ㄴ, ㄹ ⑤ ㄴ, ㄷ, ㄹ

> 해설: 소기관은 리소좀이다.

087 다음 중 영양물질과 세포의 노폐물을 저장하고 운송하는 역할을 하는 세포내 소기관은?

① 엽록체 ② 골지체 ③ 액포 ④ 리보솜

해설) 액포는 막으로 싸인 거대한 식물세포에서 잘 발달한 세포소기관으로 세포가 활동하면서 만들어지는 독성물질이나 노폐물 등을 분해하는 역할을 하기도 한다. 동물세포의 경우 리소좀이 이 역할을 담당한다.

세포의 구조 – 진핵세포–세포내 공생

088 진핵세포의 소기관 중 내부공생 세균에서 전해진 것은?

| 가. 엽록체 | 나. 중심체 | 다. 미토콘드리아 | 라. 소포체 | 바. 골지체 |

① 가, 나　　　　② 가, 다　　　　③ 나, 다, 라
④ 다, 라, 바　　　⑤ 라, 바

해설 엽록체나 미토콘드리아는 원래 박테리아의 한 형태였으나 진화 과정에서 핵을 갖춘 세포 수준의 생명체와 공생 관계를 이뤘다는 가설이 있다.

089 세포내에 존재하는 막성 세포소기관은 서로 다른 방식으로 진화되어진 것으로 추정된다. 다음 중에서 진화방식이 다른 하나를 고른다면?

① 골지체　　② 소포체　　③ 엔도솜　　④ 엽록체

090 다음은 세포 소기관의 전자현미경 사진이다. 이 소기관에 대한 설명 중 옳은 것은?

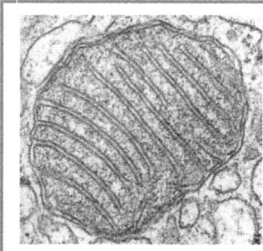

가. 전체 세포와는 독립적으로 분열한다.
나. 세포막 단백질이 만들어 지는 곳이다.
다. 산소를 소모하여 ATP를 생산한다.
라. 세포내 불필요한 소기관이나 대사산물을 분해하는 작용을 한다.

① 가, 나, 다　　　② 가, 다　　　③ 나, 라
④ 라　　　　　　⑤ 가, 나, 다, 라

해설 미토콘드리아를 나타내는 사진이다. 미토콘드리아는 이중막으로 둘러싸여 있고 DNA와 리보솜이 있어 독립적으로 단백질을 합성하고 자기증식을 할 수 있다. 단백질이 만들어지는 곳은 리보솜이며 세포내 불필요한 소기관이나 대사산물을 분해하는 작용은 리소좀에서 한다.

091 Mitochondria는 세균과 유사하며 자체적으로 DNA와 ribosome을 가지고 있다는 사실로 얻을 수 있는 결론은?

① 자연계에는 우연의 일치가 많다.
② 미토콘드리아는 세균으로 진화 될 수 있다.
③ 세포는 미토콘드리아에서 진화 했다.
④ 세균이 미토콘드리아로 진화 했다.

해설 미토콘드리아는 원래 박테리아의 한 형태였으나 진화 과정에서 핵을 갖춘 세포 수준의 생명체와 공생 관계를 이뤘다는 가설이 있다.

092 다음은 진핵세포의 세포내 소기관에 대한 설명이다. 다음 중 옳지 않은 것은?

① 소포체는 단일막 구조를 가지고 있다.
② 미토콘드리아는 스스로 분열 및 DNA복제가 일어나며, 사람의 미토콘드리아의 경우 DNA가 뉴클레오좀을 형성한다.
③ 골지체는 단백질의 분류, 가공 및 분비작용을 담당하고 있다.
④ 액포는 식물에 존재하며 주된 역할로는 지지구조, 노폐물저장, 가수분해작용, 안토시아닌 등의 색소를 저장 등이 있다.
⑤ 리보좀은 자유리보좀과 소포체에 부착하는 막부착리보좀이 있으며 이 둘을 동일한 구조를 가진다.

093 세포소기관과 그 기능을 짝 지으면 다음과 같다. 틀린 것은?

① 미토콘드리아: 세포호흡   ② 엽록체: 광합성
③ 소포체: 단백질 이동   ④ 골지체: 단백질 분해

해설 골지체는 세포내에서 합성한 물질을 저장, 변형, 외부로 분비하는 역할을 한다.

고득점은 나의 것!!

094 발아 종자에서 발견되는 글리옥시좀은 다음 중 어느 것에 해당하는가?

① peroxisome   ② lysosome   ③ Golgi apparatus   ④ mitochondria

해설 퍼옥시좀(peroxisome)과 글리옥시좀(glyoxysome)에서 지방산이 산화된다. 식물체에 존재하며 퍼옥시좀은 잎에서, 글리옥시좀은 발아하는 종자에 존재한다.

095 이중막으로 둘러 싸여 있고 DNA와 리보솜이 있어서 자기증식을 할 수 있는 세포소기관은?

① 소포체, 골지체
② 염색체, 리소솜
③ 엽록체, 미토콘드리아
④ 중심체, 미소체

해설 엽록체나 미토콘드리아는 이중막으로 둘러싸여 있고 DNA와 리보솜이 있어 단백질을 합성하고 자기증식을 할 수 있다.

096 다음은 진핵세포의 미토콘드리아와 엽록체가 각각 독립적인 원핵세포로부터 비롯되었다는 가설을 뒷받침해주는 미토콘드리아와 엽록체에 관한 설명이다. 옳은 것을 모두 지적한 것은?

> 가. 자신들의 일부 단백질을 합성한다.
> 나. 이중막을 가지고 있다.
> 다. 자신들의 DNA를 가지고 있다.
> 라. 자가복제(self-replicating)를 한다.

① 가, 나, 다   ② 나, 다, 라   ③ 가, 나, 라
④ 가, 다, 라   ⑤ 가, 나, 다, 라

해설 엽록체나 미토콘드리아는 이중막으로 둘러싸여 있고 DNA와 리보솜이 있어 단백질을 합성하고 자기증식을 할 수 있다.

097 그림은 사람 세포의 구조를 나타낸 모식도이다.

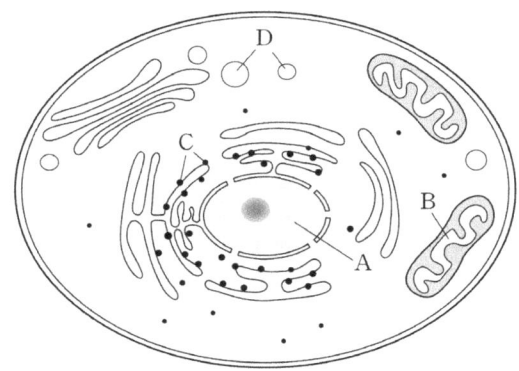

이에 대한 설명으로 옳은 것을 모두 고른 것은?

> ㄱ. 옥살초산(oxaloacetic acid)은 세포질과 B에 있다.
> ㄴ. B에서 DNA 복제 과정에는 텔로메라제(telomerase)가 필요 없다.
> ㄷ. mRNA 분해는 주로 D에서 일어난다.
> ㄹ. A, B, C에는 RNA가 존재한다.

① ㄱ, ㄴ   ② ㄷ, ㄹ   ③ ㄱ, ㄴ, ㄹ
④ ㄱ, ㄷ, ㄹ   ⑤ ㄴ, ㄷ, ㄹ

해설   A는 핵, B는 미토콘드리아, C는 리보솜, D는 리소좀이다.

세포의 구조 - 진핵세포 - 세포골격 외

098 전형적인 섬모와 진핵세포의 편모 주변 및 중심 미세소관의 배열양식은?

① 9 + 1   ② 9 + 2   ③ 8 + 2   ④ 8 + 1

해설 섬모(cilia)와 편모(flagella)는 중심립으로부터 분화되었으며, 9+2구조(9개의 미세소관 이합체와 2개의 미세소관의 구조)를 한다.

099 다음 중 직경이 가장 짧은 것은?

① 진핵세포의 편모   ② 미세소관 (microtubule)
③ 중간섬유 (intermediate filament)   ④ 미세섬유 (microfilament)

해설 미세섬유(microfilament)는 지름이 약 6nm, 중간섬유(intermediate filament)는 지름이 약 7~11 nm, 미세소관(microtubule)은 지름이 약 25 nm, 편모는 9+2 구조이다.

100 동물조직에서 식물세포의 원형질연락사(plasmodesmata)와 같은 기능을 보이는 것은?

① 밀착연접 (tight junction)   ② 부착연접 (adhering junction)
③ 간극연접 (gap junction)   ④ 교원섬유 (collagenous fiber)

해설 간극연접은 원형질연락사(세포연접)와 유사하게 이웃한 세포벽 내에 원형질막으로 형성된 통로로 이웃한 두 세포의 소포체 내강을 서로 연결하며 물질 통과의 조절 기능을 수행한다. 하지만 간극연접은 분자량이 1000dalton 이하인 물질은 자유롭게 통과할 수 있는 반면에 원형질연락사는 800dalton보다 적은 물질만 통과 가능하다.

101 편모, 섬모 및 방추사의 구성 성분은?

① actin   ② myosin   ③ tubulin   ④ kinesin

해설 중심립(centriole)은 세포 분열시 성상체나 방추사를 형성하고, 편모나 섬모의 분화에도 관여한다. 중심립은 미세소관(microtubule)이 기본 구성단위이며 미세소관은 튜불린 단백질로 구성되어 있다.

102 세포의 아메바운동이나 세포소기관의 이동에 관여하는 세포골격으로 맞는 것은?

① 미세섬유-중간필라멘트　　② 미세소관-중간필라멘트
③ 미세섬유-미세소관　　　　④ 미세소관-미오신

> 해설　미세섬유는 미세 융모 또는 아메바와 같은 세포모양의 변화로 위족운동을 일으키고 미세소관은 세포의 형태를 지지하고 세포소기관의 이동 통로가 된다.

103 다음 중 미세소관이 관여하지 않는 운동은?

① 방추사의 염색체 이동　　② 대장균의 편모운동
③ 세포의 아메바 운동　　　④ 세포내에서 분비소낭의 이동

> 해설　대장균의 편모는 플라젤린 단백질로 이루어져 있다. 세포의 아메바 운동은 미세섬유가 관여한다.

104 세포에서 일어나는 다음과 같은 생리현상 중 소낭이 관여하지 않는 것은?

가. 고에너지 화합물 전달	나. 신경전달물질의 분비
다. 세포막의 성장 및 유지	라. 막 단백질의 수송

① 가　　② 가, 다　　③ 나, 라　　④ 라　　⑤ 가, 다, 라

105 다음의 세포골격에 관한 설명으로서 옳지 않은 것은?

① macrofilaments, intermediate filaments, microfilaments로 구성되어 있다
② 세포의 모양 형성에 관여한다
③ 세포내의 소기관들의 세포질 내 위치를 유지하는데 관여한다
④ 세포의 운동에 관여한다

> 해설　세포골격은 미세섬유(microfilament), 중간섬유(intermediate filament), 미세소관(microtubule)으로 구성되어 있다.

106 세포간 연접의 형태와 기능을 설명한 것이다. 가장 부적절하게 설명된 것을 고르시오.

① 밀착연접(tight junction) - 세포사이의 틈으로 물질의 출입을 방지함
② 원형질연락사(plasmodemata) - 이웃 세포와 경계면을 형성하여 분리시킴
③ 부착연접(adhering junction) - 세포를 서로 묶음
④ 간극연접(gap junction) - 이웃 세포간의 물질 이동

> 해설 원형질연락사는 이웃한 세포벽 내에 원형질막으로 형성된 통로로 이웃한 두 세포의 소포체 내강을 서로 연결하며 물질 통과의 조절 기능을 수행한다.

107 2개의 동물세포가 서로 단단히 결합하는 구조의 하나는 어느 것인가?

① desmosome　　② microvillus　　③ lipid bilayer
④ microfilament　　⑤ microtuble

> 해설 동물세포의 연결은 desmosome, adhering junction, tight junction이 담당하며, 식물세포의 경우 특별한 구조가 없이 세포벽이 세포들을 부착·연결시킨다. microvillus는 소장의 융털돌기이다.

108 세포의 지지 또는 운동과 무관한 것은?

① 미세소관(microtubule)　　② 미세소섬유(microfilament)　　③ 세포벽
④ 리소좀　　⑤ 편모

> 해설 세포구조의 유지(지지) : 세포 골격, 세포벽, 액포 등.
> 운동 담당 소기관 : 편모, 섬모 등.

세포주기(생활사) + 체세포분열

109 세포주기에 있어서 세포분열로의 진행여부를 결정하는 가장 중요한 단계는?

① M기 ② G_1기 ③ S기 ④ G_2기

해설) 간기에서 분열이 일어나는 과정을 미리 준비한 다음 분열기(M기)에 분열이 일어난다. 간기는 다시 DNA 복제를 준비하는 G_1기와 DNA 복제가 일어나는 S기와 분열을 준비하는 G_2기로 나누어진다. 분열이 일어나기 전에 분열에 필요한 단백질이나 유전물질 등을 합성하기 위한 맨 처음 단계가 앞으로의 진행 여부를 결정하는 가장 중요한 단계이다.

110 세포분열환(cell cycle)에 있어서의 순서는?

① S기 → G_1기 → G_2기 → M기
② G_1기 → G_2기 → S기 → M기
③ G_1기 → G_2기 → M기 → S기
④ G_1기 → M기 → G_2기 → S기
⑤ G_1기 → S기 → G_2기 → M기

해설) 간기의 G_1기는 DNA 복제를 준비하는 시기이고 S기는 DNA 복제가 일어나는 시기이며 G_2는 분열을 준비하는 시기이다. M기는 분열이 일어나는 분열기이다.

111 세포주기를 조절하는 단백질은 다음 중 어느 것인가?

① cAMP ② cyclin ③ guanyl cyclase
④ esterase ⑤ tubulin

해설) 세포주기 중 휴지기로부터 분열기로의 진입은 cyclin과 CDK에 의해 조절된다.

112 세포주기에서 DNA 합성 준비기에 해당하는 시기는?

① G_1기 ② S 기 ③ G_2기 ④ M 기

113 세포주기에 대한 설명으로 옳지 않은 것은?

① DNA의 반 보존적 복제가 일어나는 시기는 S기이다.
② DNA가 염색체로서 구조를 가지고 있는 시기는 M기이다.
③ 세포주기의 단계조절은 사이클린과 CDK의 인산화작용에 의한 세포내 효소의 활성조절에 의하며, MPF는 세포주기 중 M기를 유도한다.
④ 분화된 세포는 세포분열을 하지 않고 있는 상태이다.
⑤ DNA는 염색질의 상태보다 염색체의 상태에 있을 때 더 발현이 활발하게 일어난다.

> 해설: 염색질은 간기의 S기에, 염색사는 전기에, 염색체는 중기에 관찰할 수 있다. 염색체는 염색질이 응축된 형태를 말한다. 응집이 풀린 곳에서 DNA가 발현되고 활성을 가지게 된다.

114 세포분열의 속도는 세포마다 다른데, 이것은 세포주기 조절계(cell cycle control system)에 의하여 조절되기 때문이다. 다음은 세포주기가 조절되는 과정을 나타낸 모식도이다.

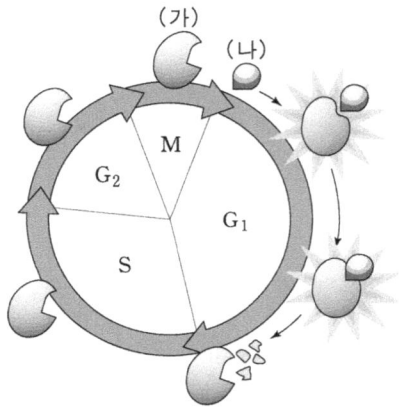

세포분열과 세포주기 조절에 대한 설명으로 옳지 않은 것은?

① 핵 분열과 세포질 분열은 M기에서 일어난다.
② G_1기에는 리보솜과 단백질의 합성이 활발하게 일어난다.
③ 세포주기에는 다음 단계로 가기 위한 검문시점이 단계별로 있다.
④ 사이클린 의존성 키나제 (가)는 사이클린 (나)와 결합해야 활성이 유지된다.
⑤ 암세포의 경우 G_2기가 상실됨으로써 세포분열이 멈추지 않고 지속된다.

> 해설: 암세포의 경우 세포주기의 조절이 되지 않아 세포분열이 멈추지 않는다.

115 체세포분열(mitosis)과정 중 분리된 염색분체가 미세소관인 방추사에 의해 양극으로 이동하는 시기는 언제인가?

① 전기(prophase)   ② 중기(metaphase)   ③ 후기(anaphase)
④ 말기(telophase)

 세포분열 간기에는 G_1, S, G_2기가 있으며 G_1기에 단백질이 합성되고 미토콘드리아나 리보솜 등의 세포 소기관이 합성되며 세포가 생장하게 된다. 전기에는 핵막과 인이 사라지고 방추사가 나타나게 된다. 중기에는 염색체가 적도면에 배열되고 방추사가 동원체에 부착되고 후기에는 염색분체들이 분리되어 방추사에 의해 양극으로 끌려가게 된다. 말기에는 염색체가 사라지고 핵막과 인이 다시 나타난다.

116 세포의 생활사에 대한 설명으로 옳지 않은 것은?

① 세포 노화의 요인으로 텔로미어의 단축, 유전자의 누적된 손상, 활성라디칼에 의한 손상 등이 있다.
② 암 관련 유전자로 암을 유발하는 유전자를 종양유전자(Oncogene)이라고 하며 ras, src 등이 있다.
③ 세포가 스스로 죽는 것을 괴사(Necrosis)라고 한다.
④ 분화된 세포는 특정 유전자를 발현시키는 특징이 있다.
⑤ 세포분열이 일어나는 것을 결정하는 시기는 G_1기이다.

세포의 죽음은 크게 apoptosis(예정사)와 necrosis(괴사)가 있다. 보통 화상 등의 외부의 자극에 의한 사고사는 necrosis로 말하며 프로그램 되어 있어 자발적으로 죽음을 일으키는 apoptosis와는 구분한다.

117 다음 세포주기에 관한 설명 중 옳지 않은 것은?

① 간기에는 단백질 합성이 활발하게 되어 단백질 양이 증가한다.
② G_2기의 염색체는 2개의 염색분체(chromatid)로 되어 있다.
③ 체세포 분열의 기능 중 하나는 손상된 세포의 대체이다.
④ 감수분열 중 염색체 사이의 교차가 일어나는 시기는 제2감수분열 전기이다.
⑤ 세포질 분열은 보통 말기와 동시에 일어난다.

감수분열 중 교차가 일어나는 시기는 제1 감수분열 시기이다.

118 생화학자가 실험실에서 자라는 세포의 DNA양을 측정할 때 다음의 어느 시기에 DNA양이 2배된 것을 확인할 수 있겠는가?

① 체세포분열의 전기와 후기 사이
② 세포주기의 G_1과 G_2시기 사이
③ 세포주기의 M시기 동안에
④ 감수분열의 전기 I과 전기 II사이에
⑤ 체세포분열의 후기와 말기 사이에

> 해설 간기의 G_1기는 DNA 복제를 준비하는 시기이고 S기는 DNA 복제가 일어나는 시기이며 G_2기는 분열을 준비하는 시기이다. DNA 양이 두 배가 되는 시기는 G_1과 G_2기의 사이인 S기에서 일어난다.

119 Cytochalasin B는 미세섬유(microfilament) 형성을 붕괴하는 화학제이다. 그렇다면 이것이 억제하는 세포분열의 과정은?

① DNA 복제
② 방추체(mitotic spindle)의 형성
③ 난할(cleavage)
④ 세포판(cell plate)의 형성

> 해설 세포 분열시 미세섬유는 액틴 필라멘드환을 만들어 두 개의 세포로 분열시키고 미세소관은 방추사가 되어 염색체를 분리하는데 이용된다.

120 세포의 유사분열시 소실되는 세포 내 소기관은?

① 세포막(cell membrane)
② 원형질(protoplasm)
③ 중심체(centriole)
④ 핵막(unclear envelope)

> 해설 세포 분열 전기에는 핵막과 인이 사라지고 방추사가 나타나게 된다.

121 다음은 진핵세포에서의 세포분열 방식에 대한 설명이다. 보기 중 다른 종류의 세포분열방식을 나타내고 있는 것은?

① 세포분열과정에서 난할 홈(cleavage furrow)이 관찰된다.
② 핵분열과 세포질 분열 양상으로 구분된다.
③ 중심립이 관찰된다.
④ 골지소낭이 융합된 세포판을 형성한다.

122 mitosis에서 가장 긴 시간에 걸쳐서 이루어지는 시기는?

① 간기 ② 전기 ③ 중기 ④ 후기 ⑤ 말기

 세포주기 중 가장 오래 걸리는 시기는 간기이다.

123 유사분열을 하는 진핵 세포의 세포주기에서 세포 당 DNA 함량이 가장 적은 시기는?

① G_1기 ② G_2기 ③ S 기 ④ 전기

 분열기(M기)는 다시 전기, 중기, 후기, 말기로 나누어지는데 전기, 중기, 후기의 DNA 양은 변하지 않으며 말기 때 DNA는 반감되고 간기의 S기에서 DNA가 복제된다. 그러므로 DNA 함량이 가장 적은 시기는 DNA가 복제되기 전 단계인 기가 된다.

124 다음 중 사람의 체세포분열 기능인 것은?

가. 상처의 회복	나. 성장
다. 체세포의 다세포화	라. 이배체 세포로부터 배우자의 생산
마. 잃어버린 혹은 손상된 세포의 대체	

① 가, 나, 다 ② 가, 다 ③ 나, 라, 마
④ 가, 나, 다, 마 ⑤ 가, 나, 다, 라, 마

 이배체 세포로부터 배우자의 생산은 감수분열이다.

125 다음의 세포 분열에 관한 설명으로 가장 옳지 않은 것은?

① G_1기에서는 단백질의 합성 및 세포 소기관의 숫자가 증가되고 세포의 크기가 커진다.
② 세포 주기에서 G_2 checkpoint는 G_2기와 M기 사이에 존재한다.
③ 세포 분열의 중기(metaphase)에서는 핵막이 소실되고 방추체가 나타나게 된다.
④ 세포 분열의 말기(telophase)에서는 방추사가 소실되고 핵인이 다시 형성된다.
⑤ DNA의 복제가 이루어지는 시기는 간기(interphase)이다.

 G_1기에 단백질이 합성되고 미토콘드리아나 리보솜 등의 세포 소기관이 합성되며 세포가 생장하게 된다. 전기에는 핵막과 인이 사라지고 방추사가 나타나게 된다. 중기에는 염색체가 적도면에 배열되고 방추사가 동원체에 부착되고 후기에는 염색분체들이 분리되어 방추사에 의해 양극으로 끌려가게 된다. 말기에는 염색체가 사라지고 핵막과 인이 다시 나타난다.

126 피부를 자외선에 노출시켰을 때 일시적으로 피부세포에서 일어나는 현상 중 옳은 것은?

가. DNA에서 pyrimidine dimer 형성	나. p53 발현 유도
다. 세포 사(cell death)	라. 세포 분열 중지

① 가, 나, 다 ② 가, 다 ③ 나, 라
④ 라 ⑤ 가, 나, 다, 라

해설 자외선은 파장에 따라 그 현상이 다르게 나타나는데 파장이 짧은 UV-C(180-290 nm)는 에너지가 높아 세포사(cell death)를 유도하며 UV-B(290-320 nm)는 이웃한 pyrimidine 염기사이에 공유결합을 하는 pyrimidine dimer를 형성하여 돌연변이 원인이 되기도 한다. 장파장인 UV-A(320 nm-visible)는 oxygen radicals를 형성한다. 이렇게 돌연변이를 유도하는 자극이 오면 잘못된 세포의 증식을 막기 위해 세포 분열이 중지되고 세포의 이상증식이나 돌연변이를 억제하는 p53 유전자가 발현된다.

127 동물의 발생 도중에 필요 없는 조직(예를 들어 손가락 사이의 조직)이 죽는 과정은?

① necrosis(괴사) ② apoptosis(예정사) ③ suicide(자살)
④ starvation(아사)

해설 apoptosis는 세포가 유전자에 의해 죽는 방식 가운데 하나이다. 보통 화상 등의 외부의 자극에 의한 사고사는 necrosis로 말하며 프로그램 되어 있어 자발적으로 죽음을 일으키는 apoptosis와는 구분한다.

128 Necrosis에 대한 설명으로 옳지 않은 것은?

① DNA는 무작위적 크기로 절단된다.
② 죽은 세포는 여러 식세포의 표적이 된다.
③ 발생 과정에서 볼 수 있으며 ATP가 필요하다.
④ 저산소, 독소, ATP고갈, 세포의 손상이 원인이다.
⑤ 세포가 팽창하여 터지므로 염증이 나타나며 주변 세포에 피해를 준다.

해설 necrosis는 저산소, 독소, ATP고갈, 세포의 손상이 있을 시에 일어나며 발생 과정에서 ATP를 필요로 하지 않으며 세포가 팽창하여 터지게 되므로 염증이 나타난다. 이렇게 죽은 세포는 식세포에 섭식된다.

129 세포사멸(apoptosis)의 특징에 관한 설명 중 옳은 것은?

| 가. DNA 절편화 | 나. 미토콘드리아의 막의 퍼텐셜의 변화 |
| 다. 세포막 터짐과 백혈구에게 먹힘 | |

① 가, 나, 다 ② 가, 나 ③ 나, 다
④ 라 ⑤ 가, 다

 apoptosis는 유전적으로 제한된 생리적 신호에 의해 자극받고 발생 과정에서 ATP를 필요로 한다. apoptosis는 세포가 축소되어 염색질이 응축되며 막이 기포화가 되기 시작한다. 세포 내의 DNA가 규칙적이게 단편화되어 단일 세포만이 죽게 된다. 죽은 세포는 주위 세포에 의해 섭식된다.

130 다음 중 apoptosis의 설명으로 옳지 않은 것은?

① 염증현상이 없다.
② DNA가 뉴클레오솜 크기로 절편화된다.
③ 염색질이 응축되고 세포막이 소포로 분할된다.
④ 세포가 팽창하여 터지므로 주변세포에 피해를 준다.
⑤ 유전적 프로그램에 따른 생리적 신호에 의해 세포가 자살하는 현상이다.

apoptosis는 유전자에 의해 제어되어 죽는 세포사의 한 형태로 오랜 시간을 거쳐 무질서하게 일어나는 necrosis와 구별하여 짧은 시간 안에 규칙적이게 일어난다.

131 세포주기(cell cycle)는 G_1-S-G_2-M으로 이루어진다. 각 단계에서 합성되거나 분해되면서 세포주기를 조절하는 단백질은?

| 가. pRb | 나. CDK | 다. Tubulin | 라. Cyclins |

① 가, 나, 다 ② 가, 다 ③ 나, 라
④ 라 ⑤ 가, 나, 다, 라

 세포주기의 조절인자로는 cyclin, CDK(cyclin dependent kinase)가 있다. cyclin은 진핵생물의 세포주기 조절 단백질이며 CDK는 종류에 따라 각각의 세포주기의 사이클린과 결합하여 인산화(phosphorylation)시켜 세포주기의 각 단계를 조절하는 역할을 한다.

132 세포주기(cell cycle)에 대한 다음 설명 중 옳은 것은?

> 가. 간기(interphase)는 세포의 일생에서 가장 활동적인 기간으로 유전물질이 복제되는 시기이다.
> 나. 첫 공백기(gap phase, G_1 phase)에는 제한검문지점(restriction check points)이 있어서 세포가 분열할지, 손상된 DNA를 치유하기 위해 멈추어야 할지를 결정한다.
> 다. G_0기(G_0 phase)는 무활동기로 DNA를 복제하지 않으며 분열하지도 않는다.
> 라. G_2기(G_2 phase)에서 세포는 미세소관(microtubules)을 형성시키는 튜불린을 풍부하게 합성한다.

① 가　　　② 가, 나　　　③ 가, 나, 다　　　④ 가, 나, 다, 라

해설 G_2기는 분열준비기로 분열전단계이며 분열 시기에 필요한 단백질 등을 미리 유전자 발현을 통하여 합성하는 시기이다.

133 다음은 세포의 노화에 대한 설명이다. 관계가 없는 것은?

① 노화 유전자들의 발현에 의해 세포가 노화된다.
② 호르몬이나 신경전달물질의 분비 감소로 인해 세포의 기능이 감퇴한다.
③ 세포내 대사 노폐물이 축적되어 세포의 활성을 떨어뜨린다.
④ 활성 산소와 같은 자유 라디칼에 의해 세포 소기관들이 파괴된다.
⑤ 텔로머라제가 과다 작동하여 DNA의 말단을 반복시킨다.

해설 세포 노화의 원인설은 크게 ①프로그램설과, ②과오축적설(error catastrophe)이 있다. 프로그램설은 노화의 과정이 노화를 유발시키는 노화 유전자군의 발현에 의해 일어난다고 하는 설이다. 과오축적설은 나이를 먹어감에 따라 DNA의 전사, 번역의 error, 생체 구성성분의 기능변화, 면역 기능의 변화, 산화 스트레스 등의 축적에 의해 세포가 죽게 된다는 설이다.

세포주기 – 암

134 다음 중 일반적인 암세포(cancer cell)의 특징으로 옳지 않은 것은?

① 적당한 수준의 유전적 불안정성이 필요하다.
② 발암물질에 노출된 후 일정한 시간 후에 cancer가 나타날 수 있다.
③ 여러 개의 유전적 돌연변이가 축적되어 cancer가 발생한다.
④ cancer cell은 apoptosis라는 세포사멸기전을 통해서 일어난다.
⑤ 일반적인 유방암 세포의 doubling time은 약 100일 정도이다.

해설 암세포는 증식이 조절되지 않고 죽지 않고 무제한의 증식을 하는 미분화 세포이다.

135 다음 인간 유전자들 중 종양억제유전자 (tumor suppressor gene)인 것은?

가. Rb	나. BRCA2	다. c-myc
라. p53	마. APC	

① 가　　　　　② 가, 나　　　　　③ 가, 라
④ 가, 나, 라, 마　　　　　⑤ 가, 나, 다, 라, 마

해설 c-myc은 Proto-oncogene이다.

136 종양형성과정에 있어 부계와 모계의 염색체에 있는 동일 유전자가 순차적으로 이상이 생겨 종양이 형성된다는 이론이 있다. 이 이론에 해당하는 유전자에 대한 설명으로 옳은 것을 모두 고르시오.

> 가. 원종양유전자(proto-oncogene)이 해당된다.
> 나. 위 유전자는 정상이 우성이다.
> 다. 가계성 암(familial cancer)에서 볼 수 있는 유전자이다.
> 라. viral oncogene에 의한 종양 발생과정에 대한 설명이다.

① 가, 나　　　② 나, 다　　　③ 가, 다　　　④ 나, 라

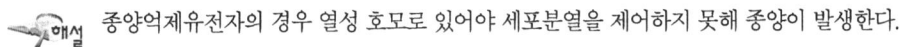
종양억제유전자의 경우 열성 호모로 있어야 세포분열을 제어하지 못해 종양이 발생한다.

137 노출된 피부로 해수욕을 오래하면 태양광선 중의 자외선에 의한 악성흑색종 (melanoma)과 같은 피부암이 발생하기 쉽다. 이는 어떤 직접적인 원인에 의한 것인가?

① 피부세포의 cell cycle de-regulation
② 고 에너지 자외선에 의한 단백질의 변성
③ DNA 내의 thymine dimer의 축적
④ 세포막 인지질 중의 지방산의 과산화

해설 자외선은 이웃한 pyrimidine 염기사이에 공유결합을 하는 pyrimidine dimer를 형성하여 돌연변이 원인이 되기도 한다. Pyrimidine dimer에는 Thymine-Thymine dimer와 Cytosine-Cytosine dimer가 있다.

138 Proto-oncogene(원암유전자)에 대한 올바른 설명은?

① 암을 일으킨다.   ② 세포 분열을 촉진한다.
③ 세포 분열을 저해한다.   ④ 암을 억제한다.

해설 proto-oncogene은 정상 세포 내에 있는 암 유전자이다.

139 세포의 분열을 조절하는 세포주기 조절계(cell cycle control system)가 결여되어 있는 세포는?

① 근육세포   ② 신경세포   ③ 림프구
④ 암세포   ⑤ 손상 받은 피부세포

해설 암세포는 증식이 조절되지 않고 무제한의 증식을 하는 미분화 세포이다.

140 다음 중 암 치료제로 이용하는데 있어서 가장 적절하지 않은 것은?

① microtubule의 형성을 촉진하고 안정화시키는 약물
② nucleotide 합성을 억제하는 약물
③ topoisomerase의 기능을 억제하는 약물
④ nucleotide analog

해설 암세포는 이상 증식되는 것이 문제이므로 증식을 억제시켜주는 방향으로 치료제를 사용하여야 한다.

141 다음 중 암세포의 특성은?

가. 접촉저해(contact inhibition)	나. 유전변이력(genetic mutability)
다. 탈분화(dedifferentiation)	라. 혈관생성(angiogenesis)

① 가, 나   ② 나, 다   ③ 나, 다, 라   ④ 나, 라

세포분열 – 감수분열

142 여아의 출생 시에 난자는 감수분열 A 시기로 태어나며, 배란 시에는 감수분열 B 시기로 배란되고, 정자와 수정 후에는 감수분열을 완성하며, 3개의 극체를 만든다. A-B는?

① 1감수분열 중기-2감수분열 후기
② 1감수분열 전기-2감수분열 후기
③ 1감수분열 전기-2감수분열 중기
④ 2감수분열 전기-2감수분열 중기
⑤ 1감수분열 후기-2감수분열 말기

해설 난자형성과정은 태아 시기 때부터 감수분열이 시작되어 제1난모세포 전기에서 분열이 멈춘 난모세포를 가지고 태어난다. 발생이 멈춰있던 난모세포는 제2난모세포 중기까지 여포에서 성숙, 발생을 하여 배란이 된다.

143 다음 세포분열에 대한 설명 중 적절하지 못한 것은?

① 감수분열에 의한 딸세포의 유전자 조합은 모세포와 다르다.
② 감수분열에 의해 생성된 딸세포 사이의 유전자 조합은 서로 다르다.
③ 제1 감수분열 전기에 상동염색체는 쌍을 이룬다.
④ 제1 감수 분열 후 딸세포는 간기를 거쳐 제2감수분열로 들어간다.

해설 제1 감수분열 후 제2감수분열은 전기부터 시작한다.

144 다음 세포분열에 대한 설명 중 적절하지 못한 것은?

① 체세포분열에 의한 딸세포의 유전자는 동일하다
② 체세포분열 중기에 염색체는 한쪽 극에서 나온 하나의 방추사와 결합한다.
③ 제1 감수분열 전기에 상동염색체는 쌍을 이룬다
④ 제1 감수 분열이 끝나면 핵상은 반으로 줄어든다.

해설 체세포 분열 중기에는 염색체가 적도면에 배열되고 방추사가 동원체에 부착되고 후기에는 염색분체들이 분리되어 방추사에 의해 양극으로 끌려가게 된다.

145 50개의 제1 난모 세포에서 생산될 수 있는 난자의 수와 50개의 제2 정모 세포에서 생산될 수 있는 정자의 수를 더한 값은?

① 50　　　　　② 75　　　　　③ 100　　　　　④ 150

 한 개의 제1 난모 세포에서는 한 개의 난자와 3개의 극체가 형성된다. 그러므로 50개의 제1 난모 세포로는 50개의 난자를 생산한다. 1개의 제2 정모 세포에서는 2개의 정자를 형성한다. 그러므로 50개의 제2 정모 세포로는 100개의 정자를 생산한다.

146 인간의 난자형성과정(oogenesis)에 관한 다음의 설명 중 가장 옳은 것은?

① 모든 난자는 탄생 전 태아시기에 감수분열이 완결된다.
② 태아 발생과정 중에 시작되지만 탄생 시 제1차 감수분열 전기에 멈추어 있다.
③ 태아 발생과정 중에 시작되지만 탄생 시 제1차 감수분열 중기에 멈추어 있다.
④ 태아 발생과정 중에 시작되지만 탄생 시 제1차 감수분열 후기에 멈추어 있다.
⑤ 모든 난자는 사춘기에 제1차 감수분열이 시작된다.

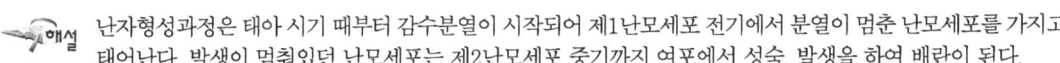 난자형성과정은 태아 시기 때부터 감수분열이 시작되어 제1난모세포 전기에서 분열이 멈춘 난모세포를 가지고 태어난다. 발생이 멈춰있던 난모세포는 제2난모세포 중기까지 여포에서 성숙, 발생을 하여 배란이 된다.

147 체세포의 염색체 수가 48개인 생물에서 체세포 분열과 생식세포 분열의 결과 만들어지는 딸세포의 염색체 수는 각각 몇 개씩 인가?

① 24, 24　　　　② 48, 48　　　　③ 48, 24　　　　④ 24, 48

 체세포 분열 시 염색체 수는 동일하며 생식 세포 분열 시 염색체 수는 반감된다.

148 난자형성과정 중 염색체의 수가 반감(2n → n)하는 단계는 언제인가?

① 생식원세포 → 난원세포
② 난원세포 → 제 1 난모세포
③ 제1 난모세포 → 제 2 난모세포
④ 제 1 극체 → 제 2 극체

> **해설** 제1감수분열 시에 염색체 수가 반감된다. 난자형성과정에서는 제1 난모세포에서 제2 난모세포로 넘어가는 시기가 제1감수분열 시기이다.

149 교차가 일어나는 시기는?

① 제1감수분열 전기 　② 제1감수분열 중기 　③ 제1감수분열 후기
④ 제2감수분열 2전기 　⑤ 제2감수분열 중기

> **해설** 감수분열 중 교차가 일어나는 시기는 제1 감수분열 시기이다.

150 난자와 정자의 생성에 대한 설명으로 옳지 않은 것은?

① 여성의 경우 난소에 제1감수분열 전기의 상태인 제1난모세포가 보관되어 있다.
② 1개의 제1난모세포로부터 1개의 난자가 생성된다.
③ 1개의 제1정모세포로부터 4개의 정자가 생성된다.
④ 제2난모세포는 배란 시 난자이기도 하며 제2감수분열 중기에 있다.
⑤ 남성의 경우 정원세포가 태아시기에 퇴화된다.

> **해설** 정원세포는 정자가 될 근원세포이며 정원세포는 계속적인 체세포 분열로 일정한 수를 유지하며 정원세포가 성숙하여 정모 세포가 되고 정모 세포가 감수분열이 일어나 정자가 된다.

151 다음 중 감수분열에 대한 설명으로 옳지 않은 것은?

① 감수분열은 한 번의 복제와 2번의 분열이 있는 세포분열이다.
② 제1감수분열 전기에서 키아스마구조를 관찰할 수 있다.
③ 제2감수분열은 체세포분열과 유사한 분열을 한다.
④ 제2감수분열 전기에서는 염색체가 응축되면서 중기판 쪽으로 이동한다.
⑤ 제2감수분열을 통해 DNA의 양과 염색체의 수가 반으로 줄어든다.

해설 감수분열은 제1분열로 염색체 수가 반으로 줄어들고 제2분열을 통해 DNA 양이 반으로 줄어든다.

152 감수분열에 관한 설명으로 틀린 것은?

① 두 번의 분열이 요구된다.　　② 생식세포가 된다.
③ 후기Ⅱ에서 동원체가 갈라진다.　　④ 상동염색체의 교차가 없다.

해설 제1감수분열 전기에 교차가 일어난다.

153 감수분열에 관한 다음의 설명 가운데 틀린 것은?

① 난자와 정자에서 염색체 수를 절반으로 줄임으로써 수정이 가능하도록 해준다.
② 염색체를 섞고 재배열시켜 유전적 변이를 증가시킨다.
③ 감수분열Ⅰ은 감수분열Ⅱ와 달리 유사분열과 근본적으로 같다.
④ 전기Ⅰ에서의 교차에 의해 유전물질의 혼합과 재배열이 일어난다.
⑤ 중기Ⅰ에서의 무작위 분리에 의해 유전적 변이가 증가된다.

해설 감수분열은 제1분열로 염색체 수가 반으로 줄어들지만 유사분열(체세포분열)은 염색체 수가 일정하다.

154 감수분열과 관련이 없는 것은?

① 무성생식하는 생물체들의 염색체수를 일정하게 유지시킨다.
② 생식세포들이 수행하는 세포분열방식이다.
③ 생물체의 유전적 다양성을 제공해준다.
④ 생식세포의 염색체수를 반(1/2)으로 줄여준다.
⑤ 제 1감수분열과 제 2감수분열과정으로 진행된다.

해설 감수분열은 제 1분열로 염색체 수가 반으로 줄어들고 제 2분열을 통해 DNA 양이 반으로 줄어든다.

염색체의 구조

155 뉴클레오좀을 구성하는 히스톤(H)으로 나열되어 있는 것은?

① H1, H2A, H2B, H3   ② H2A, H2B, H3, H4
③ H1, H2, H3, H4   ④ H1A, H1B, H2, H3

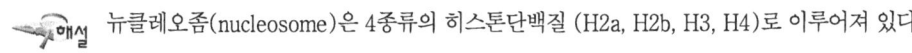
뉴클레오좀(nucleosome)은 4종류의 히스톤단백질(H2a, H2b, H3, H4)로 이루어져 있다.

156 다음 중 뉴클레오좀이 염색체로 응축되는데 관여하는 단백질은 무엇인가?

① 스캐폴드   ② 히스톤 H2a   ③ 히스톤 H1
④ 전사 인자   ⑤ DNA 중합효소

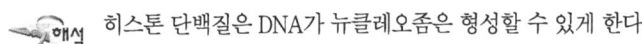
히스톤 단백질은 DNA가 뉴클레오좀을 형성할 수 있게 한다.

157 간기에는 염색체를 구별할 수 없다. 그 까닭은?

① DNA가 복제되지 않으므로
② 응축되지 않은 염색질 형태이므로
③ 핵에서 이동하여 세포질에 퍼져 있으므로
④ 상동염색체가 짝을 이루지 않았으므로
⑤ 답 없음

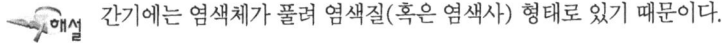
간기에는 염색체가 풀려 염색질(혹은 염색사) 형태로 있기 때문이다.

158 인간 염색체에 대한 설명으로 옳지 않은 것은?

① 성염색체는 X, Y의 두 종류가 있다.
② 상염색체는 22쌍이며, 상동염색체는 23쌍이다.
③ DNA와 히스톤단백질이 결합 한 것을 뉴클레오좀이라고 하며, 이들 결합에는 이온결합이 중요하다.
④ 염색질을 응축시킬 때 나타나는 구조를 스캐폴드 구조라고 한다.
⑤ 염색체의 양 끝을 동원체라고 하며, 염색분체의 분리 시에 중요한 역할을 한다.

> 해설: 동원체(centromere)는 두 염색분체가 조여진 가운데 부분으로 세포 분열 시 동원체에 의해 염색체가 방추사에 부착된다.

159 동일한 유전적 특성을 결정하는 유전자를 가진 염색체끼리 묶은 것을 무엇이라 하는가?

① 성염색체 ② 상염색체 ③ 상동염색체
④ 사분염색체 ⑤ 이질염색체

160 인간의 체세포의 염색체는 46개라고 한다. 남자의 경우는 이것을 어떻게 표시할 수 있는가?

① 22쌍의 상염색체+XX
② 22쌍의 상염색체+XY
③ 23상의 상염색체
④ 21쌍의 상염색체+2쌍의 XX
⑤ 21쌍의 상염색체+2쌍의 XY

> 해설: 인간의 체세포는 23쌍으로 되어 있다. 이 중에 한 쌍은 성 염색체인데 남자의 경우 XY, 여자의 경우 XX로 표시한다.

161 DNA의 GC 함량이 높을수록 용해온도가 높아진다. 그 이유는 무엇인가?

① GC 사이의 2중 수소결합 수가 많기 때문이다.
② GC 사이의 3중 수소결합 수가 많기 때문이다.
③ GC 함량이 높을수록 히스톤 단백질과 뉴클레오좀 형성을 잘하기 때문이다.
④ GC 함량이 높을수록 비히스톤 단백질과의 결합을 강하게 하기 때문이다.
⑤ GC 함량이 높을수록 DNA가 응축된 구조를 형성하기 때문이다.

해설 A는 T와 이중 결합을 하고 C는 G와 삼중 결합을 한다.

기초유전학

162 사람의 눈 색깔은 brown eye(B)가 우성이고 blue eye(b)가 열성이다. genotype이 heterozygous(Bb)인 brown-eyed couple이 두 아이를 낳았을 때 이 두 아이의 눈 색깔이 모두 blue eye일 확률은 얼마인가 ?

① 1/16 ② 1/4 ③ 1/8 ④ 1/32

해설 Bb x Bb = BB : Bb : bb = 1 : 2 : 1이고 brown eye가 우성이므로 brown eye : blue eye = 3 : 1이다. blue eye가 태어날 확률은 1/4이고 두 아이가 모두 blue eye로 될 경우는 1/4 * 1/4로 1/16이다.

163 상동염색체와 관련 없는 항목은?

① 서로 대응하는 좌위에 있는 같은 특성에 관한 유전자
② 쥐의 털 빛깔 유전자 G와 g
③ 교차
④ 쥐의 털 빛깔 유전자 G와 눈 빛깔 유전자 R
⑤ 답 없음

해설 상동염색체란 부모로부터 물려받은 같은 모양의 염색체를 말한다. 상동염색체에는 동일한 부위에 동일한 기능을 수행하는 유전자들이 존재하며, 감수분열시 교차에 의해 섞여 새로운 염색체를 형성하기도 한다. 쥐의 털 빛깔 유전자 G와 눈 빛깔 유전자 R은 서로 다른 기능을 하는 유전자이다. 이들은 같은 염색체상에 존재할 수 있고 다른 염색체상에 존재할 수도 있는데 전자의 경우 연관, 후자의 경우 독립이라 부른다.

164 붉은색 꽃을 피우는 동형접합성 금어초를 흰 꽃을 피우는 동형접합성 금어초와 교배시켰을 때 F1 식물은 모두 분홍꽃을 피운다. 이 현상을 잘 설명하고 있는 것은?

① 공동우성 ② 불완전 우성 ③ 열성 치사
④ 우성치사 ⑤ 조건유전자 발현

해설 대립유전자 사이의 우열관계가 완전하지 못하여 이형접합자의 경우 표현형에서 부모의 어느 형질도 나타나지 않는 것을 불완전우성(중간유전)이라 한다.

165 다음은 상동염색체에 대한 설명이다. 옳은 것은?

① 양친 중 한 사람으로부터만 전해진다.
② 상동염색체 1쌍은 양친으로부터 각각 한 개씩 전달 받는다.
③ 쌍을 이루고 있는 상동염색체가 함께 각각 양친의 어느 한쪽으로부터 전해진다.
④ 염색체의 종류에 무관하게 양친으로부터 전해진다.
⑤ 양친 중 어느 한쪽의 염색체만이 유전자로서 작동한다.

해설 상동염색체는 부모로부터 각각 한 개씩 전해지며 모든 염색체가 상동염색체는 아니다.

166 유성생식을 하는 생물종이 다양해지는 이유와 관계없는 것은?

① 유전자의 돌연변이
② 상동염색체의 교차
③ 양친으로부터 받은 유전자의 다양한 조합
④ 후천적 요인
⑤ 무작위 수정

해설 후천적 요인에 의해 생물종이 전혀 변하지 않는 것은 아니지만 종이 다양하다는 것은 유전자가 다양해지는 것이므로 직접적인 유전자의 변화와 관계가 있다.

167 어떤 대립유전자의 표현형이 개인에게 나타날 때 동일한 2개의 대립유전자를 가질 때만 나타난다면 이 대립유전자를 (   )이라고 한다.

① 우성   ② 불완전우성   ③ 열성
④ 공동우성   ⑤ 유전자형

해설 대립유전자의 표현형이 서로 섞였을 때 외부로 나타나는 형질을 우성이라고 하고 동일한 형질이 있을 때만 나타나는 형질을 열성이라고 한다.

168 다음 중 멘델의 법칙에 예외 되는 유전현상은?

가. 모계유전	나. 세포질유전
다. 각인	라. 반성유전

① 가, 나　　② 가, 다　　③ 가, 나, 라　　④ 다, 라

> 해설　유전체 각인이란 부모에게서 받은 유전자 중 어느 하나의 유전자만 발현하는 현상을 말한다. 멘델의 우열의 법칙은 순종 대립형질끼리 서로 교배할 때 다음 세대는 우성 형질만 나타나는 법칙이다.

169 유전학의 용어에 대한 설명으로 옳지 않은 것은?

① 대립유전자란 상동염색체 상의 같은 좌위에 존재하는 유전자를 말한다.
② 순종이란 우성인자끼리 또는 열성인자끼리 조합된 것을 말한다.
③ 한 개체가 가진 대립유전자를 확인하기 위한 가장 좋은 방법은 검정교배이다.
④ 유전자형이란 겉으로 들어나는 형질을 의미한다.
⑤ 멘델의 법칙 중 독립의 법칙은 다수의 유전자가 동시에 존재할지라도 서로의 발현에 영향을 주지 않는 것을 말한다.

> 해설　유전자형은 실제 개체가 가지고 있는 대립형질을 뜻하며 겉으로 드러나는 형질은 표현형이라고 한다.

170 다음 유전현상에 대한 설명으로 옳은 것을 모두 고른 것은?

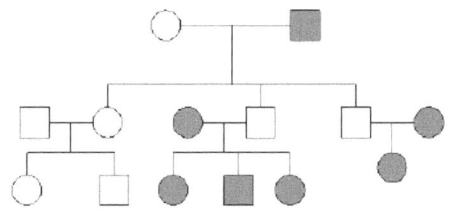

(가) 위 질환은 X염색체 연관 유전 양상을 보인다.
(나) 열성 유전질환이다.
(다) 세포질 유전양상으로 멘델법칙에 어긋난다.
(라) 질환을 가진 여자가 결혼하면 모든 자식은 질환을 갖는다.

① 가, 나 ② 나, 라 ③ 다, 라 ④ 나, 다

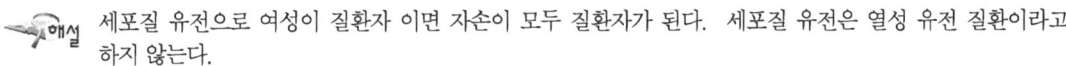
세포질 유전으로 여성이 질환자 이면 자손이 모두 질환자가 된다. 세포질 유전은 열성 유전 질환이라고 하지 않는다.

171 혈우병과 적녹색맹을 유발하는 유전현상을 무엇이라고 하는가?

① 치사유전 ② 다인자유전 ③ 반성유전
④ 한성유전 ⑤ 복대립유전

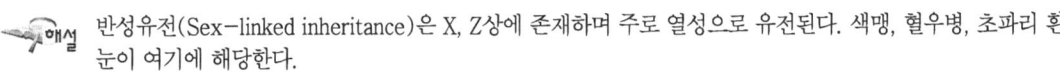
반성유전(Sex-linked inheritance)은 X, Z상에 존재하며 주로 열성으로 유전된다. 색맹, 혈우병, 초파리 흰 눈이 여기에 해당한다.

172 토끼의 검은 털 대립유전자 B는 흰 털 대립유전자 b에 대하여 완전우성이며 상염색체 상에 존재한다. 그림은 이 토끼 교배의 한 예이다.

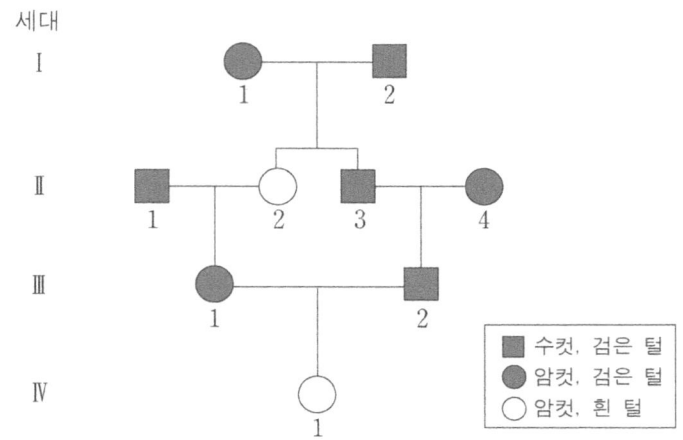

위의 그림에 대한 해석으로 옳은 것은?

① Ⅰ-1과 Ⅰ-2 중 한 개체는 동형접합체이다.
② Ⅱ-2가 나타날 확률은 유전자형과 표현형이 각각 25%이다.
③ Ⅱ-2와 Ⅲ-2를 교배하였을 때 나타나는 자손은 모두 검은 털을 가지게 된다.
④ Ⅲ-1과 Ⅲ-2를 교배하였을 때 Ⅳ-1의 표현형이 나타날 확률은 50%이다.
⑤ Ⅱ-3과 Ⅱ-4의 유전자형은 두 개체가 동시에 동형접합체일 수 없으며 동시에 이형접합체일 수도 없다.

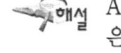 I-1, I-2는 Bb이고, II-2는 bb이다. III-1은 Bb이다. IV-1이 bb이므로, III-2는 Bb이다.

173 토마토의 R (빨간 열매), S (매끄러운 열매) 두 유전자가 거의 붙어 있을 정도로 연관되어 있다 하자. 그래서 감수분열이 일어날 때 두 유전자 사이에서는 교차가 거의 안 일어 난다고 하자. 빨갛고 매끄러운 AABB 토마토와 노랗고 꺼칠꺼칠한 aabb 토마토를 교배하여 얻은 자손을 aabb 토마토와 검정교배하면 빨갛고 매끄러운 토마토: 빨갛고 꺼칠꺼칠한 토마토: 노랗고 매끄러운 토마토: 노랗고 꺼칠꺼칠한 토마토가 어떤 비율로 나올까?

① 1: 1: 1: 1   ② 9: 3: 3: 1   ③ 3: 0: 0: 1   ④ 3: 0: 0: 3

해설 A와 B가 완전 연관되어 있다. 그러므로 AB나 ab만 나타난다. F1은 AABB x aabb 이므로 나타나는 유전형은 AaBb가 된다. AaBb와 aabb를 서로 교배한다면 나올 수 있는 형은 AaBb : aabb = 1:1 이다. 교차가 일어나지 않으므로 Aabb나 aaBb는 나올 수가 없다.

174 다음의 유전형질에 관한 설명 중 옳지 않은 것은?

① 어떤 대립형질이 우성인지 열성인지는 다른 유전자와의 연관 여부에 달려있다.
② 빨강 금어초와 흰색 금어초를 교배하면 모든 F_1 세대는 분홍색을 갖는다. 이것은 불완전 우성의 한 예이다.
③ B형 남자와 A형 여자 사이에 태어난 아이들이 가질 수 있는 혈액형은 A, B, AB 또는 O형이다.
④ 갈색쥐와 흰색쥐의 F_1이 모두 갈색쥐였을 때, F_1끼리의 교배로 얻어지는 F_2의 약 3/4은 갈색쥐이다.
⑤ 대립형질은 배우자 형성 시에 분리되고, 수정 시에 한 쌍의 대립형질을 구성한다.

> 해설 대립형질이 우성인지 열성인지를 알기 위해서 순종의 대립형질을 교배하여 잡종 1세대에서 나타나는 형질을 우성이라고 한다.

175 콩 색깔이 노란색인 완두(YY)와 녹색인 완두(yy)를 교배한 결과 F1에서는 모두 노란색 (Yy)이 나타났으며, 이 F1 노란색 완두를 교배한 결과 F2에서는 노란색과 녹색이 3:1의 비율로 나타났다. F2의 노란색 완두의 유전자형을 결정하는 방법으로 잘못된 것은?

① 노란색 완두끼리 자가수분시킨다.
② 노란색 완두를 부모의 노란색 완두와 교배한다.
③ 노란색 완두를 부모의 녹색 완두와 교배한다.
④ 노란색 완두를 F1의 노란색 완두와 교배한다.

> 해설 F2의 노란색 완두는 Yy와 YY인 두 가지 유전자형으로 존재한다. 만약 F2의 노란색 완두를 부모의 노란색 완두인 YY와 교배시키면 그 자식은 모두 노란색 완두가 나오므로 F2의 유전자형을 결정하기 힘들다.

176 인간의 혈액형에는 ABO 식이 있다. 만일 O 대립인자에 대해서는 우성이고 A와 B 대립인자에 대해서는 우열 관계가 없는 C 대립인자가 추가로 존재한다면 모두 몇 종류의 혈액형과 몇 종류의 유전자형(genotype)이 존재할까?

① 7 혈액형, 10 유전자형
② 5 혈액형, 10 유전자형
③ 7 혈액형, 7 유전형
④ 10 혈액형, 10 유전자형

> 해설 AA, AB, AC, AO, BB, BC, BO, CC, CO, OO 로 모두 10가지 유전자형이 나타날 것이고 A형, AB형, AC형, B형, BC형, C형, O형으로 7가지의 혈액형이 나타날 것이다.

177 항A혈청에 응집반응을 보인 결과에 대한 해석으로 옳은 것을 모두 고른 것은?

> 가. 응집원 A를 가진 AB형인 사람일 수 있다.
> 나. 응집소 α를 가진 A형인 사람이다.
> 다. 이 사람이 결혼한 자식에는 AB형이 있을 수 없다.
> 라. A형 표준혈청에도 동일한 결과를 반드시 보일 것이다.

① 가　　　② 나　　　③ 가, 라　　　④ 나, 다, 라

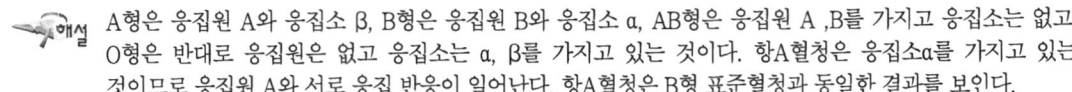
A형은 응집원 A와 응집소 β, B형은 응집원 B와 응집소 α, AB형은 응집원 A ,B를 가지고 응집소는 없고, O형은 반대로 응집원은 없고 응집소는 α, β를 가지고 있는 것이다. 항A혈청은 응집소α를 가지고 있는 것이므로 응집원 A와 서로 응집 반응이 일어난다. 항A혈청은 B형 표준혈청과 동일한 결과를 보인다.

178 표준혈청을 이용하여 100명의 혈액형을 조사한 결과가 다음과 같았다.
1) 표준혈청 A에 응집한 사람이 38명,
2) 표준혈청 B에 응집한 사람이 42명,
3) 표준혈청 A와 B 모두에 응집한 사람은 모두에 응집하지 않은 사람의 1/3이었다.

혈액형 A, B, AB, O 형은 각 몇 명 씩 인가?

① 32명, 28명, 10명, 30명　　② 28명, 32명, 10명, 30명
③ 28명, 32명, 30명, 10명　　④ 32명, 28명, 30명, 10명

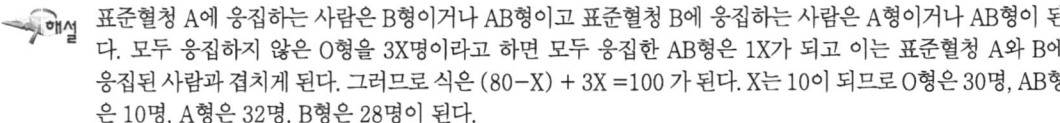
표준혈청 A에 응집하는 사람은 B형이거나 AB형이고 표준혈청 B에 응집하는 사람은 A형이거나 AB형이 된다. 모두 응집하지 않은 O형을 3X명이라고 하면 모두 응집한 AB형은 1X가 되고 이는 표준혈청 A와 B에 응집된 사람과 겹치게 된다. 그러므로 식은 (80−X) + 3X =100 가 된다. X는 10이 되므로 O형은 30명, AB형은 10명, A형은 32명, B형은 28명이 된다.

179 응집원이 없는 여자와 응집소가 없는 남자 사이에서 태어날 아이가 O형일 확률은?

① 0　　② 1　　③ 3/4　　④ 1/2　　⑤ 1/4

응집원 없는 여자=O형, 응집소 없는 남자=AB형이므로 OO×AB=AO, BO이다. 따라서 O형 아이가 태어날 확률은 0이다.

180 A형의 혈액형을 가진 남자가 B형의 여자와 결혼할 때 자식의 가능한 혈액형을 모두 열거한 것은?

① A형, B형　　　　② AB형, A형, B형, O형　　　　③ A형, B형, O형
④ AB형, O형　　　　⑤ AB형

> 해설　가능한 모든 경우는 AA x BB, AO x BB, AO x BO, AA x BO의 4가지이다. 그러므로 이들 조합으로부터 가능한 혈액형은 AB, AO, BO, OO이다.

181 흰 수탉과 검정 암탉을 교배했더니 모두 회색의 닭만 태어났다. 이와 같은 유전현상과 가장 관계 깊은 것은?

① 독립의 법칙　　　　② 반성유전　　　　③ 불완전우성
④ 모계유전　　　　⑤ 다면발현

> 해설　중간형질의 유전은 불완전우성 현상이다. 하지만 F1을 자가수분해야 불완전우성인지 정확하게 알 수 있다.

182 무연관 유전에서 유전자형이 AaBbccDdEe인 개체끼리 교배 시 양친과 같은 인자형을 가진 자손이 얻어질 확률은?

① 1/8　　　　② 1/16　　　　③ 1/27　　　　④ 1/81

> 해설　AaBbccDdEe x AaBbccDdEe 의 모든 가능성 있는 경우의 수는 Aa x Aa, Bb x Bb, cc x cc, Dd x Dd, Ee x Ee로 나누어서 계산한다. 확률은 1/16 이 된다.

183 초파리의 눈 색깔 유전은 성연관유전(반성유전)이다. 또한 적색 눈은 백색 눈에 대해 우성이다. 붉은 눈 암컷과 흰 눈 수컷 사이에 모두 붉은 눈 자손(F_1)이 얻어졌고 이들 붉은 눈 자손(F_1) 암수 교배에 의해 얻어진 자손(F_2)에서 흰 눈을 가진 암컷이 나올 확률은?

① 0　　　　② 1/4　　　　③ 1/2　　　　④ 3/4

> 해설　적색 눈 유전자는 X'가 되고 백색 눈은 X가 된다. F1이 모두 붉은 눈이 되어야 하므로 부모는 X'X'와 XY과 되어야 한다. F1이 나올 수 있는 경우는 X'X와 X'Y가 된다. X'X와 X'Y가 서로 교배하는 F2는 X'X'(붉은 눈), X'Y(붉은 눈), XX'(붉은 눈), XY(흰 눈)이다. 그러므로 흰 눈을 가진 암컷이 나올 확률은 0이다.

184 여러 생물체를 이용하여 양성잡종교배 실험을 했을 때 제2세대 자손의 표현형 비율이 각각 9 : 7, 9 : 3 : 4 및 12 : 3 : 1로 나왔고, 이를 기초로 하여 서로 다른 두 유전자들이 상호작용하는 경로를 〈보기〉와 같이 확인하였다.

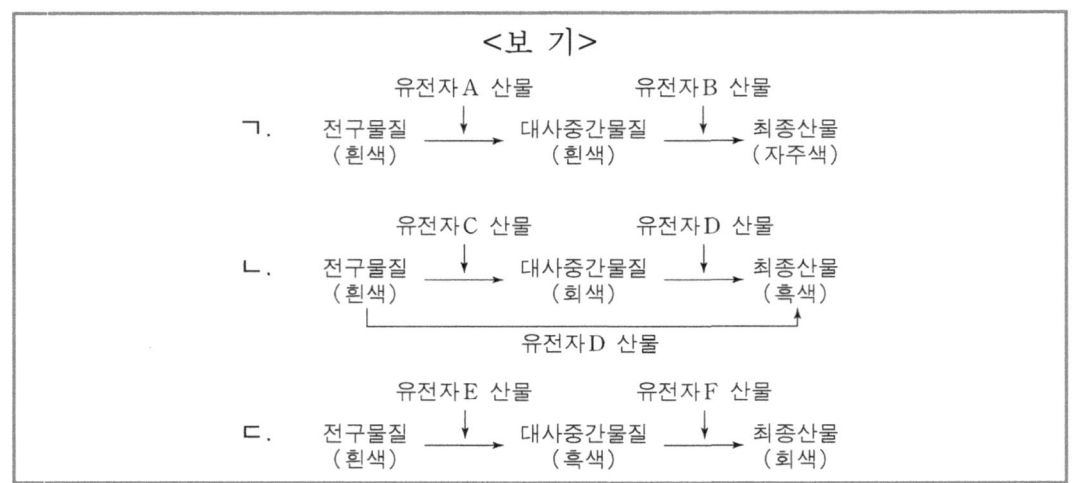

제2세대 자손의 표현형 비율과 유전자들의 상호작용 경로를 바르게 짝지은 것은?

	9 : 7	9 : 3 : 4	12 : 3 : 1
①	ㄱ	ㄴ	ㄷ
②	ㄱ	ㄷ	ㄴ
③	ㄴ	ㄱ	ㄷ
④	ㄴ	ㄷ	ㄱ
⑤	ㄷ	ㄱ	ㄴ

해설 유전자상위성을 나타낸다.

185 대머리 형질을 결정하는 유전자는 보통염색체에 존재하지만 그 형질은 성에 따라 표현형이 다르다. 남성에서 대머리(B)는 정상(b)에 우성이고, 여성에서는 정상이 대머리에 우성이다. 아버지의 인자형과 어머니의 인자형이 모두 Bb인 경우에 아들과 딸이 각각 대머리일 확률은?

① 아들 50%, 딸 50% ② 아들 75%, 딸 75%
③ 아들 25%, 딸 75% ④ 아들 75%, 딸 25%

해설 Bb x Bb = BB : Bb : bb = 1 : 2 : 1이다. 아들일 경우 대머리 B가 우성이므로 3/4 (=75%)가 대머리일 것이고 딸일 경우 b가 우성이므로 1/4(=25%)이 대머리이다.

186 다음의 그림은 반성열성유전인 혈우병(hemophilia) 유전의 가계도이다. Ⅱ세대의 D의 유전형으로 가장 적절한 것은?

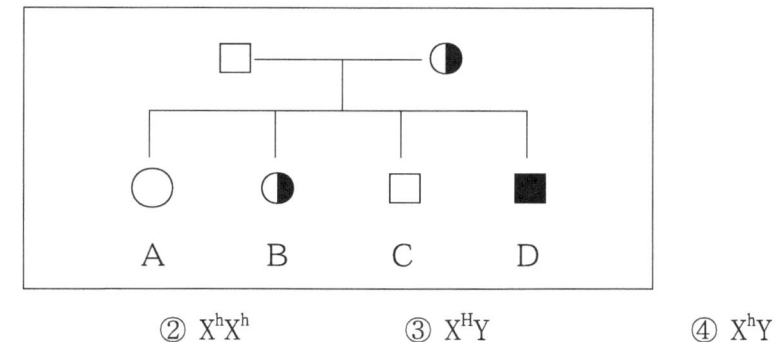

① X^H ② X^hX^h ③ X^HY ④ X^hY

해설) 혈우병의 유전자형은 정상일 경우 XX, XY 이고, 보인자일 경우 XhX 이며, 혈우병일 경우 XhXh, XhY 이다.

187 다음의 설명 중 옳지 않은 것은?

① 유전학적으로 우성형질(dominant phenotype)은 개체수가 많은 형질이 아니고 F1에서 나타나는 형질이다.
② 세계 최초의 유전자 치료는 adenosine deaminase 결핍증 환자를 대상으로 1990년에 수행되었다.
③ 꿀벌의 경우에는 따로 성염색체가 존재하지 않고 염색체의 개수의 차이에 의해 암수가 결정된다.
④ 생체 DNA내의 아데닌(A)의 양은 티민(T)의 양과 같다.
⑤ 낭포성 섬유증(cystic fibrosis)은 주로 흑인에게 많이 나타나는 우성유전질환이다.

해설) 낭포성 섬유증은 백인에게 주로 많이 나타나며 상염색체의 열성으로 유전된다.

188 Cystic fibrosis 환자는 진한 점액으로 인해 pancreatic duct등이 막히게 되는데, 다음 중 어느 영양소 소화가 가장 어렵겠는가?

① 젖당 ② 아밀로오스 ③ 지방 ④ 폴리펩티드

189 피터는 28세로 아버지가 우성의 유전병으로 증상이 35세와 50세 사이에 나타나는 헌팅턴무도병으로 돌아가셨다. 피터의 44세 누나와 60세 어머니는 정상이다. 피터가 이 유전병을 가지고 있을 확률은 얼마인가?

① 1/2　　② 1/3　　③ 1/6　　④ 1/8　　⑤ 1/10

해설　헌팅턴 병을 일으키는 유전자 H는 우성치사 유전자이다. 아버지는 HH이거나 Hh이고 어머니는 정상이므로 hh이다. 만약 아버지가 HH일 경우는 자식 모두가 Hh로 헌팅턴 병에 걸려야 하는데 누나가 징후가 없다고 하니까 아버지는 Hh이다. Hh x hh = Hh : hh = 2 : 1이므로 철수가 유전병을 물려받을 확률은 1/2이다.

190 열성 페닐케톤뇨증 보인자인 두 남녀가 결혼하여 페닐케톤뇨증의 아이가 태어날 가능성은?

① 1/4　　② 2/4　　③ 3/4　　④ 4/4　　⑤ 1/8

해설　페닐케톤뇨증은 상염색체성 열성 유전질환이므로 우성 유전자를 A, 열성 유전자를 a로 보면 Aa x Aa = AA, Aa, Aa, aa 이다. 그러므로 페닐케톤뇨증 아이가 태어날 가능성은 열성인 aa의 경우이므로 1/4이다.

191 혈우병에 관한 설명으로 옳은 것은?

① 프로트롬빈의 형성이 안 된다.
② 트롬보키나아제의 형성이 안 된다.
③ 피브린의 형성이 안 된다.
④ 남자에게는 나타나지 않는다.
⑤ 여자에게만 나타난다.

해설　혈우병은 쉽게 출혈이 되며 출혈 시 지혈이 잘 되지 않는 병으로 트롬보키나아제로 불리는 혈액 응고에 관여하는 트롬보플라스틴 유전자의 결함이 원인이다.

192 색맹은 X-염색체에 연관되어 열성으로 유전되는 반면, 왜소증은 상염색체 우성으로 유전된다. 색맹이 아니며 왜소증인 남자와 색맹이며 키가 정상인 여자가 신혼가정을 이루었다. 왜소증인 남자의 아버지는 키가 정상이다. 색맹인 여자의 부모는 모두 키가 정상이다. 아래의 내용 중 옳은 것을 모두 고른 것은?(단, 멘델의 유전법칙을 따르며 돌연변이는 고려하지 않는다.)

> ㄱ. 왜소증 남자의 어머니는 왜소증을 갖고 있다.
> ㄴ. 신혼부부가 딸을 낳았을 때, 색맹이며 왜소증일 확률은 0이다.
> ㄷ. 신혼부부가 아들을 낳았을 때, 색맹이면서 키가 정상인 아들을 낳을 확률은 0.25이다.
> ㄹ. 신혼부부가 색맹이 아니며 왜소증인 딸을 낳았을 때, 이 딸이 설문의 표현형질과 관련된 대립 유전자에 대하여 모두 이형접합자(heterozygote)일 확률은 1이다.

① ㄱ, ㄷ ② ㄴ, ㄹ ③ ㄱ, ㄴ, ㄹ ④ ㄴ, ㄷ, ㄹ ⑤ ㄱ, ㄴ, ㄷ, ㄹ

색맹유전자는 X염색체 있으므로 반성유전을 하고, 왜소증은 멘델의 법칙을 따르나 우성인 경우 발생한다고 한다. 색맹유전자는 X', 왜소증 유전자를 A라고 하자. 색맹이 아니며 왜소증인 남자의 유전자형은 XY, A(a 또는 A)이다. 색맹이며 키가 정상인 여자의 유전자형은 X'X', aa이다. 이 때 왜소증인 남자의 아버지는 키가 정상이므로 유전자형이 aa 이므로 남성의 유전자형은 XY, Aa가 된다. (ㄱ) 왜소증인 남성은 A를 어머니로부터 받았을 것이다. (ㄴ) 신혼부부가 딸은 낳는다면 남성의 정상인 X를 받으므로 색맹이 아니므로 색맹이며 왜소증인 확률은 0%이다. (ㄷ) 아들을 낳았을 경우 어머니로부터 X'를 받게 되므로 색맹이 될 확률은 100%이고 키가 정상인 아이가 태어날 확률은 Aa, aa의 무작위인 조합이므로 50%의 확률로 정상 또는 왜소증이 된다. (ㄹ) 딸이 색맹이 아니고 왜소증이라면 유전자형이 XX', Aa일 수밖에 없으므로 두 대립유전자 모두 이형접합자이다. 따라서 답은 (ㄱ),(ㄴ),(ㄹ)이다.

193 혈우병이 아닌 어머니(XX)와 혈우병인 아버지(X'Y) 사이에서 태어날 자녀가 혈우병일 수학적 확률은 얼마인가? (단, X'는 혈우병 유전자를 가지고 있음을 뜻한다.)

① 0% ② 25% ③ 50% ④ 75% ⑤ 100%

어머니(XX)에서는 유형형질이 X만 있으며, 아버지(X'Y)에서는 유전형질이 X'과 Y가 있다. 따라서 자녀세대에서는 XX', XY의 유전형질을 가진 자녀만 출생하므로 열성 유전병인 혈우병은 자녀세대에서는 발병하지 않고, 딸이 보인자가 된다.

연관과 교차

194 완두콩의 두 유전자 A와 B는 연관되어 있다고 가정하자. AABB와 aabb를 교배하여 만든 AaBb 완두콩을 자가수분하여 Aabb 유전자형을 갖는 완두콩을 얻을 확률은? 단 감수분열할 때 A와 B 사이에서는 교차가 일어나지 않는다고 가정하자.

① 0/16 ② 1/16 ③ 2/16 ④ 3/16

해설 A와 B가 서로 교차되지 않고 연관되어 있다면 AB, ab 형태로 존재하게 된다. 그러므로 Ab 형태는 얻을 수 없다.

195 생식세포는 감수분열의 과정을 통해 다양한 유전자 조합을 만든다. 네 쌍의 상동염색체를 갖는 생물이 교차가 없이 단지 염색체의 무작위적 배열을 통해 형성할 수 있는 배우자의 수는 최대 몇 가지인가?

① 4 ② 8 ③ 16 ④ 32

해설 네 쌍의 상동 염색체를 Aa, Bb, Cc, Dd라고 하면 교차 없이 배열로 가능한 것은 ABCD, ABCd, ABcD, ABcd, AbCD, AbCd, AbcD, Abcd 이고 a의 경우도 마찬가지이니까 8 * 2 = 16, 16가지가 된다.

196 다음 중 어떤 과정(또는 사건)을 통해 딸세포들이 변화된 유전물질들을 가지게 되는가?

① 단백질합성 ② 교차 ③ 체세포분열
④ 세포간기 ⑤ 세포질분열

해설 교차로 인해 여러 확률적 경우의 수가 존재하여 다양한 유전자 형태를 가지게 된다.

197 연관과 교차에 대한 설명으로 옳지 않은 것은?

① 항상 교차가 일어날 경우 교차율은 50%이다.
② 교차율과 유전자사이의 실제거리는 항상 비례하여 나타난다.
③ 교차율이 크다는 것은 유전자 사이의 거리가 멀리 떨어져 있음을 의미한다.
④ 두 유전자 사이의 교차율이 10%이면 그 거리를 10 cM 또는 10 map unit이라고 표기한다.
⑤ 불완전 연관의 경우 교차가 일어난다.

> 해설 거리가 멀어지면 교차율이 증가하지만 이 둘 사이의 관계는 정비례하지는 않을 뿐 아니라 거리가 멀어지면 멀어질수록 교차율과 거리의 비례관계는 약해진다.

198 교차율이 다음과 같을 때 유전자들을 순서대로 배열하시오.

A-B: 9 cM,   A-C: 27 cM,   A-D: 20 cM,   B-C: 18 cM,   B-D: 11 cM

① A-B-C-D   ② A-C-D-B   ③ B-A-C-D
④ D-A-B-C   ⑤ C-D-B-A

> 해설 교차율은 두 유전자 사이의 거리에 비례하게 된다.

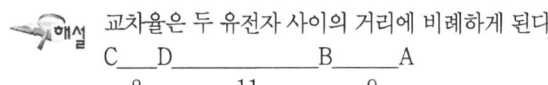

199 다음 중 3점 검정법으로 알 수 없는 것은?

① 유전자의 크기   ② 유전자간 교차율   ③ 유전자의 배열 상태
④ 유전자간 상대적인 거리   ⑤ 유전자의 상대적인 위치

> 해설 3점 검정법은 모건과 스턴트반트가 고안한 것으로 두 유전자 사이의 교차율이 유전자 사이의 거리와 비례함을 이용하여 염색체 상에서 유전자의 거리를 알아내는 방법 중의 하나이다.

200 네 개의 유전자 a, b, c, d 사이의 재조합 빈도(recombination frequency)를 측정한 결과, a와 b 사이는 15%, a와 c 사이는 2%, a와 d 사이는 19%, b와 c 사이는 13%, b와 d 사이는 4%, c와 d 사이는 17% 이었다. 그렇다면 aBd와 AbD의 상동염색체를 가진 정모세포(2n)에서 ABD 염색체를 가지고 있는 정자(n)가 만들어질 확률은?

① 0.26 % ② 0.52 % ③ 0.30 % ④ 2.85 % ⑤ 3.23 %

 정모세포(2n)은 한 번의 복제과정과 두 번의 분열을 하는 감수분열의 과정을 거쳐 정자를 만든다. 이 때 제1감수분열 전기에서 4개의 염색분체가 나란히 나열하고 안쪽에 위치한 염색분체사이에 접합일어나 키아스마(교차점)구조를 만들고 염색체의 일부분이 교차되는 현상이 일어난다. 그렇다면 aBd과 AbD의 경우 a-b 사이에서 교차가 한번 일어나고 b와 d유전자 사이에 교차가 한 번 더 일어나야 ABD, abd 염색체를 가진 정자들이 만들어 질 수 있으며, 이 때, ABD가 만들어 질 확률은 0.15 × 0.04 × 0.5 = 0.003 즉 0.3%가 된다.

201 다음은 교차율에 관한 설명이다. 옳지 않은 것은?

① 교차율이 크면 유전자 사이의 거리가 멀고 연관이 약하다.
② 교차율이 0%이면 완전 연관이다.
③ 교차율이 50%이면 독립유전이다.
④ 교차율이 10~50% 사이이면 연관이 없는 것으로 판단한다.
⑤ 교차율은 0~50% 사이에 있다.

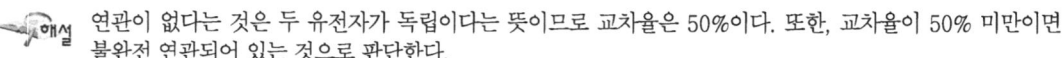 연관이 없다는 것은 두 유전자가 독립이다는 뜻이므로 교차율은 50%이다. 또한, 교차율이 50% 미만이면 불완전 연관되어 있는 것으로 판단한다.

202 어떤 식물의 세 유전자 X, Y, Z의 이형접합체를 검정교배하여 다음의 결과를 얻었다. (단, X, Y, Z 유전자는 x, y, z에 대하여 완전 우성이다.)

교배	*XxYyZz* × *xxyyzz*	
	표현형	개체수
자손	XYZ	122
	xyz	119
	XYz	117
	xyZ	122
	xYZ	31
	Xyz	28
	XyZ	29
	xYz	32
총 개체수		600

위의 실험 결과에 관한 설명이나 분석으로 옳은 것을 〈보기〉에서 모두 고른 것은?

<보 기>
ㄱ. X와 Y 유전자의 교차율은 20%이다.
ㄴ. 염색체 상의 세 유전자의 순서는 Y-X-Z 또는 Z-X-Y이다.
ㄷ. XXZZ와 xxzz 개체를 교배하여 얻은 자손에서 부모의 생식세포 유전자형과 다른 생식세포가 나올 수 있는 확률은 50%이다.

① ㄱ   ② ㄴ   ③ ㄷ
④ ㄱ, ㄴ   ⑤ ㄱ, ㄷ

 두 유전자간의 관계를 보아야 한다. 따라서 X와 Y의 관계를 살펴보면, 위 검정교배의 결과 생식세포의 비를 나타내주는 표현형은 XY:Xy:xY:xy=239:57:63:241 이다. 그러므로 XY간의 교차율은 20%임을 알 수 있다. 같은 방식으로 YZ, XZ의 표현형을 비교해보면 각각 교차율이 50%임을 알 수 있다. 이는 X와 Y유전자는 같은 염색체상에 있으나 Z유전자는 다른 염색체 상에 있음을 알 수 있다.

203 같은 부모로부터 태어나는 자손의 유전적 다양성은 부모의 염색체의 무작위적 조합(random assortment)의 결과 생길 수 있는 다양성보다 훨씬 크다. 이러한 유전적 다양성은 제공할 수 있는 세포분열은 어느 것인가?

① 제1감수분열   ② 체세포분열   ③ 줄기세포분열
④ 난할   ⑤ 제2감수분열

 제1감수분열 전기에는 교차가 일어난다. 이는 상동염색체간에 염색체의 일부를 서로 바꾸어 갖는 것을 의미하며, 이러한 교차에 의하여 같은 부모로부터 만들어진 생식세포에 존재하는 염색체라 하더라도 각기 다른 유전자의 조성을 가질 수 있다.

204 푸른 꽃(BB)을 피우고 긴 화분(LL)을 만드는 완두와 붉은 꽃(bb)를 피우고 짧은 화분(ll)을 만드는 완두를 교배하면 푸른 꽃과 긴 화분의 자손을 얻게 된다. 멘델의 방법으로 이형접합자 F1을 열성 어버이와 교배하면 표현형의 비, 즉 푸른 꽃, 긴 화분 : 푸른 꽃, 짧은 화분 : 붉은 꽃, 긴 화분 : 붉은 꽃, 짧은 화분의 비가 7:1:1:7로 나왔다. 이 유전현상을 잘 나타내 주는 것은?

① 독립의 법칙(independent assortment)
② 연관(linkage)
③ 공동우성(codominance)
④ 불완전우성(partial dominance)
⑤ 다인자유전(polygenic inheritance)

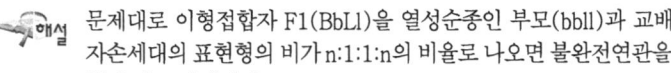 문제대로 이형접합자 F1(BbLl)을 열성순종인 부모(bbll)과 교배하는 것은 검정교배이다. 검정교배의 결과 자손세대의 표현형의 비가 n:1:1:n의 비율로 나오면 불완전연관을 의미한다. 독립의 경우에는 1:1:1:1의 표현형의 비로 나타난다.

205 유전자 A와 B는 연관되어 있고 두 유전자 사이의 교차율이 40%였다고 한다면 F1(AaBb)의 생식 세포의 비율(AB : Ab : aB : ab)은 얼마인가?

① 9 : 3 : 3 : 1   ② 1 : 1 : 1 : 1   ③ 4 : 1 : 1 : 4
④ 3 : 2 : 2 : 3   ⑤ 2 : 1 : 1 : 2

 교차율이 0~50% 사이이면 불완전연관이다. 불완전연관은 멘델의 유전법칙을 따르지 않는다. 교차율 = (교차에 의해 생긴 개체 수/F1의 검정교배로 생긴 총 개체 수) X 100 이다. 교차율이 40%이므로 교차에 의해 생긴 개체 수/F1의 검정교배로 생긴 총 개체 수 = 4/10이다. 교차에 의해 생긴 개체 수의 비율은 4가 되고 F1의 검정교배로 생긴 총 개체 수의 비율은 10이 된다. 교차된 Ab와 aB의 비율은 같으므로 2 : 2가 되고 나머지 AB와 ab는 교차에 의해 생긴 개체 수를 뺀 6에서 나뉘어져서 3 : 3 이 된다. 즉, AB : Ab : aB : ab = 3 : 2 : 2 : 3 가 된다.

206 어떤 식물의 색소가 다음과 같은 생합성 경로를 거쳐 만들어진다고 하자.
〔흰색의 1번 화합물 → 녹색의 2번 화합물 → 적색의 3번 화합물, 단 첫 번째 반응은 A 유전자의 산물인 A효소에 의해 매개되고 두 번째 반응은 B 유전자의 산물인 B 효소에 의해 매개됨〕
적색의 AaBb를 자가 수정하여 얻은 자손이 적색 : 녹색 : 흰색으로 분리되는 비율은? 단 A 유전자와 B 유전자는 연관되어 있지 않다.

① 9 : 3 : 4 ② 9 : 4 : 3 ③ 9 : 0 : 7 ④ 12 : 3 : 1

해설 AB : Ab : aB : ab = 9 : 3 : 3 : 1이다. aB는 B 유전자가 발현하더라도 a 유전자가 발현하지 않으므로 흰색이 된다. AB는 적색, Ab는 녹색, aB는 흰색, ab는 흰색이므로 적색 : 녹색 : 흰색 = 9 : 3 : 4가 된다.

207 다음 그림과 같은 생식모세포(2n)에서 만들어질 수 있는 생식 세포의 종류는? (단, A–B 사이의 교차율은 20%)

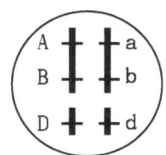

① 2종류 ② 4종류 ③ 8종류
④ 16종류 ⑤ 32종류

해설 교차율이 20%라는 것은 불완전연관임을 나타낸다. 따라서 생식세포는 ABD, ABd, abD, abd, AbD, Abd, aBD, aBd의 8종류가 생긴다.

집단유전학

208 다음은 유전자 풀(gene pool)에 대한 설명이다. 올바른 내용은?

① 유전자 풀은 절대 변하지 않는다.
② 유전자 풀은 동물에만 있다.
③ 한 집단 내의 일부 유전자를 말한다.
④ 한 집단 내의 전체 유전자를 말한다.

해설 유전자 풀은 특정 시기에 한 종에 속하는 전체 집단이 갖는 유전자의 집합을 말한다.

209 개체군에서 하디-바인베르크의 법칙이 적용되기 위한 멘델 집단에 해당하지 않는 것은?

① 집단의 크기와는 관계가 없다.
② 집단 간 개체의 이입이나 이출은 없다.
③ 집단 내에서 자유롭게 교배가 일어난다.
④ 특정한 대립 유전자에 대해 자연 선택이 작용하지 않는다.

해설 하디-바인베르크의 법칙에 의해서는 우성대립인자의 빈도와 열성대립인자의 빈도의 합은 1이다. 이러한 법칙에 해당하려면 교배가 무작위적일 것, 돌연변이가 일어나지 않을 것, 이입과 이출이 없을 것, 유전자는 독립일 것, 표본 집단이 매우 클 것, 자연 선택이 작용하지 않아야 한다.

210 우성대립인자의 빈도를 p라고하고 열성대립인자의 빈도를 q라고 할 때 $p + q = 1$, $(p + q)^2 = 1$이라는 Hardy-Weinberg rule이 성립한다. 페닐케톤뇨증은 열성으로 유전되는 유전병으로 인구 만 명당 1명꼴로 태어난다고 한다. 열성대립인자를 하나만 가지고 있는 페닐케톤뇨증의 보인자(이형접합자)는 만 명 당 몇 명 정도일까?

① 2　　　　　② 20　　　　　③ 200　　　　　④ 2000

해설 Hardy-Weinberg rule에 따르면 $(p + q)^2 = p^2 + 2pq + q^2 = 1$ 이다. 페닐케톤뇨증의 열성 유전병은 1/10000이므로 q^2은 1/10000이다. q는 1/100이 되므로 p는 99/100이다. 보인자는 2pq이므로 2pq = 2 * 99/100 * 1/100 = 198/10000이 된다. 그러므로 보인자는 만 명당 200명 정도가 된다.

211 사슴생쥐의 Orb 유전자는 X 염색체에 연관되어 있으며, Orb⁺는 오리발의 형태를 나타내게 하는 우성 대립유전자이다. 하디-와인버그(Hardy-Weinberg) 평형을 이루고 있는 집단에서 대립 유전자 Orb⁺와 Orb⁻의 빈도는 각각 0.2와 0.8이다. 이 집단에서 암수의 비가 1 : 1로 유지된다고 가정할 때, 오리발을 가지는 개체의 비율은?

① 0.18   ② 0.24   ③ 0.28   ④ 0.32   ⑤ 0.36

 X염색체 상에 있는 유전자이므로 암컷과 수컷을 나누어서 살펴보아야한다. 수컷의 경우 X염색체가 하나이므로 0.2의 확률로 Orb⁺가 되지만 암컷의 경우 0.36(0.2*0.2 + 2*0.2*0.8)의 확률로 Orb⁺의 표현형을 보인다. 암수의 비가 1:1이므로 0.28의 확률로 Orb⁺의 오리발형태를 가진다.

212 혈액응고인자 VIII의 유전자는 X 염색체에 존재한다. 한국인의 경우 혈액응고인자 VIII의 정상유전자의 대립인자 빈도가 0.99이고 혈우병의 원인이 되는 열성 돌연변이 유전자의 대립인자 빈도가 0.01이라고 한다면 한국인의 몇%가 혈우병 환자일까? 단 한국인 남녀의 성비는 1:1로 본다.

① 1.01%   ② 0.505%   ③ 1.99%   ④ 1.495%

 여자 혈우병 환자인 X'X' = 0.01 * 0.01 = 0.0001, 남자 혈우병 환자는 X'Y = 0.01의 빈도가 나타난다. 남녀의 성비가 1 : 1이므로 여자 100명당 혈우병 환자는 0.01명이고 남자 100명당 혈우병 환자는 1명이 된다. 그러므로 전체 200명 당 혈우병 환자는 1.01명이 되므로 1.01/200 * 100 = 0.505% 가 된다. 단, 여성의 경우에는 X'X'의 경우 사망한다.

213 남자가 20명 중 한 인간이 적록색맹이라고 하면 이론적으로 여자는 몇 명 중 한 인간이 색맹이겠는가?

① 100명 중 한 인간   ② 200명 중 한 인간   ③ 300명 중 한 인간
④ 400명 중 한 인간   ⑤ 500명 중 한 인간

남자 색맹(X'Y)의 X' 빈도 = $\frac{1}{20}$ 이므로, 여자 색맹(X'X') = $\left(\frac{1}{20}\right)^2 = \frac{1}{400}$

유전물질의 발견

214 다음 중 Hershey와 Chase가 박테리오 파아지와 동위원소를 사용한 실험에서 밝힌 사실로 가장 옳은 것은?

① DNA로부터 만들어진 단백질이 세포의 활동을 관장 한다.
② 방사선 동위원소의 세포내 이동경로.
③ 박테리오 파아지에 의한 박테리아세포의 감염경로.
④ 유전정보를 옮기는 물질은 단백질이 아니고 DNA 이다.
⑤ 병원성 폐렴 박테리아로의 변형은 형질전환요소에 의한 것이다.

해설 동위원소를 사용하여 P(인/DNA 구성원소)과 S(황/단백질 구성원소)을 각각 표지하여 박테리오 파아지에 감염시킨 후 증식시킨다. 이렇게 증식된 파아지의 내부에 P가 검출된 것으로 보아 유전정보를 옮기는 물질은 DNA라는 것을 확인하였다.

215 다음 중 인간의 유전물질이 DNA라는 사실을 증명한 실험이 아닌 것은?

① Griffith의 쥐를 이용한 폐렴쌍구균 실험
② Avery와 McCarty등의 폐렴쌍구균의 DNA 분해효소 처리 실험
③ Hershey와 Chase의 대장균 파지 T4 실험
④ Meselson과 Stahl의 방사성 질소를 이용한 대장균 실험

해설 Meselson과 Stahl의 실험은 DNA 반보존적인 복제임을 증명하는 실험이다.

216 다음은 각 종의 DNA 용해점(Tm)을 나타낸다. GC함량이 가장 높은 것은?

① 69℃   ② 72℃   ③ 73℃   ④ 84 ℃

해설 GC 함량이 높을수록 DNA 용해점이 높아진다.

217 어떤 이중가닥 DNA조각의 구아닌(G) 함량이 28%일 때, 나머지 염기 함량이 올바르게 표시된 것은?

① A : 44%   ② C : 22%   ③ T : 22%   ④ A : 28%

해설 G와 C의 비율은 동일하고 A와 T의 비율도 동일하다. G가 28%이므로 C도 28%가 되고 A와 T의 비율의 합은 44%가 되므로 A와 T 각각은 22%가 된다.

218 두개의 연이은 nucleotide가 지그재그 모양으로 왼쪽으로 꼬인 좌선형 이중나선 DNA는?

① A DNA   ② Z DNA   ③ H DNA   ④ B DNA

해설 Z form DNA는 좌선 이중나선 DNA이다.

219 핵산에 대한 설명 중 옳지 않은 것은?

① RNA는 DNA와는 달리 5탄당에 2'의 산소가 있다.
② RNA는 DNA와 달리 염기-염기간의 수소결합을 형성할 수 없다.
③ RNA는 염기의 종류가 A, U, C, G로 DNA와 다르다.
④ DNA는 이중나선의 구조를 이룰 때 샤가프의 법칙을 만족하여 A와 G의 합은 C와 T의 합과 같다.
⑤ DNA는 인산이 외부로 노출되어 있어 음전하를 띤다.

해설 RNA도 상보적인 염기들과 서로 결합하여 2차 구조를 갖는다.

220 DNA에 관한 설명 중 잘못된 것은?

① DNA 복제는 보존적이다.
② DNA의 양가닥은 서로 상보적이며 역방향이다.
③ DNA 합성에 관여하는 효소는 DNA polymerase이다.
④ 합성방향은 5' 말단에서 3' 말단으로 향한다.
⑤ 답 없음

221 2003년은 왓슨 크릭이 DNA 구조를 밝힌지 50주년 되는 해이다. 다음의 왓슨-크릭 DNA 구조에 대한 설명 중 틀린 것은?

① 퓨린과 피리미딘이 서로 마주보고 있다.
② 나선과 나선 사이에 파인 홈의 거리는 한가지로서 일정하다.
③ 나선의 두 가닥은 서로 반대방향으로 배열되어 있다.
④ 인산은 나선의 바깥 부분에 노출되어 있다.
⑤ 나선의 1회전 속에 약 10쌍의 뉴클레오티드가 존재한다.

> 해설) 왓슨 크릭의 DNA구조는 두 가지 종류의 홈(major groove와 minor groove)이 교대로 반복되어 나타나는 비교적 규칙적인 구조로 이루어져 있으며 두 가지 형태의 홈은 그 거리와 깊이가 다른 홈의 구조를 보인다.

222 유전물질에 대한 다음 설명 중 맞는 것은?

① DNA에 관계없이 염기의 절반은 퓨린이고 다른 절반은 피리미딘이다.
② 인간의 genome을 구성하는 염기의 수가 모든 생물체에서 가장 많다.
③ RNA와 DNA의 차이는 리보오스의 4′ 탄소에 있는 −OH기에 기인한다.
④ DNA와 RNA의 3′ 말단은 인산으로 끝난다.
⑤ DNA는 RNA에 비해 보다 복잡한 2차, 3차 구조를 지닌다.

223 인간 게놈의 전체 염기서열에서 생리학적 기능이 불분명한 폐품(junk) DNA 의 비율이 대부분을 차지하는 것으로 알려져 있다. 이들 부위의 생리학적 기능을 추정할 때 다음 중 옳지 않은 것은?

① 단백질 발현의 조절부위로서 기능할 것이다
② RNA splicing 에 관여할 것이다
③ 조절기능을 지닌 작은 RNA를 만들 것이다
④ 새로운 진화가 가능한 유전적 공간을 제공할 것이다

> 해설) 생리적 기능이 불분명한 DNNA도 직접적으로 참여는 하지 않지만 단백질 발현의 조절에도 관여할 것이고 splicing 과정에도 참여할 것이다.

224 DNA의 염기조성에 대한 설명 중 틀린 것은 어느 것인가?

① 염기의 조성은 종(species)에 따라 다르다.
② 같은 생물종이라도 서로 다른 조직의 DNA염기조성은 다르다.
③ 모든 DNA에서 A/T, G/C의 몰비(molar ratio)는 항상 1 이어서 A+G = C+T이다.
④ DNA의 염기간의 결합은 수소결합이다.

 염기의 조성은 종에 따라 다르다.

효소

225 다음의 효소에 관한 설명으로서 옳지 않은 것은?

① 특정 효소는 한 종류의 기질에만 작용한다.
② 기질은 효소의 활성부위에 결합된다.
③ 조효소는 효소의 기질에 작용하여 활성화 에너지를 낮춘다.
④ 효소의 기질과 구조가 비슷한 물질은 효소의 작용을 비경쟁적으로 억제할 수 있다.

> 해설) 효소의 억제 과정에는 경쟁적 억제와 비경쟁적 억제가 있다. 경쟁적 억제는 효소의 기질과 유사한 다른 물질에 의해 서로 경쟁적으로 효소의 활성부위에 결합하여 효소를 작용을 억제하는 것이다. 비경쟁적 억제는 효소의 기질과 전혀 다른 물질이 효소의 다른 부위에 결합하여 효소의 구조를 변화하여 기질이 결합하지 못하게 하는 것이다.

226 다음 보기는 효소를 설명한 내용이다. 바르게 된 것은?

> A. 반응 전후에 효소 자신은 변하지 않는다.
> B. 하나의 효소는 특정한 기질에만 작용한다.
> C. 효소는 온도와 pH의 영향을 받는다.
> D. 세포 내에서 생성된다.
> E. 주성분은 탄수화물이며 조효소는 단백질이다.

① A
② A, B
③ A, B, C
④ A, B, C, D
⑤ A, B, C, D, E

> 해설) 효소의 주성분은 단백질이다.

227 효소의 성질을 설명한 것 중 틀린 것은?

① 효소는 선택적으로 특정 기질에만 작용한다.
② 효소 작용에는 적정 pH가 있다.
③ 효소 작용에는 적정 온도가 있다.
④ 효소 반응 속도는 효소 농도에 비례한다.
⑤ 효소 반응 속도는 어느 범위까지 기질 농도에 반비례한다.

228 다음의 소화효소 중 알칼리성 pH에서 소화 작용을 발휘하지 못하는 것은?

① trypsin ② 췌장 amylase ③ pepsin ④ 췌장 lipase

해설 위에서 분비되는 소화효소로 산성에서 그 활성이 높다.

229 어떤 생합성경로의 최종산물은 피이드백 억제를 통해 자신의 생성을 억제한다. 이 때 최종산물은 어디에 결합하여 피이드백 억제를 일으키는가?

① 알로스테릭효소의 active site
② 알로스테릭효소의 allosteric site
③ 알로스테릭효소의 기질
④ 알로스테릭효소의 경쟁적억제제

해설 allosteric site에 어떤 기질이 결합하게 되어 active site가 변화하게 되어 결합이 증가될 수도 있고 억제될 수도 있다.

230 다음 중 효소의 경쟁적 저해작용(competitive inhibition)을 설명한 것으로 옳은 것은?

① 저해제가 효소의 조절부위에 결합하여 효소의 활성을 저해한다.
② 기질을 다량으로 첨가시키면 저해가 경감된다.
③ 가역적 억제기작만 일으킨다.
④ 효소의 입체구조의 변형을 초래하여 효소의 활성을 저해한다.

해설 효소의 경쟁적 억제는 효소의 기질과 유사한 다른 물질에 의해 서로 경쟁적으로 효소의 활성부위에 결합하여 효소를 작용을 억제하는 것이다.

231 다음 중 효소의 기능에 대한 설명으로 옳지 않은 것은?

① 화학 반응의 속도를 변화시킨다.
② 기질과 산물간의 자유에너지 차를 변화시켜 화학반응을 촉진시킨다.
③ 효소의 특이성은 단백질의 3차 구조에 기인한다.
④ 효소 반응 시 적절한 염농도는 효소 구조를 안정화시키지만 너무 높으면 효소를 변형시킨다.
⑤ 알로스테릭(allosteric) 효소는 활성제와 억제제가 결합할 수 있는 부위를 모두 갖다.

232 효소억제기작(enzyme-inhibiting mechanism) 가운데 비경쟁적 억제(noncompetitive inhibition)를 가장 올바르게 설명한 것은?

① 기질과 유사한 물질이 효소의 활성자리를 채움
② 효소의 알로스테릭(allosteric) 자리를 파괴함
③ 효소의 모양을 변화시켜 활성자리가 기능할 수 없도록 함
④ 기질과 결합하여 반응이 일어나지 않도록 함
⑤ 기질을 분해하여 반응이 일어나지 않도록 함

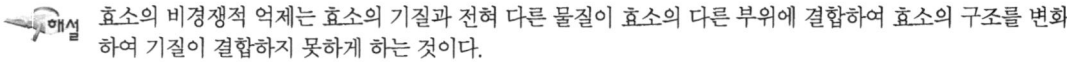
효소의 비경쟁적 억제는 효소의 기질과 전혀 다른 물질이 효소의 다른 부위에 결합하여 효소의 구조를 변화하여 기질이 결합하지 못하게 하는 것이다.

233 기질의 농도변화에 따른 활성도를 분석하고자 하였다. 또한 이 효소의 저해를 통한 제약을 만들기 위해 저해제를 개발하였다. 저해제는 총 2 종류였으며, 이들 저해제를 처리하자 효소의 활성도도 변하였다. 이에 대한 설명으로 옳은 것은?

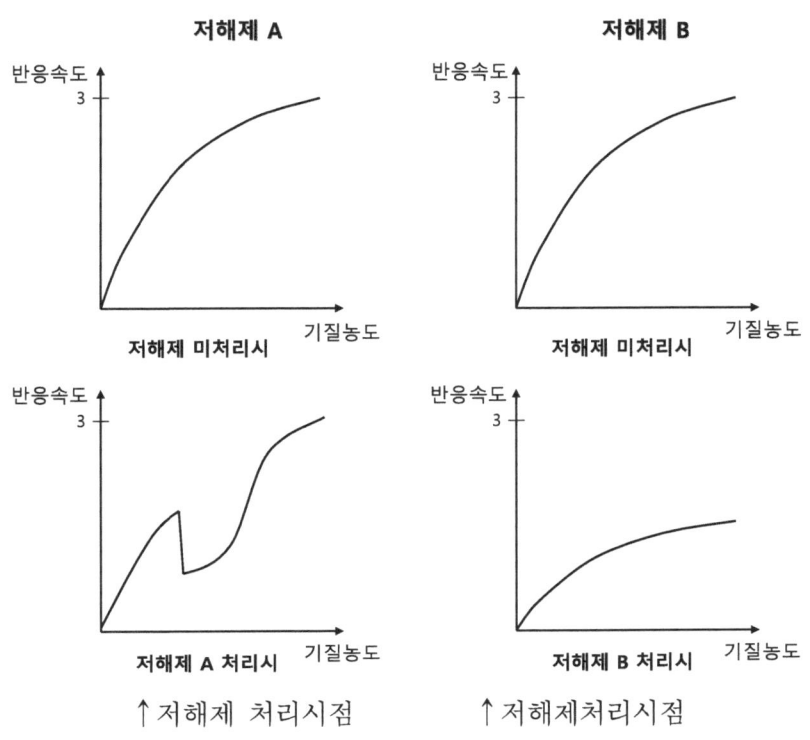

① 저해제 A는 효소에 결합 시 기질과 다른 자리에 결합하는 저해제이다.
② 저해제 A를 처리하면 Vmax의 값이 달라졌다.
③ 저해제 B는 효소와 결합하지 않는다.
④ 저해제 B의 효소에 결합 시 기질과 다른 자리에 결합하는 저해제이다.
⑤ 저해제 B는 효소와 같은 자리에 결합하는 저해제이다.

해설   항생제를 처리했을 때 기질의 농도와 연관되어 항생제의 특성을 파악할 수 있는데, 기질이 효소와 결합하는 부위인 활성부위에 경쟁적으로 결합하는 경쟁적억제제의 경우 기질의 농도가 올라가게 되면 효소는 반응속도의 최대값(활성도; Vmax)를 다시 회복하고, 효소와 억제제의 결합력이 변화하므로 Km값은 변화하게 된다. 반면에 활성부위에 결합하지 않고 조절부위에 결합하는 비경쟁적억제제의 경우 기질의 농도와는 상관없이(효소의 다른 부위에 결합하므로) Vmax값은 떨어지고, 효소와 억제제의 결합력이 유지되므로 Km값은 그대로 유지되게 된다.

234 효소에 관한 다음의 설명 중 틀린 것은?

> 가. 모든 효소는 단백질로 구성되어 있다.
> 나. 효소는 활성화 에너지를 낮추어 준다.
> 다. 어떤 효소는 Fe^{2+}, Mg^{2+} 등과 같은 무기이온을 필요로 한다.
> 라. 효소는 반응의 평형에 영향을 미친다.
> 마. 효소의 활성은 pH에 의해 영향을 받지 않는다.

① 가, 나, 다, 라, 마　　② 가, 라, 마　　③ 나, 라, 마
④ 나, 다, 라, 마　　⑤ 가, 다, 라, 마

235 효소의 특징이 아닌 것은?

① 효소는 자유에너지 변화($\triangle G$)에 영향을 주지 않는다.
② 효소는 반응의 평형농도를 변화시킨다.
③ RNA도 효소가 될 수 있다.
④ 각 효소는 특정한 기질과 반응한다.
⑤ 효소를 이용하는 반응은 효소 없이 반응하는 것보다 낮은 활성화 에너지를 필요로 한다.

　해설　효소는 반응속도를 변화시킬 뿐 반응의 평형농도는 변화시키지 못한다. ③번의 효소로서 작용할 수 있는 RNA를 리보자임이라 한다.

236 다음 중 설명이 옳지 못한 것은?

① 효소는 생체 내 화학반응의 촉매로서 역할을 한다.
② 활성부위(active site)는 경쟁적 억제제가 결합하는 부위가 될 수 있다.
③ 기질이란 효소와 반응하는 반응물이다.
④ 알로스테릭 효소란 억제제와 활성제에 의해 양방향 조절이 가능한 효소이다.
⑤ 보조인자란 생체 내 화학반응 후에 변화되어 지속적인 보충이 필요하다.

　해설　보조인자의 양은 변하지 않는다.

237 효소 반응에 있어서 반응 억제제의 기능이 잘못 설명되어 있는 것은?

① 반응 억제제로는 경쟁적 억제제와 비경쟁적 억제제가 있다.
② 반응 억제제의 형태와 무관하게 반응 억제제와 효소의 결합 정도에 따라 가역성 또는 비가역성이 결정된다.
③ 반응 억제제가 효소와 공유결합을 할 경우 이는 가역적 억제제이다.
④ 경쟁적 억제제는 기질결합부위에 결합함으로써 효소 반응을 억제한다.
⑤ 비경쟁적 억제제는 기질결합부위 이외의 자리에 결합함으로써 효소 반응을 억제한다.

> 해설 반응 억제제와 효소가 공유결합한 경우 비가역적 억제가 일어난다. 가역적 억제는 수소결합이나 이온결합 등을 통해 이루어진다.

238 다음 중 효소의 반응 속도에 영향을 주는 요소는?

| 가. pH | 나. 기질 농도 | 다. 온도 | 라. 효소의 크기 | 마. 이온 강도 |

① 가, 나, 다   ② 가, 나, 마   ③ 다, 라   ④ 가, 나, 다, 마

239 효소의 반응속도에 영향을 주지 않는 것은?

① 기질의 농도   ② pH   ③ 온도
④ salt 농도   ⑤ ATP

> 해설 모든 효소는 적당한 염 조건이 필요한데 염 조건 또한 효소의 입체구조에 영향을 미친다.

DNA 복제

240 생체시계로 작용하는 텔로미어(telomere)에 대한 다음 설명 중 틀린 것은?

① telomere는 염색체 끝에 존재하며 6개의 염기서열의 반복으로 이루어져 있다.
② 암세포는 telomere를 분해하는 효소인 telomerase가 없어서 telomere의 길이가 짧아진다.
③ telomerase를 이용하면 세포노화를 억제할 수 있다.
④ 정자생산세포와 혈액세포는 telomerase를 생산한다.

> 해설 죽지 않고 이상 증식되는 세포를 암세포라고 부르며 암세포에는 telomerase가 활성화되어 telomere가 줄어들지 않는다.

241 DNA 복제과정에 대한 설명이다. 바르게 설명된 것을 고르시오.

> 가. DNA 복제는 위성질체 효소 (topoisomerase)가 염기쌍을 연결하는 수소결합을 깨면서 시작한다.
> 나. DNA 중합효소는 교정 능력이 있어 잘못 결합된 염기들을 자르고 정확한 염기를 붙인다.
> 다. RNA primer에 DNA 중합효소가 붙어 어버이 가닥에 노출된 염기에 상보적인 DNA뉴클레오타이드들을 가져온다.

① 가, 나   ② 가, 다   ③ 나, 다   ④ 가, 나, 다

242 다음은 DNA복제에 대한 설명이다. 이 중 옳지 않은 것은?

① 이중나선의 사슬이 풀릴 때 DNA의 뒤틀림을 방지하는 것은 기라아제(gyrase)이다.
② DNA중합효소는 3'에서 5' 방향으로 새로운 DNA사슬을 복제한다.
③ DNA 복제가 시작되는 지점은 복제원점으로 복제를 시작하도록 하는 것은 프리마아제에 의해 합성된 짧은 RNA절편인 프라이머이다.
④ 풀린 주형 DNA로부터 합성되는 새로운 DNA사슬은 양방향으로 진행된다.
⑤ 불연속복제가닥에서 중요하게 작용하는 효소들은 프리마아제, 리가아제, 텔로머라제이다.

243 원핵생물 DNA 중합효소에 관한 설명 중 틀린 것은?

① 대다수 DNA 중합효소는 5'→3' 방향으로 염기를 연결하는 활성을 가지고 있다.
② DNA 중합효소는 복제과정 중 잘못된 염기결합에 의해 삽입된 염기를 제거하는 교정 기능을 갖는 3'→5' exonuclease의 활성을 갖는다.
③ 일부 DNA 중합효소는 5'→3' exonuclease의 활성을 갖는다.
④ 일부 DNA 중합효소는 3'→5' 방향으로 염기를 연결하는 활성을 갖는다.

해설 DNA의 합성 방향은 5'에서 3'이다.

244 DNA 복제 개시점 (replication origin)에 관한 설명 중 틀린 것은?

① 세균의 원형 염색체에는 보통 단 1 개의 복제 개시점이 존재한다.
② 동·식물 세포의 직선형 염색체에는 복수의 복제 개시점이 존재한다.
③ 복제 개시점 지역에는 염색체 상의 여타 DNA지역에 비해 GC 염기쌍의 빈도수가 높다.
④ DNA 복제는 복제 개시점으로부터 개시되어 양방향으로 진행된다.

해설 DNA가 복제되려면 우선 풀려야 하는데 GC 염기쌍 빈도가 높으면 풀리기가 힘들다.

245 새로운 DNA를 합성하기 위해 사용되는 시발체(primer)는 무엇으로 이루어져 있는가?

① RNA   ② DNA   ③ 오카자키 단편   ④ 구조단백질

246 만일 DNA 한쪽 가닥의 염기가 다음과 같다면 상응하는 가닥의 염기서열은?

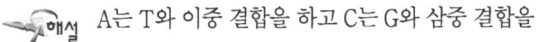

---5-GTCATGAC-3---

① 3-GTCATGAC-5   ② 3-CAGTACTG-5
③ 3-GUCAUGAC-5   ④ 3-CTGTACTG-5

해설 A는 T와 이중 결합을 하고 C는 G와 삼중 결합을 한다.

247 DNA 복제 과정에 작용하는 효소에 대한 다음 설명 중 틀린 것은?

① helicase는 DNA 두가닥의 염기쌍 사이의 수소결합을 끊는다.
② primase는 주형 DNA와 상보적인 RNA 시발자를 만든다.
③ restriction enzyme은 복제하는 동안 잘못 삽입된 염기를 잘라낸다.
④ ligase는 불연속적으로 형성된 오카자키 절편들을 연결시킨다.

> **해설** 복제하는 동안 잘못된 염기를 잘라주는 역할을 하는 것은 DNA 중합효소Ⅲ이다. DNA 중합효소Ⅲ는 DNA 복제에 관여하는 큰 복합체 단백질이다. DNA중합을 하며 실수로 잘못 들어간 뉴클레오티드를 제거할 수 있는 3´→5´ 엑소뉴클레아제(exonuclease) 기능을 가지고 있다.

248 진핵 세포의 DNA 복제에 대한 설명으로 옳지 않은 것은?

① DNA 합성이 5' 에서 3' 방향으로 진행되는 것은 DNA 중합효소(polymerase)가 오직 자유 3'-OH (free 3'-OH) 말단에 새로운 뉴클레오티드를 결합시키기 때문이다.
② DNA 복제과정 중에 합성되는 두 개의 딸가닥(daughter strand) 중 한 가닥은 오카자키 절편(Okazaki fragment)들로 구성된다.
③ 프라이머는 RNA로 구성되어 있다.
④ 복제가 완결된 이중나선 DNA 분자의 두 가닥 중에 한 가닥은 새롭게 합성된 것이다.
⑤ DNA 중합효소 I의 3' → 5' 말단핵산분해효소(exonuclease)가 활성도를 잃으면 오카자키 절편을 합성할 수 없다.

> **해설** DNA 중합효소는 크게 3가지로 나눌 수 있는데, 그 중에서 DNA 중합효소 I과 DNA 중합효소 III이 DNA 복제에서 중요한 역할을 담당하고 있다. DNA 중합효소 III은 복제를 하는 주 효소이고, DNA 중합효소 I은 5' → 3'방향의 말단핵산분해효소(exonuclease)가 활성도를 이용하여 RNA 프라이머를 제거하고, 5' → 3' 방향의 중합 능력을 이용하여 오카자키 절편에서 RNA를 제거된 부분의 DNA를 이어주는 역할을 하고 있다. 따라서 DNA 중합효소 I은 3' → 5' 말단핵산분해효소(exonuclease) 활성도를 가지고 있기는 하지만 이 능력을 잃는다고 하더라도 복제과정에서 오카자키 절편을 합성하는 데는 문제가 없다.

249 다음 대장균 단백질들을 DNA 복제 과정 (지연가닥, lagging strand)에 작용하는 순서대로 나열하시오.

1. DNA polymerase I	2. DNA polymerase III
3. DNA helicase	4. DNA ligase
5. Primase	6. Dna A protein

① 3, 5, 6, 1, 2, 4
② 6, 5, 1, 3, 2, 4
③ 6, 3, 5, 2, 1, 4
④ 3, 5, 1, 2, 4, 6

250 DNA 복제에 대한 설명이다. 잘못된 것은?

① 뉴클레오티드 3인산(dNTP)으로부터 2개의 인산이 분리되면서 두 뉴클레오티드의 공유결합이 형성된다.
② 이중나선의 사슬이 풀릴 때 DNA 뒤틀림을 방지하는 것은 기라아제(gyrase)이다.
③ DNA 복제가 시작되도록 하는 짧은 절편을 프라이머라 한다.
④ DNA 중합효소는 5'에서 3' 방향으로 새로운 사슬을 복제한다.
⑤ 풀린 주형 DNA로부터 합성되는 새로운 DNA 사슬은 항상 연속적으로 복제된다.

해설 복제되는 DNA는 연속복제가닥과 불연속복제가닥으로 구분된다. 특히, 불연속복제가닥은 Okazaki 절편이라 부르며, ligase에 의해 연결되어 긴 사슬이 된다.

전사

251 RNA 중합효소가 결합하는 부위로서 유전자의 전사 개시를 지정하는 곳을 무엇이라 하는가?

① 개시코돈　　② 인핸서　　③ 프로모터　　④ 사일랜서　　⑤ 인트론

　해설　RNA 중합효소는 프로모터 부위에 결합하여 전사가 진행된다.

252 세 개의 intron을 가진 pre-mRNA에는 (　)개의 exon이 존재한다.

① 1개　　　　② 2개　　　　③ 3개　　　　④ 4개

　해설　intron은 exon 사이에 존재한다.

253 진핵세포의 1차전사체(primary transcript)는 전사 후 공정과정(post-transcriptional processing)을 통해서 완전한 mRNA가 된다. 다음 〈보기〉 중 옳은 설명을 모두 고른 것은?

<보 기>

ㄱ. RNA의 5'-비번역부위(5'-untranslated region)는 다중아데닌화(polyadenylation)에 필요한 염기서열을 갖는다.
ㄴ. 스플라이소좀(spliceosome)의 구성 성분인 RNA는 스플라이싱(splicing) 과정에서 1차 전사체로부터 인트론을 제거하는 반응을 촉매한다.
ㄷ. RNA 분자의 3' 말단에 하나의 G 뉴클레오티드가 결합된다.
ㄹ. 아미노산 서열이 다른 단백질을 만들 수 있는 다양한 종류의 mRNA가 스플라이싱 과정을 통해 만들어진다.

① ㄱ, ㄷ　　② ㄴ, ㄹ　　③ ㄱ, ㄴ, ㄷ　　④ ㄱ, ㄴ, ㄹ　　⑤ ㄴ, ㄷ, ㄹ

　해설　1차 전사체는 전사가 일어났으나 전사 후 가공과정(5'-모자 씌우기, 3'-Poly A 꼬리붙이기, 스플라이싱)이 일어나지 않은 mRNA 전구체를 말한다. (ㄱ) 5' 지역에서는 메틸화된 구아닌 뉴클레오티드를 붙이는 모자 씌우기 기작이 일어난다. (ㄷ) 3' 지역에서는 Poly A 꼬리붙이기 기작이 일어난다.

254
다음의 histone 단백질에 대한 설명 중 가장 옳지 않은 것은?

① 분자량이 11000~21000 dalton 정도의 작은 단백질이다.
② H3 histone의 경우에 대부분의 진핵생물에서 아미노산 서열이 거의 동일하다.
③ 원핵생물에 존재하여 DNA를 안정화시킨다.
④ DNA와 이온 결합을 통하여 강력하게 결합하고 있다.
⑤ Arginine과 lysine과 같은 염기성 아미노산의 함량이 매우 높은 편이다.

해설 히스톤은 진핵생물에 존재한다.

255
진핵생물의 전사에 관한 설명 중 옳지 않은 것은?

① RNA 중합효소 I은 주로 rRNA의 큰 전구체를 합성한다.
② RNA 중합효소 II는 mRNA의 전구체인 hnRNA를 합성한다.
③ RNA 중합효소 III은 5s rRNA와 tRNA를 합성한다.
④ RNA 중합효소가 붙는 DNA 부위를 프로모터(promoter)라 한다.
⑤ 인핸서(enhancer)와 사일랜서(silencer)는 위치와 방향에 따라 전사에 영향을 미친다.

해설 emhancer 자체의 promoter 활성은 없으나 이것을 제거하거나 promoter와의 거리가 달라지면 전사의 효율이 떨어지나 방향과는 크게 영향이 없다.

256
다음 중 대장균의 DNA중합효소와 RNA중합효소에 대한 설명으로 옳지 않은 것을 모두 고른 것은?

> 가. DNA중합효소와 RNA중합효소의 사슬개시에는 primer가 필요하다.
> 나. 합성의 정확도는 RNA중합효소보다 DNA중합효소가 높다.
> 다. DNA중합효소와 RNA중합효소가 합성을 하며 전진하기 위해서는 헬리카아제의 작용이 필요하다.
> 라. DNA중합효소는 핵질에서 작용하지만, RNA중합효소는 세포질에서 작용한다.

① 가, 라 ② 나, 다 ③ 나, 라 ④ 가, 다, 라

해설 기본적으로 DNA 중합효소는 DNA를 주형으로 DNA를 만들어 내는 효소이고 RNA 중합효소는 DNA를 주형으로 RNA를 만들어 내는 효소로 전사과정에 필요하다. 같은 점은 합성 방향이 같고 차이점은 DNA 중합효소는 복제가 시작될 때 RNA 프라이머가 필요하지만 RNA 중합효소는 필요하지 않다. 또 DNA 중합효소는 한번 복제가 시작되면 염색체의 모든 부분을 복제하지만 RNA 중합효소는 염색질의 일부부만을 복제한다. 또 DNA 중합효소는 dNTP를 사용하지만 RNA 중합효소는 NTP를 사용한다.

257 진핵생물의 핵에서 전사된 hnRNA가 성숙된 mRNA로 변환되는 과정이 아닌 것은?

① Poly(A) tailing ② Capping ③ Methylation ④ Splicing

해설 methylation은 post-transcription 과정이므로 mRNA로 변환되는 과정하고는 직접적인 관련이 없다.

258 박테리아의 유전자 발현조절에서 활성화된 억제인자(repressor)가 결합하는 DNA 부위를 무엇이라 부르는가?

① 작동자 ② 인핸서 ③ 조절유전자
④ 프로모터 ⑤ 인트론

259 단백질 합성에 있어서 개시복합체의 구성성분이 아닌 것은?

① AUG ② mRNA ③ UGA ④ GTP ⑤ Met tRNA

260 그림은 세포 내에서 일어나는 어떤 유전자의 발현 양상을 모식도로 나타낸 것이다.

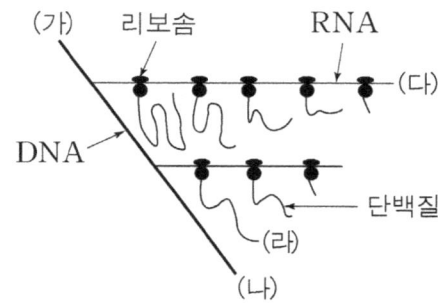

위와 같은 유전자 발현 양상에 대한 설명으로 옳은 것은?

① 위의 리보솜은 80S이다.
② 전사된 RNA의 (다) 지점은 3' 말단이다.
③ RNA 중합효소는 (가)에서 (나) 방향으로 전사를 진행한다.
④ 번역된 단백질의 (라) 말단은 카르복실(carboxyl) 말단이다.
⑤ 전사 주형으로 사용된 DNA 가닥의 (가) 지점은 5' 말단이다.

261 진핵세포에서는 세포핵 내에서 일련의 전사 후 변형 (post-transcriptional modification) 과정을 거쳐 mRNA가 성숙된다. 다음 보기 중 전사 후 변형되는 과정들로만 구성된 것은?

| 가. cap의 첨가 | 나. 탈 포밀화 | 다. poly A 첨가 |
| 라. peptide의 분리 | 마. splicing (가닥 맞추기) | |

① 가, 다, 마   ② 가, 나, 다   ③ 나, 라, 마   ④ 가, 라, 마   ⑤ 나, 다, 마

해설 post-transcription은 capping, poly A tailing, splicing 등이 일어난다.

262 mRNA의 5'말단에는 세 개의 인산이 붙어 있다. 100염기로 이루어진 mRNA는 몇 개의 인산이 있는가?

① 100   ② 102   ③ 103   ④ 104

해설 두 염기 사이에 인산기가 있으니까 100염기로 이루어진 mRNA에는 인산기가 99개가 있고 끝에 3개의 인산이 있으니까 총 102개의 인산기가 있다.

263 진핵세포의 유전자 발현과정에서 전사(transcription)를 마친 DNA 분자는 어떻게 되는가?

① 재활용될 수 있게 뉴클레오티드(nucleotide)로 분해된다.
② 리보솜(ribosome)으로 이동한다.
③ DNA 자신을 복제한다.
④ 원래의 구조로 되돌아간다.
⑤ mRNA와 결합하여 번역(translation)을 돕는다.

해설 RNA중합효소가 지나가면 풀린 DNA의 가닥은 다시 상보적으로 결합한다.

264 신체를 구성하는 모든 세포는 동일한 유전체(genome)를 가지고 있음에도 불구하고 조직에 따라 그 구조와 기능이 다를 수 있다. 다음 중 조직에 따라 세포의 구조와 기능이 달라지도록 하는 것은?

① tRNA   ② 골지체(Golgi complex)   ③ 발린(valine)
④ 리보솜(ribosome)   ⑤ mRNA

265 진핵생물의 mRNA에는 5'-구아닌 모자와 3'-poly A 꼬리가 첨가되어 있다. 이들의 기능과 관련이 있는 것은?

① 세포질에 존재하는 RNA 분해효소로부터 mRNA 보호
② mRNA가 분해되는 것을 촉진함
③ 리보좀이 mRNA로부터 이탈하도록 도움
④ RNA 중합효소의 결합을 촉진
⑤ tRNA의 안티코돈이 mRNA의 코돈을 인식하도록 도움

해설 capping과 poly A tailing은 post-transcription 과정이다. 이는 mRNA로 핵에서 세포질로 빠져나오게 되는데 세포질에 존재하는 RNase로부터 보호하기 위한 과정이다.

266 진핵세포에서 전사된 mRNA의 성숙과정에 대한 설명 중 틀린 것은?

① 성숙과정이 핵 내에서 일어난다
② intron이 splicing과정에서 제거된다
③ 5'말단에는 poly A tail이 첨가된다
④ Cap과 poly A tail은 translation(해독)이 잘 되게 한다

해설 poly A tailing은 3'말단에 poly A tail이 첨가하는 것이다.

267 유전자 발현과정을 조절하는 부위로 RNA 중합효소(polymerase)가 전사(transcription)를 시작하는 DNA의 특정 부위를 무엇이라고 하는가?

① 프로모터(promoter) ② 인핸서(enhancer)
③ 개시코돈(initiation codon) ④ 종결신호(terminater)

해설 RNA 중합효소는 프로모터 부위에 결합하여 전사가 진행된다.

268 다음 중 핵 내에서 전사가 일어날 때, 전구체 RNA로 만들어지는 DNA 또는 RNA 지역은?

① 인핸서　　② 인트론　　③ 사일랜서　　④ 전사인자　　⑤ 프로모터

> 해설　인트론을 가진 DNA에서 RNA가 만들어질 때까지는 인트론 부위도 존재한다. 이 RNA가 단백질 합성을 바탕으로 하는 mRNA가 될 때에는 splicing 과정을 통해 인트론부위가 제거된다.

269 전사에 대한 설명으로 옳지 않은 것은?

① RNA중합효소가 프로모터지역에 결합하여 DNA이중나선구조를 풀어 진행된다.
② RNA중합효소를 프로모터지역으로 불러오는 역할을 수행하는 단백질을 전사인자라고 한다.
③ mRNA는 RNA중합효소가 반주형사슬에 상보적인 뉴클레오티드를 합성함으로써 만들어진다.
④ 전사의 과정은 보통 RNA의 헤어핀 루프구조가 생성됨으로써 종결된다.
⑤ 원핵세포에서는 모자씌우기(5'-Capping), 꼬리붙이기(3'-Poly A tailing), RNA접합(Splicing)의 mRNA가공과정이 없다.

270 진핵세포와 원핵세포의 전사의 차이점에 대한 설명으로 옳지 않은 것은?

① 원핵세포에서는 전사와 번역이 동시에 일어난다.
② 진핵세포에서의 mRNA의 가공인 모자씌우기(5'-Capping), 꼬리붙이기(3'-Poly A tailing), RNA접합(Splicing)은 mRNA의 수명, 즉 안정성을 증대시킨다.
③ 진핵세포에서는 선택적 RNA접합(Alternative splicing)과정을 통해 하나의 유전자로부터 다양한 폴리펩티드를 만들 수 있다.
④ 진핵세포에서의 전사에서는 안정성을 위해 합성되는 mRNA가 DNA 주형사슬에 붙어 있다가 전사가 종결된 후 한꺼번에 떨어져서 분리된 후 가공된다.
⑤ 프로모터는 mRNA로 합성되지 않는다.

271 진핵세포의 유전자 안에서 단백질을 만드는 데 관여하지 않는 noncoding 영역은 어디인가?

① intron　　　　　② exon　　　　　③ nucleosome
④ oncogene　　　⑤ centromere

272 진핵세포에서 전사된 mRNA가 성숙되는 과정에 속하지 않는 것은?

① splicing ② capping ③ signal peptide 제거
④ polyA tailing ⑤ 답 없음

 진핵세포의 mRNA 전사 후 가공과정은 5′-구아닌 capping, 3′-poly A tailing, 그리고 인트론 제거과정인 splicing과정으로 구성된다. signal peptide는 특정 세포소기관으로 이동하는 단백질의 N-말단에 존재하는 아미노산들을 일컫는 것으로 단백질가공과정에서 제거된다.

273 많은 단백질은 번역 후 변형 과정(post-translational modification)을 거친다. 다음 중 이에 속하지 않는 것은?

① 스플라이싱 (splicing) ② 인산 (phosphate)의 첨가
③ 당 첨가 (glycosylation) ④ 신호 펩타이드 제거

 splicing은 post-transcription 과정에 속한다.

274 다음 중 RNA 합성과정을 설명한 것으로 틀린 것은?

① DNA 복제 시와 같은 RNA primer가 필요하다.
② 주형 DNA에 상보적인 리보시드 3-인산(riboside triphosphate)이 5′→3′방향으로 중합된다.
③ RNA 중합효소(RNA polymerase)에 의해 진행된다.
④ 합성되는 RNA 가닥의 5′말단은 3-인산뉴크레오티드(triphosphate nucleotide)의 구조를 나타낸다.

해설 RNA 중합효소를 이용한 RNA 합성과정에는 primer가 필요하지 않는다.

번역

275 단백질의 아미노산 순서를 결정하는 것은?

① 아미노산　　　　　② tRNA　　　　　③ rRNA
④ 효소　　　　　　　⑤ DNA의 염기순서

> 해설　단백질 합성 시 tRNA는 mRNA와 상보적인 anticodon을 가지고 있고 mRMA에 해당하는 아미노산을 가져다준다. mRNA는 DNA의 염기 순서와 동일하므로 아미노산 순서는 DNA 염기 순서에 의해 결정된다.

276 단백질의 번역(translation)에 관계되는 효소와 리보솜은 생쥐에서, tRNA는 토끼에서, 아미노산은 소에서, 그리고 mRNA는 돼지에서 각각 추출한 후 이들을 이용하여 시험관 내에서 단백질 합성 실험을 할 때, 이론적으로 가장 타당한 것은?

① 생쥐의 단백질이 합성된다.
② 토끼의 단백질이 합성된다.
③ 돼지의 단백질이 합성된다.
④ 소의 단백질이 합성된다.
⑤ 단백질이 전혀 합성되지 않는다.

> 해설　단백질의 생산의 유전정보에 따르므로 DNA나 mRNA를 제공한 주체를 찾으면 된다. 아미노산은 단백질을 만드는 재료일 뿐 단백질을 만들어가는 순서도를 제공하지는 못한다.

277 다음의 유전 암호 중 번역의 종결 암호가 아닌 것은?

① UAA　　　　　② UAC　　　　　③ UAG　　　　　④ UGA

> 해설　종결코돈 : UAA, UAG, UGA

278
다음의 mRNA로부터 합성되는 단백질은 몇 개의 아미노산으로 구성되는가?

> 5' – AAGGCAUGACUGUUCCAUAGGAU – 3 '

① 3개　　② 4개　　③ 5개　　④ 6개　　⑤ 7개

해설　개시코돈 : AUG , 종결코돈 : UAA, UAG, UGA

279
다음은 특정 단백질을 합성하는 mRNA의 염기서열을 나타낸 것이다. 만약 첫 번째 나오는 C가 G로 치환된다면 어떤 결과가 생기겠는가?

> 5'-AUGAGAUACCAUGGGCUAAUGUGAAAA-3'

① 아미노산이 치환되는 missense 돌연변이가 발생한다.
② 종결코돈이 생성되어 단백질 합성이 조기 종료되는 nonsense 돌연변이가 발생한다.
③ 아미노산에 전혀 변화가 없는 silent 돌연변이가 발생한다.
④ 코돈의 해독틀이 밀려 완전히 새로운 단백질이 합성된다.
⑤ 염색체 절편이 절단되는 결실돌연변이가 발생한다.

해설　5'-AUGAGA<u>UAG</u>CAUGGGCUAAUGUGAAAA-3'
　　　　　　　　↓
　　　　　　종결코돈

280
다음보기에 제시된 단백질 합성과정을 바른 순서로 나열한 것은?

> a. tRNA가 mRNA에 부착한다.　　b. mRNA가 리보솜에 부착한다.
> c. DNA에서 mRNA가 전사된다.　　d. 아미노산끼리 펩티드결합을 한다.

① a-b-c-d　　② c-b-a-d　　③ b-c-d-a　　④ c-a-b-d

281
DNA 복제과정에 관여하지 않는 것은?

① DNA Helicase　　② DNA Polymerase　　③ RNA Primer　　④ RNA Polymerase

282 유전자의 발현과정과 순서가 바르게 배열된 것은?

① DNA $\xrightarrow{해독}$ mRNA $\xrightarrow{전사}$ 단백질

② DNA $\xrightarrow{전사}$ mRNA $\xrightarrow{해독}$ 단백질

③ mRNA $\xrightarrow{해독}$ DNA $\xrightarrow{전사}$ 단백질

④ mRNA $\xrightarrow{전사}$ DNA $\xrightarrow{해독}$ 단백질

⑤ mRNA $\xrightarrow{해독}$ tRNA $\xrightarrow{전사}$ 단백질

해설 DNA는 전사(transcription) 과정을 거쳐 RNA가 만들어지고 이는 해독(translation) 과정을 거쳐 단백질(protein)이 만들어진다.

283 다음 중 tRNA에 관한 올바른 설명이 아닌 것은?

① 고리(loop) 구조와 같은 2차 구조를 가지고 있다.
② 단일 가닥 고리(loop)에 안티코돈(anticodon)이라고 하는 특별한 3염기 조를 가지고 있다.
③ 이중가닥 RNA이다.
④ 답 없음.

해설 tRNA는 단일가닥 RNA로 고리(loop) 구조를 형성하고 있다.

284 tRNA의 구조(structure)를 보면 아미노산(amino acid)이 결합되는 수용체가지(acceptor arm)는 A의 염기서열(sequence)를 갖는 B에 존재한다. A-B는?

① AGG-5'end   ② CCA-3'end   ③ CCA-5'end   ④ ACC-3'end   ⑤ ACC-5'end

285 다음 중 번역에 직접 참여하지 않는 것은?

① rRNA　　② tRNA　　③ DNA　　④ mRNA　　⑤ GTP

> 해설　번역은 mRMA가 단백질로 합성되는 과정을 말한다.

286 어떤 mRNA에서 번역의 개시코돈에서 종결코돈까지의 염기의 수가 300개이다. 이 때 형성되는 펩티드결합의 수는 몇 개인가?

① 300　　② 100　　③ 99　　④ 98　　⑤ 97

> 해설　염기 3개가 하나의 아미노산이 된다. 300개의 염기는 종결코돈을 제외한 99개의 아미노산을 만들게 되고 이들 사이의 펩티드 결합은 98개가 된다.

287 아래 유전자(no introns)에 의해 만들어 진 polypeptide의 아미노산 갯수는?

　　5' GGCTAAATGCTTAAAAGCTACGGGCGCGAGGAATAGGAG 3'
　　3' CCGATTTACGAATTTTCGATGCCCGCGCTCCTTATCCTC 5'

① 8개　　② 9개　　③ 10개　　④ 11개

> 해설　개시코돈은 AUG이고 종결코돈은 UAA, UAG, UGA이다. 개시코돈에서 종결코돈 전까지의 아미노산 개수는 9개이다.
> 　5' GGCTAA <u>ATG</u> CTT/AAA/AGC/TAC/GGG/CGC/GAG/GAA <u>TAG</u> GAG 3'
> 　　　　　　개시코돈　　　　　　　　　　　　　　　종결코돈

288 안티코돈은 다음 무엇과 짝을 지을까?

① mRNA　　② rRNA　　③ tRNA　　④ DNA　　⑤ amino acid

> 해설　단백질 합성 시 tRNA는 mRNA와 상보적인 안티코돈(anticodon)을 가지고 있고 mRMA에 해당하는 아미노산을 가져다준다.

289 효모, 인간을 포함하는 진핵세포의 80S 리보솜(ribosome) 내에, tRNA에 결합된 상태로 들어온 아미노산 간에 펩티드(peptide) 결합이 일어나게 하는 소위 펩티딜 트랜스페라제(peptidyl transferase) 효소 활성은 다음 중 어느 성분에 존재하는가?

① 28S rRNA ② 23S rRNA ③ 18S rRNA
④ 60S 커다란 서브유닛(large subunit)의 L4 단백질 서브유닛(subunit)
⑤ 40S 작은 서브유닛(small subunit)의 S16 단백질 서브유닛(subunit)

290 번역에 대한 설명으로 옳지 않은 것은?

① 리보솜을 통해 이루어지며, 리보솜은 A부위와 P부위가 있다.
② tRNA의 구성 염기의 종류는 A, U, C, G의 4가지이며, 클로버 잎 모양의 2차원적 구조를 가진다.
③ 개시코돈이 리보솜의 P부위에 위치하게 되면 번역이 개시된다.
④ P부위에 tRNA-아미노산 결합체가 위치하게 되면 펩티드결합을 형성하는 반응이 일어난다.
⑤ 리보솜은 원핵생물의 경우 70S, 진핵생물의 경우 80S로 둘은 다르다.

291 단백질 합성에 직접 참여하는 것과 관계가 먼 것은?

① 스플라이세오좀(spliceosome) ② mRNA
③ rRNA ④ tRNA ⑤ 리보좀단백질

 스플리시오좀(spliceosome)은 진핵세포의 전사 후 가공과정에서 인트론을 제거하는 효소이다.

292 역전사효소(reverse transcriptase)를 이용하여 만든 인위적인 유전자가 종종 자연적으로 존재하는 유전자보다 길이가 짧은 이유는?

① 인트론을 지니지 않았기 때문에.
② 인트론을 가지고 있기 때문에.
③ 엑손을 지니고 있기 때문에.
④ 엑손을 지니고 있지 않기 때문에.
⑤ 위 문항들로는 설명할 수 없다.

유전자의 발현조절 - 원핵세포

293 원핵생물의 유전자 발현 조절에 대한 설명으로 옳지 않은 것은?

① 폴리시스트론의 구조를 가지고 있다.
② 작동자에 억제물질이 결합하면 유전자의 전사가 일어날 수 없다.
③ 대장균의 젖당오페론의 경우 젖당이 작동자에 결합하므로 전사가 진행되므로 유도성 오페론이라고 부른다.
④ 원핵생물은 전사가 되는 즉시 합성된 mRNA에 리보좀이 바로 붙어 단백질의 합성이 일어난다.
⑤ 대장균의 젖당오페론의 경우 포도당의 수준이 낮으면 CRP수용체 단백질이 cAMP와 복합체를 이루어 프로모터에 결합하고 활성화 된다.

294 젖당이 공급되지 않는 조건에서 작동유전자에 돌연변이가 발생했다면 젖당 오페론은 어떻게 되겠는가?

① 억제 단백질이 작동유전자에 결합하므로 젖당 오페론은 발현되지 않는다.
② 젖당이 없기 때문에 억제 단백질이 기능을 못한다.
③ 작동유전자가 항상 열려있기 때문에 젖당 오페론이 발현된다.
④ RNA 중합효소가 프로모터에 결합하지 못한다.
⑤ 작동유전자가 발현되어 억제 단백질이 생산된다.

> 해설 작동유전자에 돌연변이가 발생하면 억제단백질이 작동유전자에 결합할 수 없기 때문에 전사억제를 할 수 없어지며, 그 결과 젖당의 유무에 관계없이 항상 젖당 오페론이 발현된다.

295 중심원리에 관한 다음 설명 가운데 옳지 않은 것은?

① DNA 사슬의 염기배열 5'ATTCTAGCT3'에 대한 RNA 사슬의 상보적 염기배열은 3'UAAGAUCGA5'이다.
② mRNA의 번역은 개시코돈(AUG)에서 시작한다.
③ 단백질에 대한 암호를 지정하는 mRNA의 부위들은 시스트론(cistron)이라고 한다.
④ mRNA에는 DNA의 정보에 따라 아미노산을 매개할 안티코돈이 있다.
⑤ tRNA가 mRNA와 다른 점은 아미노산과 공유결합을 할 수 있다는 점이다.

유전자의 발현조절 – 진핵세포

296 유전자의 발현에 직접적으로 영향을 주는 것이 아닌 것은?

① DNA의 메틸화 ② 스테로이드 호르몬에 의한 조절
③ feedback inhibition ④ 억제자

297 다세포 진핵생물의 유전자 발현 조절이 원핵생물의 경우보다 복잡한 이유는 무엇인가?

① 진핵세포가 더 크기 때문이다.
② 진핵생물의 다세포는 각각 다른 특수한 기능을 수행하도록 분화하였다.
③ 진핵생물은 원핵생물에 비해 보다 복잡한 환경에서 생활하기 때문이다.
④ 진핵생물은 적은 수의 유전자를 갖기 때문에 각각의 유전자는 다기능을 수행한다.
⑤ 진핵생물의 유전자는 단백질을 합성하는데 더 많은 정보를 필요로 하기 때문이다.

298 다음의 유전자 조절 방법 중 원핵생물과 진핵생물에서 공통적으로 사용되는 것은?

① 정교한 DNA의 응축 및 포장
② 전사 후 mRNA의 capping과 poly A tailing
③ lac 오페론
④ RNA의 비 번역부위 제거
⑤ DNA에 결합하는 활성화 또는 억제 단백질

299 분해되어 제거되어야 할 단백질은 특정 표식을 붙여 프로테아좀(proteasome)에 의해 분해되는데 이 표식은 다음 중 어느 것인가?

① 유비퀴티네이션(Ubiquitination) ② 아세틸레이션(Acetylation)
③ 유라실레이션(Uracilation) ④ KDEL – 신호(KDEL-signal)

 단백질도 mRNA와 같이 선택적으로 분해 될 수 있다. 이 경우에 작용하는 단백질을 유비퀴틴(ubiquitin)이라고 하는데, 유비퀴틴은 분해할 단백질에 가서 결합을 하게 되고 유비퀴틴이 결합한 단백질은 프로테아좀(proteasome)이라는 거대한 단백질 복합체 안에서 분해된다.

300 대장균의 젖당 오페론(lac operon)에 대한 다음 설명 중 틀린 것은?

① 배지에 글루코오스(glucose)가 고농도로 존재하면 cAMP(cyclic AMP)의 생성이 촉진되어 전사가 억제된다.
② 배지에 락토오스(lactose)와 글루코오스(glucose) 모두 존재하지 않으면 전사는 일어나지 않는다.
③ 유전자가 발현되기 위해서는 RNA 중합효소가 프로모터(promoter)에 결합해야 한다.
④ 하나의 전사체로부터 3개의 다른 폴리펩티드(polypeptide)가 해독된다.

> 해설 글루코오스(glucose)가 충분히 대사활동을 할 수 있으므로 굳이 젖당을 분해하는 수고를 할 필요가 없다. 이때에는 조절유전자로부터 억제자가 생산되고 있으며 억제자(repressor)가 작동자(operator)에 붙어 RNA 중합효소가 결합하는 것을 방해함으로써 젖당 분해에 관련된 구조유전자들이 발현되는 것을 막고 있다.

301 (가)는 시험관에서 대장균을 배양할 때의 생장 곡선이고, (나)는 이 때 대장균 내의 β-갈락토시다제의 합성량을 나타낸 것이다. (단, 배양액에는 에너지원으로 포도당과 젖당을 동시에 넣어 주었다.)

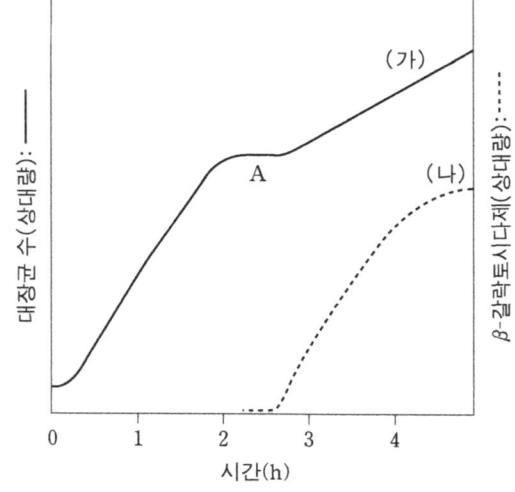

위 그래프에 대한 설명이나 추론으로 옳지 않은 것은?

① 먼저 사용된 에너지원은 포도당이다.
② 먼저 사용된 에너지원이 이용될 때 생장 속도가 더 빠르다.
③ 먼저 사용된 에너지원이 고갈된 후 β-갈락토시다제의 생성이 증가한다.
④ A 시기에서 이화물질 활성화단백질(CAP)이 불활성화된다.

302 돌연변이에 의해 억제성 오페론의 프로모터가 정상적인 작동을 하지 못하게 된다면 어떤 결과가 일어나겠는가?

① 계속적으로 구조유전자의 전사가 일어난다.
② 구조 유전자의 전사가 억제된다.
③ 오페론에 의해 조절되는 이화작용의 기질이 다량 누적된다.
④ 프로모터에 억제자가 비가역적으로 결합한다.
⑤ 이화작용 촉진 단백질이 과도하게 합성된다.

해설 프로모터에 돌연변이가 생기면 첫 번째 RNA 중합효소의 결합이 용이하지 않아서 일반적으로 구조유전자들의 전사가 억제되는 경향이 있다. 반면 작동자(operator)에 돌연변이가 생기면 억제자들이 결합을 하지 못하므로 전사가 촉진된다.

303 진핵생물의 핵 유전자를 세균에 클로닝하였을 때 적절한 기능을 수행하지 못하는 경우가 많다. 그 이유는 무엇인가?

① 세균의 세포질에 핵산 분해효소가 있기 때문이다.
② 세균은 인트론을 제거할 능력이 없기 때문이다.
③ 세균의 RNA 중합효소는 진핵생물 유전자의 암호화부위를 인식하지 못하기 때문이다.
④ 세균의 DNA 중합효소는 진핵생물의 유전자를 복제하지 못한다.
⑤ 진핵생물의 유전암호는 원핵생물의 것과 다르다.

304 진핵생물의 유전자 발현과 관련이 있는 요소가 아닌 것은?

① DNA 폴리머라아제(DNA polymerase)
② RNA 폴리머라아제(RNA polymerase)
③ 프로모터(promoter)   ④ 인핸서(enhancer)   ⑤ 사이렌서(silencer)

 DNA 폴리머라아제(DNA polymerase)는 DNA 복제에 참여한다.

305 진핵생물의 유전자 발현 조절에 대한 설명으로 옳지 않은 것은?

① 전사인자는 프로모터지역에 결합하여 RNA중합효소를 불러온다.
② 이질염색질(Hetero-chromatin)은 유전자의 발현이 일어나지 않는 염색체 부위이다.
③ 원핵세포와는 달리 번역 후 가공과정이 존재하여 당 또는 아세틸기 등이 단백질에 첨가된다.
④ 인핸서는 전사를 활성화시키는 단백질 인자로 전사인자와 결합하기도 한다.
⑤ 하나의 유전자에 통상 하나의 프로모터를 가진 모노시스트론의 DNA구조를 가지고 있다.

해설 인핸서(enhancer)는 전사인자와 결합하지 않는다.

돌연변이

306 세포에 존재하는 거대분자(macromolecule) 중 생체 내에서 손상에 의해 변성되더라도 원상태로 회복(repair)될 수 있는 것은?

① 게놈 DNA   ② mRNA   ③ 단백질
④ 지질   ⑤ 탄수화물

 세포 내 거대분자인 핵산, 단백질, 지질, 탄수화물 중 유전정보를 보관하고 있는 것은 DNA와 RNA인데 RNA도 결국 DNA로부터 만들어진다. 즉 DNA가 궁극적인 유전정보를 가지고 있다고 할 수 있으면 생체 내에서는 DNA 수선, 교정과정을 통해 DNA가 잘못 복제되거나 변형되었을 때 고치고자 하는 기작이 존재한다.

307 특정 유전자에서 돌연변이가 발생하였지만 그 유전자가 암호화 하고 있는 폴리펩티드 서열은 변하지 않았다. 다음 중 이러한 결과가 발생할 가능성이 있는 경우는?

① 암호화 영역 내에서 두 개의 뉴클레오티드가 결손된 경우
② 개시코돈이 다른 코돈으로 변형된 경우
③ 암호화 영역 내에서 하나의 뉴클레오티드가 삽입된 경우
④ 인트론 내에 세 개의 뉴클레오티드가 삽입되어 새로운 기능성 스플라이싱 수용체 부위(splicing acceptor site)가 생겨난 경우
⑤ 암호화 영역 내에서 하나의 뉴클레오티드가 다른 뉴클레오티드로 치환된 경우

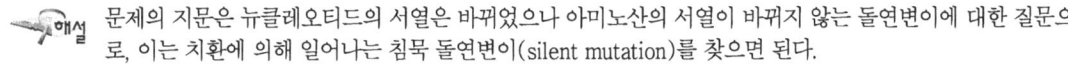 문제의 지문은 뉴클레오티드의 서열은 바뀌었으나 아미노산의 서열이 바뀌지 않는 돌연변이에 대한 질문으로, 이는 치환에 의해 일어나는 침묵 돌연변이(silent mutation)를 찾으면 된다.

308 DNA에 작용하여 티민 이량체를 생성하는 돌연변이원은?

① 이온화 방사선   ② 자외선   ③ 적외선
④ 알킬화물질   ⑤ 항생물질

 자외선(UV)는 이웃한 피리미딘(pyrimidine) 염기사이에 공유결합을 하는 피리미딘 이합체(pyrimidine dimer)를 형성하여 돌연변이 원인이 되기도 한다.

309 겸상적혈구빈혈증의 경우 베타사슬의 서열순서와 아미노산은?

① 5번째 글루탐산(glutamic acid)
② 5번째 발린(valine)
③ 6번째 글루탐산(glutamic acid)
④ 6번째 발린(valine)

> 해설 겸상적혈구빈혈증은 적혈구를 형성하는 대립 유전자 β사슬의 6번째 아미노산 코돈이 글루탐산(glutamic acid)에서 발린(valine)으로 변하여 일어난다.

310 낫세포 빈혈증은 적혈구가 전형적인 원판 모양대신 길어지고 구부러진 형태를 하고 있다. 이로 인해 나타나는 증상은?

① 혈액 순환에 장애를 가져온다.
② 면역력이 약화된다.
③ 박테리아에 대한 식균 작용이 안 일어난다.
④ 상처부위에서 혈액의 응고가 안 일어난다.

> 해설 겸상적혈구빈혈증은 적혈구 중 산소를 운반을 담당하는 헤모글로빈의 이상으로 적혈구의 모양이 낫 모양(겸상)이 되어 혈액 순환에 장애가 된다.

311 겸상적혈구빈혈증 환자는?

① HB^A를 호모
② HB^S를 호모
③ HB^A와 HB^S를 1 : 2의 비율
④ HB^S를 헤테로
⑤ HB^A를 헤테로

> 해설 겸형적혈구(HBs)는 정상적혈구(HBA)에 대해 열성이므로 호모접합(HBs HBs)일 때만 빈혈증을 일으킨다.

312 아프리카 흑인 집단은 미국 흑인 집단에 비해 말라리아에 강한 이점을 가지고 있다. 그 이유는?

① 더운 기후에 적응했기 때문이다
② 겸상적혈구 빈혈증 유전자를 보유하고 있기 때문이다
③ 말라리아 저항성 식물을 많이 먹기 때문이다
④ 혈액순환이 왕성하여 말라리아 병원균의 체외 배출이 잘 되기 때문이다.

> 해설 겸상적혈구빈형증 유전자를 가지고 있는 사람은 적혈구 모양이 변형되었기 때문에 말라리아에 저항성을 가지게 된다.

313 성염색체 중 X염색체 한 개만 가졌을 때 나타나는 증후군은?

① 터너증후군　　② 다운증후군　　③ 크라인펠터증후군　　④ 쿠싱증후군

> 해설 터너증후군은 성염색체 이상으로 생긴 증후군으로 성염색체 1개가 결손 되어 XO 형태로 존재한다.

314 인체의 21번 염색체를 3개 가지고 태어난 신생아가 자라서 발병할 가능성이 매우 높은 유전병은 다음 중 무엇인가?

① 터너 증후군(Turner's Syndrome)
② 클라인펠터 증후군(Kleinfelter's Syndrome)
③ 다운 증후군(Down's Syndrome)
④ 타이삭스 병(Tay-Sachs Disease)

> 해설 다운증후군은 21번 염색체의 수가 1개 더 많은 3개가 되어 나타나는 유전성 질병이다.

315 Down 증후군의 근원적 원인은?

① 비분리 현상　　② 교차　　③ 일부 상염색체의 소실
④ 일부 성염색체의 이상　　⑤ 관련 유전자의 소실

> 해설 비분리 현상은 감수분열 시 상동염색체가 분리되지 않아 일부분 또는 전체의 상동염색체가 한 쪽 배우자로 이동하여 나타나는 현상을 말한다. 다운증후군은 21번 염색체가 3개 존재하여 발생하는 질병이다.

316 염색체의 일부가 절단되어 상동염색체 아닌 다른 염색체에 부착하는 현상은?

① 절단　　② 역위　　③ 전좌　　④ 연쇄　　⑤ 중복

해설　전좌(translocation)는 염색체의 일부가 떨어져 상동염색체 이외의 다른 염색체로 이동하는 것을 말한다. 떨어진 지역에 유전자가 있거나 옮겨간 염색체 부위에 유전자가 있었다면 유전자들은 기능을 상실하게 된다.

317 다음 중 성염색체(sex chromosome)의 이상으로 인한 증후가 아닌 것은?

① 다운증후군(Down syndrome)
② 터너증후군(Turner syndrome)
③ 트리플 X (Triple − X)
④ 클라인펠터증후군(Klinefelter syndrome)

해설　다운증후군은 상염색체 중 21번 염색체의 수가 1개 더 많은 3개가 되어 나타나는 유전성 질병이다.

318 다운증후군의 유전적 원인으로서 가장 알맞은 것은?

① 부모 중 한 분의 염색체의 2배체　　② 염색체의 중복
③ 염색체의 결실　　　　　　　　　　④ 염색체의 비분리

해설　다운증후군은 21번 염색체가 감수분열 시 비분리되어 한 쪽 배우자로 이동하여 3개로 존재하여 나타나는 현상이다.

319 유성생식을 하는 대부분의 고등 생물에서 돌연변이 효과가 빨리 나타나지 않는 이유는 무엇인가?

① 돌연변이가 일어난 염색체를 모두 복구할 수 있기 때문이다.
② 세대 기간이 길기 때문이다.
③ 돌연변이가 일어난 염색체는 제거되기 때문이다.
④ 하나의 대립유전자에서 돌연변이가 일어나더라도 상동염색체에서 다른 대립유전자가 발현되기 때문이다.
⑤ 돌연변이가 일어난 개체는 모두 불임이 되어 자손을 낳을 수 없기 때문이다.

해설　이배체 이상의 생물의 경우 돌연변이가 일어나더라고 상동염색체의 또 다른 대립유전자가 발현될 수 있기 때문에 즉시 돌연변이의 표현형을 나타내지 않는 경우가 많다.

320 터너증후군의 증상이 있는 여성은 몇 개의 염색체를 가지고 있는가?

① 46　　　　② 47　　　　③ 45　　　　④ 44　　　　⑤ 48

 터너증후군은 성염색체 이상으로 생긴 증후군으로 성염색체 1개가 결손 되어 XO 형태로 존재한다.

321 다음 중 유전자 돌연변이를 설명한 것 중 틀린 것은 어느 것인가?

① 유전암호가 본래의 아미노산과는 다른 아미노산을 지정하는 코돈(codon)으로 변화하는 경우를 미스센스 돌연변이(missense mutation)라고 한다.
② 염기의 중복이나 결실에 의하여 그 이후의 유전암호 내용이 모두 변화하는 경우를 프레임쉬프트 돌연변이(frameshift mutation)라고 한다.
③ 퓨린염기(A와 G)가 피리미딘 염기(C와 T)로 치환되는 경우를 트랜지션 돌연변이(transition mutation)라고 한다.
④ 돌연변이로 종결 코돈이 형성되어 단백질 합성이 정지되는 경우를 넌센스 돌연변이(nonsense mutation)라고 한다.

 퓨린에서 피리미딘염기로 치환되는 경우를 transversion mutation이라고 한다.

322 한 염색체에서 다른 염색체로 옮겨 다닐 수 있는 특정 유전요소가 있는 것을 무엇이라 하는가?

① 트랜스포존　　② Junk유전자　　③ 텔로미어
④ 트레쉬유전자　　⑤ 프로브

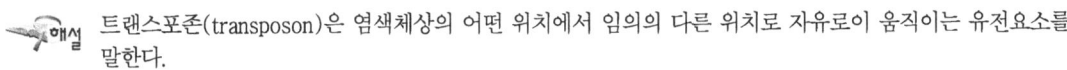 트랜스포존(transposon)은 염색체상의 어떤 위치에서 임의의 다른 위치로 자유로이 움직이는 유전요소를 말한다.

323 트랜스포존(transposon)은 유전자의 기능을 분석하는 유용한 도구로 이용된다. 그 이유는?

① 트랜스포존이 이동하여 다른 유전자에 삽입되면 돌연변이를 일으켜 유전자를 불활성화 시킨다.
② 트랜스포존은 교차를 촉진한다.
③ 트랜스포존은 유전자 사이의 재조합이 빈번히 발생하게 한다.
④ 트랜스포존은 유전자 근체에 나타나므로 특정 유전자의 위치를 탐색하기 쉽게 한다.
⑤ 트랜스포존은 한 염색체에서 다른 염색체로 이동할 때 유전자의 기능을 활성화시킨다.

> 해설 트랜스포존은 다른 위치로 자유로이 움직일 수 있는 유전 요소인데 그 이동 위치가 다른 유전자의 사이라면 그 유전자의 발현을 억제시킬 수도 있다.

324 어떤 돌연변이에서 유전자에 의해 암호화(coding)되는 폴리펩티드(polypeptide)에 어떤 영향도 미치지 않는 것을 알았다. 이 돌연변이는?

① 뉴클레오티드(nucleotide) 한 개의 결실(deletion)을 갖는다.
② 시작코돈(start codon)의 변화가 있다.
③ 뉴클레오티드(nucleotide) 한 개의 삽입(insertion)이 있다.
④ 전체 유전자의 결실(deletion)이 있다.
⑤ 뉴클레오티드(nucleotide) 한 개의 치환(substitution)이 있다.

325 염색체의 일부가 상동염색체가 아닌 지역에 붙는 것으로 이러한 비정상적인 염색체를 무엇이라 하는가?

① 역위   ② 결실   ③ 비분리   ④ 전좌   ⑤ 이동

> 해설 전좌(translocation)는 염색체의 일부가 떨어져 상동염색체 이외의 다른 염색체로 이동하는 것을 말한다. 떨어진 지역에 유전자가 있거나 옮겨간 염색체 부위에 유전자가 있었다면 유전자들은 기능을 상실하게 된다.

326 X 염색체 비활성(X chromosome inactivation)은 아래 보기 중 무엇의 결과인가?

> 가. 모계로부터 물려받은 X 염색체(X chromosome) 만이 불활성 되었다.
> 나. 부계로부터 물려받은 X 염색체(X chromosome) 만이 불활성 되었다.
> 다. 여성의 양쪽 X 염색체(X chromosome) 모두가 전부 불활성 되었다.
> 라. 부계 또는 모계로부터 물려받은 X 염색체(X chromosome) 중 하나가 불활성 되었다.

① 가 나 다   ② 가 다   ③ 나 라   ④ 라   ⑤ 가 나 다 라

327 다음 그림은 감수분열 과정에서의 이상과정을 보여준다. 이에 대한 설명으로 옳지 않은 것은?

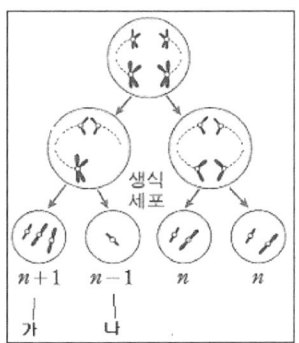

① (가)와 정상배우자와의 결합으로 삼염색체성 돌연변이체가 발생한다.
② (나)와 정상배우자와의 결합의 예는 일염색체성의 터너 증후군이 있다.
③ 염색체의 수적 이상으로 발생한 배수성이며, 산모의 나이와 밀접한 연관관계가 있다.
④ 후기 검문지점의 기능이상으로 발생하는 사건이다.

해설 감수분열시 염색체 비분리가 원인이다.

328 포유류 암컷의 X 염색체(X chromosome)의 불활성은 어떤 형질에 대하여 (   )을(를) 야기한다.

① 모자이크 조직 현상(mosaic tissue effect)   ② 남성 표현형(male phenotype)
③ 전사율의 증가   ④ 전이율의 증가

329 다음 중 tRNA에 의해 일어나는 돌연변이는?

① 침묵 돌연변이(silent mutation)
② 억제자 돌연변이(suppressor mutation)
③ 착오 돌연변이(missense mutation)
④ 사슬종결 돌연변이(nonsense mutation)
⑤ 격자이동 돌연변이(frameshift mutation)

330 세포내의 게놈을 옮겨 다니면서 생물체의 표현형을 변하게 하는 특정 유전요소는 무엇인가?

① 트랜스포존(transposon)   ② 트랜스미터(transmitter)   ③ 인트론(intron)
④ 엑손(exon)   ⑤ 플라스미드(plasmid)

 트랜스포존(transposon)은 염색체상의 어떤 위치에서 임의의 다른 위치로 자유로이 움직이는 유전요소를 말한다.

331 아래 그림은 돌연변이의 예이다. 돌연변이의 명칭이 바르게 짝지어 진 것은?

```
Wild type           5' GCU GGA GCA CCA GGA CAA GAU GGA 3'
                    N  Ala Gly Ala Pro Gly Gln Asp Gly  C

(A) _____      5' GCU GGA GCC CCA GGA CAA GAU GGA 3'
                    N  Ala Gly Ala Pro Gly Gln Asp Gly  C

(B) _____      5' GCU GGA GCA CCA AGA CAA GAU GGA 3'
                    N  Ala Gly Ala Pro Arg Gln Asp Gly  C
```

① A=침묵 돌연변이(silent mutation), B=미스센스 돌연변이(missense mutation)
② A=난센스 돌연변이(nonsense mutation), B=프레임시프트 돌연변이(frameshift mutation)
③ A=미스센스 돌연변이(missense mutation), B=난센스 돌연변이(nonsense mutation)
④ A=프레임시프트 돌연변이(frameshift mutation), B=난센스 돌연변이(nonsense mutation)

 침묵 돌연변이(silent mutation)은 여러 코돈이 하나의 아미노산을 만들기 때문에 비록 염기가 돌연변이(mutation)이 일어났더라도 아미노산은 동일하게 만들어져 표현형으로는 나타나지 않는 것을 의미한다. 미스센스 돌연변이(missense mutation)은 염기서열의 염기가 돌연변이(mutation)이 일어나 바뀌게 되면서 전혀 다른 아미노산이 만들어지는 돌연변이(mutation)을 의미한다.

유전체학 – 단백체

332 프로테오믹스(Proteomics) 및 지노믹스(Genomics)의 주 연구 대상은 각각 무엇인가?

① 단백질–유전자　　② DNA–단백질　　③ RNA–DNA
④ 지질–유전체　　　⑤ 단백질–유전체

> 해설　유전체는 유전자와 염색체가 합쳐진 말로 개체가 가지고 있는 모든 유전정보를 의미한다. 유전자도 여기에 포함된다.

333 인간게놈프로젝트(Human genome project)와 관련된 설명이다. 잘못된 것은?

① 인간게놈프로젝트란 인간의 전체 DNA의 염기배열을 결정하여 유전자의 1차 구조를 분석하는 연구이다.
② 인간 유전자는 약 30억 개의 염기쌍으로 이루어져 있으며 이들은 약 2만 3천여개의 유전자를 형성한다.
③ 유전자의 염기서열을 분석하기 위해 cDNA 유전자 도서관을 만들어야 한다.
④ 유전자의 염기서열은 사슬종결방식을 이용한 자동염기서열 분석장치로 결정한다.
⑤ 염기서열을 결정한 유전자의 염색체내 위치를 유전자 지도로 나타낸다.

> 해설　인간게놈프로젝트를 통해 인간 유전자의 염기서열을 결정하기 위해서는 게놈유전자 도서관을 만들어야 한다. cDNA 유전자 도서관은 특정 조직이나 발달 시기에 전사되는 유전자를 찾는데 이용한다.

334 식물세포로부터 유전자를 추출하여 plasmid에 삽입하고 그 플라스미드(plasmid)를 박테리아(bacteria)내로 전달했다. 이 박테리아(bacteria)는 새로운 단백질을 생성한다. 그러나 이 단백질은 보통 식물세포에서 만들어지는 단백질과는 전혀 다르다 그 이유는 무엇인가?

① 박테리아(bacteria)가 형질전환이 되었다.
② 유전자가 점착 말단을 가지고 있지 않다.
③ 유전자가 게놈 도서관에서 얻은 것이 아니다.
④ 유전자가 인트론(intron)을 가지고 있었다.
⑤ 유전자 클로닝을 먼저 했어야 했다.

유전공학 – 단백질생산하기

335 박테리아의 세포에 외부유전자를 도입하는데 주로 사용되는 방법은?

① 형질도입　　　② 접합　　　③ 생식　　　④ 형질전환

336 파아지에 의해 감염된 박테리아가 예전에 생성하지 못했던 특정 아미노산을 만들 수 있음을 발견했다. 이러한 새로운 능력은 다음 중 어느 것의 결과인가?

① 형질전환　　　② 자연선택　　　③ 접합
④ 돌연변이　　　⑤ 형질도입

> **해설** 형질전환(transformation)은 외래의 DNA를 능동수송에 의해 박테리아의 DNA 내로 받아들인다.

337 <보기>는 인간의 cDNA 절편이다. (가) 전사, 해독 단계를 거치면서 합성되는 아미노산의 수와, (나) 화살표와 밑줄로 표시된 부분의 뉴클레오타이드 한 개가 소실(deletion)될 경우 합성되는 아미노산의 수를 바르게 짝지은 것은?

<보 기>
↓
5' – GATTACTATCTTAACTGATC<u>A</u>AATTCATGTACTC – 3'

	(가)	(나)		(가)	(나)		(가)	(나)
①	4,	5	②	5,	2	③	6,	3
④	8,	10	⑤	9,	6			

> **해설** <보기>는 인간의 cDNA 절편이므로 그와 상보적인 mRNA의 염기서열은
> 5'-GAGUACAUGAAUUUGAUCAGUUAAGAUAGUAAUC-3' 의 서열이 되며, 아미노산은 개시코돈 AUG(굵은 글씨)로부터 시작하여 종결코돈 UAA(굵은 글씨)에서 끝나므로 15개의 염기서열에서 5개의 아미노산이 만들어진다. 그리고, 염기서열 중 U(밑줄, 굵은 글씨)가 소실되게 되면 UGA의 종결코돈이 생성되므로 6개의 염기서열에서 2개의 아미노산만 만들어지게 된다.

338 어떤 진핵 유전자를 세균의 DNA에 삽입해서 세균이 새로운 단백질을 만들었다. 그러나 이 단백질은 정상적으로 진핵세포에서 만들어진 것과 다르다. 그 이유는?

① 세균이 형질전환되었다.
② 유전자에 점착성 말단(sticky end)가 없었다.
③ 게놈 도서관(genomic library)에서 얻은 유전자가 아니다.
④ 유전자에 인트론(intron)이 있었다.

339 유전자 재조합 방법으로 대장균에서 사람성장호르몬(hGH)을 생산하려고 한다. 이때 요구되는 재료는?

> 가. 성장호르몬 mRNA의 역전사로 얻은 cDNA
> 나. 대장균 프로모터 서열
> 다. 성장호르몬 유전자의 유전체 DNA

① 가 나   ② 가 다   ③ 나 다   ④ 라   ⑤ 가 나 다

 유전자 재조합 방법에 유전체는 필요 없다.

340 다음 유전자 재조합 기법에 대한 설명 중 옳지 않은 것은?

① 클로닝 벡터(cloning vectors)로는 박테리오파지(bacteriophage), 플라스미드(plasmid), 또는 동·식물 바이러스를 사용할 수 있다.
② 클로닝에 사용되는 DNA는 단일가닥이어야 한다.
③ 역전사효소를 사용하여 진핵세포의 mRNA로부터 cDNA를 합성하면 원래의 유전자보다 그 길이가 짧아진다.
④ 재조합 DNA를 만들 때, 절단부위의 끝이 엇갈리게 자르는 제한효소는 반듯하게 자르는 제한효소보다 다음 단계의 조작 과정을 쉽게 한다.
⑤ 골수 줄기세포가 유전자 치료의 대상으로 이상적인 이유는 사람의 일생을 통해 증식을 계속하기 때문이다.

이중가닥 DNA로 유전자 재조합을 한다.

341 제한효소(restriction enzyme)의 작용 기작은?

① DNA를 일정한 크기로 자른다.
② DNA의 염기를 바꾸는 작용을 한다.
③ DNA를 염기서열 특이적으로 절단한다.
④ DNA의 2차 구조를 바꾼다.

해설 제한효소는 특정 부위의 DNA의 염기서열을 특이적으로 자른다.

342 세균은 바이러스 DNA의 침입을 막기 위해 다양한 종류의 제한효소를 갖고 있지만 자신의 DNA는 절단되지 않게 보호한다. 어떻게 보호하는가?

① 제한효소를 세균의 외부로 분비하기 때문이다.
② 제한 부위에 특별한 단백질을 결합시켜 보호한다
③ 뉴클레오좀을 형성하여 DNA를 보호한다
④ 자신의 DNA를 화학적으로 메틸화시켜 제한효소가 인식하지 못하게 한다
⑤ 제한효소로 절단되더라도 곧바로 연결시켜주는 효소가 있다

해설 메틸화가 되면 제한효소가 그 부위를 인지하지 못한다.

343 제한효소(restriction enzyme)는 다음 중 어디에서 만들어지는가?

① 세균   ② 세균과 효모   ③ 진핵세포   ④ 모든 종류의 세포

344 대장균 게놈(genome)은 약 470만 염기쌍으로 이루어져 있다. 대장균 게놈(genome)을 GAATTC를 인지하여 절단하는 *Eco*RI 제한효소로 처리하면 대략 몇 개의 절편으로 잘릴까?

① 10개   ② 100개   ③ 1000개   ④ 10000개

345 플라스미드 벡터를 이용하여 재조합 DNA를 만들 때 필요한 효소를 바르게 연결한 것은?

① 제한효소 - DNA ligase
② 제한효소 - helicase
③ Taq polymerase - nuclease
④ 제한효소 - T7 polymerase
⑤ DNA ligase - helicase

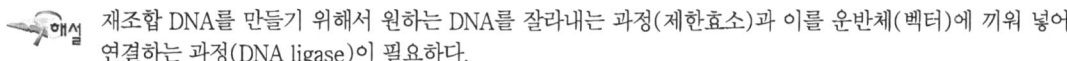 재조합 DNA를 만들기 위해서 원하는 DNA를 잘라내는 과정(제한효소)과 이를 운반체(벡터)에 끼워 넣어 연결하는 과정(DNA ligase)이 필요하다.

346 대장균에서 접합(conjugation)에 의한 유전자 재조합 과정에 필요하지 않은 것은?

① 필리(pili) ② F DNA ③ DNA 중합효소
④ 제한효소 ⑤ 유전자 재조합효소

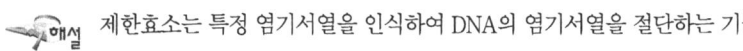 제한효소는 특정 염기서열을 인식하여 DNA의 염기서열을 절단하는 기능을 한다.

347 유전자 운반체로 이용될 수 있는 플라스미드의 조건과 관계없는 것은?

① 숙주세포 내에서 많은 수로 복제될수록 좋다
② 외래 유전자가 삽입될 수 있는 제한효소 절단부위가 있어야 한다
③ 선택표지 유전자(marker gene)가 있어야 한다
④ 일반적으로 항생제 저항성 유전자를 탐지유전자로 이용한다
⑤ 크기가 클수록 유전자를 숙주세포에 운반하기 쉽다

숙주세포가 유전자를 전달받을 능력은 한정되어 있으므로 플라스미드가 너무 클 경우 유전자 운반이 어려워진다.

348 유전공학에서 어떤 유전자를 대장균에 이식하려 할 때 이 유전자 운반체로 많이 쓰이는 것은?

① 바이러스　　② 박테리아　　③ 리켓치아
④ 효모균　　　⑤ 플라스미드

해설 플라스미드는 세균의 세포 내에 염색체와는 별개로 존재하면서 독자적으로 증식할 수 있는 DNA로, 유전자 재조합 기술에 이용할 수 있다.

349 시험관 내(In vitro)에서 많이 사용되는 T7 폴리머라아제(T7 polymerase)의 용도는 다음 중 어느 것인가?

① Nick translation　　② In vitro transcription
③ Poly(A) tailing　　　④ In vitro splicing

해설 폴리머라아제(polymerase)는 전사과정에 필요한 효소이다.

350 프로테오믹스(proteomics)라고 불리우는 새로운 학문분야가 최근에 대두되고 있다. 프로테오믹스에 대한 설명 중 맞는 것은?

① 세포내에서 단백질이 어떻게 합성되는가를 연구한다.
② 세포내에서 어떤 종류의 단백질이 합성되는가를 연구한다.
③ 세포내에서 핵이 어떻게 세포분열 준비를 하는가를 연구한다.
④ mRNA의 전사과정을 연구한다.
⑤ 생물체의 유전자 염기서열을 결정한다.

해설 지노믹스(Genomics)와 더불어 대두되는 최첨단의 학문으로 프로테오믹스(Proteomics)는 세포나 조직에서 발현되는 각기 다른 단백질의 종류 및 발현양상을 연구하는 학문이다.

351 재조합 DNA를 만들기 위해 플라스미드 벡터를 사용한다고 하자. 이 벡터의 클로닝 자리(multicloning site)에 있는 SalI 제한효소의 제한부위를 이용하여 DNA 절편을 삽입하고자 한다. 삽입될 DNA 절편의 양끝은 XhoI 제한 부위를 갖고 있다. 먼저 벡터를 SalI으로 자르고 삽입시킨 DNA는 XhoI으로 자른 후 각각 순수 분리하였다. 재조합 DNA 플라스미드를 얻기 위해 두 DNA를 섞어 ligation하였다. 나타날 결과에 대한 설명으로 맞는 것은?

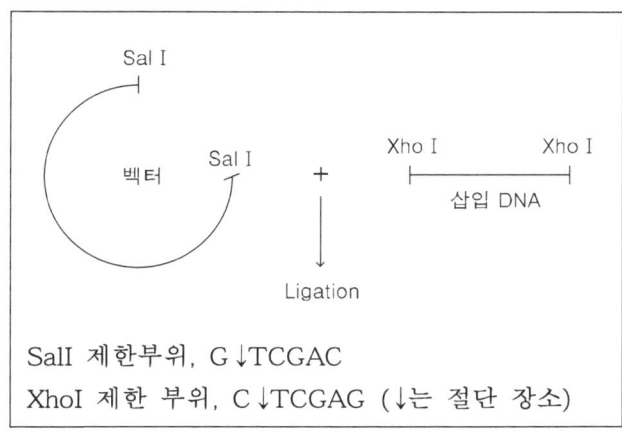

SalI 제한부위, G↓TCGAC
XhoI 제한 부위, C↓TCGAG (↓는 절단 장소)

① 스스로 ligation된 벡터들은 생기지 않는다.
② 아가로스 젤 전기영동(agarose gel electrophoresis)을 하면, DNA가 삽입된 재조합 플라스미드는 벡터보다 빠르게 이동할 것이다.
③ 재조합 DNA에서 삽입 DNA가 삽입되는 방향을 미리 알 수 있다.
④ 벡터와 삽입 DNA를 서로 다른 제한효소로 절단했으므로 재조합 DNA는 만들어지지 않는다.
⑤ 재조합 DNA 플라스미드는 SalI 이나 XhoI 에 의해 절단되지 않는다.

 SalI, XhoI은 DNA상에서 다른 염기서열을 인식하는 다른 효소이지만 자르고 난후에 외가닥으로 노출되는 부위는 동일한 부위(5'-TCGA-3')를 노출하는 특성을 가진다. 따라서 같은 부위를 외가닥으로 노출하기 때문에 잘린 부위는 서로 쉽게 붙을 수 있는 점착성 말단을 생성한다. ① 벡터는 같은 종류의 효소로 잘려 같은 5'-TCGA-3' 라는 외가닥 부위를 노출하므로 쉽게 붙을 수 있다. ② 전기영동을 하면 사이즈별로 DNA를 분리할 수 있다. 일반적으로 Size가 작은 것이 더 빨리 이동한다. 따라서 DNA절편의 삽입이 일어난 재조합 DNA는 size가 더 크므로 늦게 이동한다. ③ SalI, XhoI으로 잘리는 부위는 동일하게 5'-TCGA-3'를 노출하므로 방향성에 관계없이 거꾸로도 붙을 수 있다. ④ 다른 제한효소로 절단됐지만 동일한 외가닥부위를 노출하므로 상보적인 염기쌍사이의 수소결합에 의하여 쉽게 결합되며 리가아제를 처리하면 공유결합을 통해 쉽게 연결된다. ⑤ 외가닥 노출부위 외에 다른 부위는 다른 염기로 구성되어 있으므로 재조합이 일어나면 처음과 다른 염기의 배열을 갖게 되어 SalI, XhoI으로 잘리지 않는다.

352 인간의 면역세포에 특이적으로 감염되며 역전사효소를 생성하는 바이러스는?

① 폴리오바이러스(Poliovirus)
② 두창 바이러스(Smallpox virus)
③ 인플루엔자 바이러스(Influenza virus)
④ 인체면역결핍 바이러스(Human immunodeficiency virus)
⑤ 헤르페스 바이러스(Herpes virus)

해설 HIV는 레트로바이러스이며 single-stranded RNA 바이러스이다. 혈액을 돌면서 면역을 담당하는 림프구를 파괴하여 에이즈(후천성면역결핍증)를 유발한다.

353 특정 제한 효소가 DNA를 자를 때 단일가닥으로 된 말단을 형성하도록 어슷하게 자른다. 이러한 말단은 재조합 DNA 기술에 유용하다. 그 이유는?

① 효소로 자른 단편을 세포가 인지할 수 있게 해 주기 때문
② DNA 복제의 기점으로 이용될 수 있기 때문
③ 상보적인 말단을 이용하여 단편끼리 서로 결합 할 수 있기 때문
④ 단편을 분자 탐침으로 사용할 수 있게 해주기 때문
⑤ 단일가닥으로 된 DNA만이 단백질을 암호화 할 수 있기 때문

분자생물학기술 - DNA

354 소량의 주형 DNA로부터 특정 DNA 부분을 대량으로 증폭하는 기술을 PCR이라 한다. PCR은 무엇의 약자인가?

① polymer coamplification reaction
② polymerase coamplification reaction
③ polymer chain reaction
④ polymerase chain reaction

355 Polymerase Chain Reaction (PCR)은 특정 DNA의 증폭을 위해 널리 사용되는 방법이다. PCR 수행을 위해 요구되는 요소가 아닌 것은?

① DNA 주형(template)
② dNTP
③ DNA 리가아제(ligase)
④ DNA 폴리머라아제(polymerase)

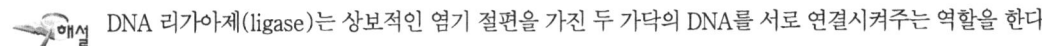 DNA 리가아제(ligase)는 상보적인 염기 절편을 가진 두 가닥의 DNA를 서로 연결시켜주는 역할을 한다.

356 유전자 지문감식법의 기초가 되는 생물학적 원리의 내용은?

① 제한효소 처리로 DNA의 절편이 만들어지는 양상은 개인에 따라서 다르다.
② 제한효소 처리로 mRNA의 절편이 만들어지는 양상은 개인에 따라서 다르다.
③ 한 가계에 속하는 개인간에는 DNA의 염기 배열이 동일하다.
④ 유전자 산물인 mRNA의 염기 배열이 개인간에 따라서 다르다.
⑤ 유전자 산물인 단백질의 아미노산 배열이 개인에 따라서 다르다.

유전자 지문 감식법은 유전자(DNA)의 전체 염기서열 또는 특정 제한 효소에 의한 절단 방식을 비교하여 개인의 특성을 분석하는 방법이다.

357 소의 체세포 핵을 무핵 난자에 이식하여 태어난 송아지가 핵을 공여한 소와 형태적 또는 유전적으로 다를 수 있는 이유가 아닌 것은?

① 미토콘드리아의 차이
② 난자 내 세포질의 모계 mRNA
③ 체세포 분열시 재조합
④ X 염색체의 불활성화
⑤ 감수분열시 교차

> 해설 체세포복제는 수정을 통하지 않고 개체를 발생시키는 방법이므로 생식세포를 만드는 감수분열은 거치지 않는다.

358 다음 중 DNA지문을 만들 때 사용되었던 과정이 아닌 것은 무엇인가?

① DNA 조각을 분리하기 위해 전류가 사용된다.
② 혈액, 정액, 질액, 또는 모근으로부터 채취한 DNA가 분석에 사용된다.
③ 지문을 나타내는 부위의 유전자를 세균에 클로닝한다.
④ 잘려진 DNA를 크기에 따라 여러 가지 조각들로 분리하기 위해 젤 위에 놓는다.
⑤ DNA는 제한효소로 처리된다.

359 유전자 증폭기술인 polymerase chain reaction(PCR)에 사용되는 효소인 Taq 폴리머라아제(polymerase)는 다음 중 어떤 특징 때문에 유용한가?

① 적은 양으로 오랫동안 반응시킬 수 있다.
② primer가 필요하지 않다.
③ RNA와 DNA를 동시에 제조할 수 있다.
④ 고온에서도 효소의 활성이 유지된다.

> 해설 PCR은 이중나선(Double strand)인 DNA에 높은 열을 가해 서로 분리한 다음 (denaturation), 프라이머(primer)를 이용하여 분리된 DNA에 결합시키고(annealing), DNA 폴리머라아제(polymerase)를 이용하여 DNA를 복제시키는 것(extension)이다. 이때 이용되는 taq 폴리머라아제(polymerase)는 고온에서도 그 활성을 가지고 있어야 한다.

360 중합효소연쇄반응을 이용하여 특정 DNA를 증폭할 수 있는 생물학적 재료로 부적합한 것은?

① 미라의 뼛속 DNA
② 빙하에서 발견된 매머드의 RNA
③ 인간의 머리카락에서 추출한 단백질
④ 수만 년 된 식물 화분(꽃가루)의 DNA

 polymerase chain reaction(PCR)은 DNA를 증폭시키는 기술이다. RNA의 경우 역전사효소를 이용하여 DNA로 만든 다음 PCR을 수행할 수 있다. 하지만 단백질을 가지고 역으로 DNA를 만드는 기술은 아직까지 밝혀지지 않았다.

361 영화 '쥬라기 공원 (Jurassic Park)'에서 묘사되었듯이 어떤 화석 생물학자가 탐사 중 1억 2천만 년 된 호박 (amber)에 포획되어 보존된 흡혈 곤충 (예; 모기)의 소화되지 않은 혈액으로부터 동시대에 살았을 것으로 추정되는 동물의 DNA 단편을 미량 발견하였다. 이 시료를 현존하는 파충류에서 추출한 DNA와 비교 분석하고자 한다. 다음 중 어느 기술을 가장 먼저 그리고 중점적으로 사용하여야 하겠는가?

① 제한효소 단편 연관 다형화 분석 (Restriction-Fragment-Linked Polymorphism Analysis)
② 중합효소 연쇄 반응 (Polymerase Chain Reaction)
③ 분자 탐침 분석 (Molecular Probe Analysis)
④ DNA 염기 배열 분석 (DNA sequencing Analysis)

 미량의 DNA를 가지고 비교 분석하기 위해서는 동일한 DNA를 대량으로 증폭시키는 것이 우선이다. polymerase chain reaction(PCR)은 DNA를 증폭시키는 기술이다.

362 다음은 가계도와 RFLP결과를 보여준다. 이 질환에 대한 설명으로 옳은 것은?

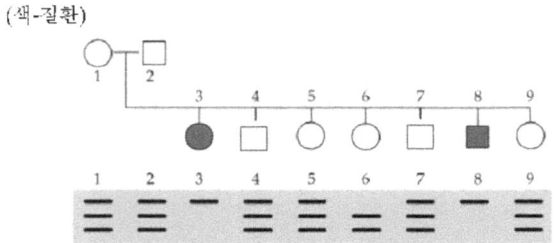

가. 위 질환은 열성이다.	나. 위 질환은 불완전 우성이다.
다. 1, 2는 모두 보인자이다.	라. 3, 6, 8은 동형접합자이다.

① 가   ② 나, 다   ③ 가, 다, 라   ④ 가, 나, 다, 라

 부모가 모두 정상인데 자식은 질환이 나왔다는 것은 부모는 보인자이며 질환은 열성임을 의미한다. RFLP 결과 나머지와는 달리 3,6,8번만 다른 형태의 band를 확인할 수 있다. 그 결과 나머지는 모두 헤테로로 존재하면 3,8번은 열성호모, 6번은 우성호모로 볼 수 있다.

363 위 문제에서 각각 3과 9와 같은 유전자인 부모의 자손에 대한 설명으로 옳은 것은?

① 아들은 모두 정상이다.
② 자녀가 정상일 확률은 1/2이다.
③ 딸은 모두 정상이다.
④ 자녀가 질환일 확률은 1/4이다.

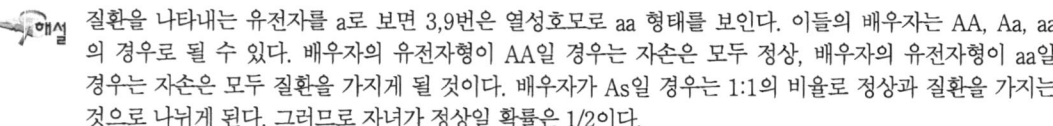 질환을 나타내는 유전자를 a로 보면 3,9번은 열성호모로 aa 형태를 보인다. 이들의 배우자는 AA, Aa, aa 의 경우로 될 수 있다. 배우자의 유전자형이 AA일 경우는 자손은 모두 정상, 배우자의 유전자형이 aa일 경우는 자손은 모두 질환을 가지게 될 것이다. 배우자가 Aa일 경우는 1:1의 비율로 정상과 질환을 가지는 것으로 나뉘게 된다. 그러므로 자녀가 정상일 확률은 1/2이다.

364 내열성 DNA 중합효소를 이용하여 시험관 안에서 PCR을 수행하고자할 때 dNTPs와 효소이외에 추가로 넣어주어야 할 것은?

① 소량의 주형(template) + 소량의 프라이머(primer) 쌍
② 과량의 주형(template) + 소량의 프라이머(primer) 쌍
③ 소량의 주형(template) + 과량의 프라이머(primer) 쌍
④ 과량의 주형(template) + 소량의 프라이머(primer) 쌍 + 과량의 dNTPs

해설 PCR에 필요한 요소는 주형(template), 프라이머(primer), dNTP, taq 폴리머라제(polymerase), taq 폴리머라제(polymerase)의 활성을 돕는 buffer 등이다. 주형(template)는 소량 넣어주어도 증폭되며 primer는 충분한 양을 넣어주어야 한다.

365 제한효소 단편 장다형 분석법 (RFLP)을 통해 알 수 있는 사항과 관련이 없는 것은?

① 개체간의 DNA 염기서열의 같은 점과 차이점
② 대립유전자를 가진 이형접합자 검색
③ 유전자 질환의 유무
④ 유전자 기능 검사
⑤ DNA 단편의 크기와 수

해설 RFLP법 등은 유전자의 존재 또는 이상 유무를 검사하는 방법이다.

366 DNA 조작기술에 대한 다음 설명 중 옳지 않은 것은?

① 박테리아의 플라스미드를 유전자의 운반체로 사용할 수 있다.
② 효모의 유전자를 박테리아에서 전사시키려면 박테리아의 프로모터가 필요하다.
③ DNA칩을 이용하여 유전적 변이를 탐지할 수 있다.
④ DNA 재조합 방법을 이용하여 박테리아에서 인슐린을 만들 수 있다.
⑤ cDNA에서 만들어진 mRNA를 증폭하기 위하여 PCR(polymerase chain reaction)을 이용한다.

  PCR(Polymerase Chain Reaction) 방법은 소량의 DNA를 다량으로 증폭하는 기술이며, RNA 역시 증폭할 수 있는데, 이때에는 반드시 역전사효소(Reverse Transcriptase)를 사용하여 RNA를 cDNA로 변환한 후 cDNA를 증폭시킨다. 따라서 'mRNA에서 만들어진 cDNA를 증폭하기 위하여 RT-PCR을 수행한다'라고 해야 맞는 지문이 된다. ③의 경우 DNA칩은 유전자의 발현양상을 확인하기도 하지만 염기서열을 분석할 수 있는 DNA칩도 있으므로 맞는 지문이다.

367 다음은 DNA Sequencing 반응을 수행한 후 얻은 자기방사선사진(autoradiogram)이다. 이 반응에서 얻은 유전자의 염기서열을 바르게 읽은 것은?

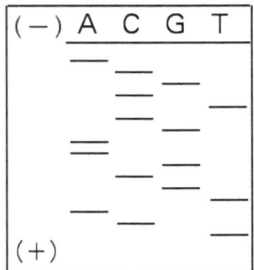

① 5'-ACGCTCGAAGCGTACT-3'
② 5'-AAAACCCCCGGGGTTT-3'
③ 5'-TCATGCGAAGCTCGCA-3'
④ 5'-ACGTACGTACGTACGT-3'
⑤ 5'-TGCATGCATGCATGCA-3'

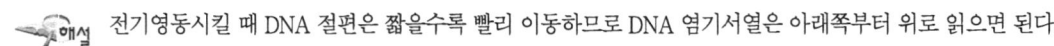
해설 ▶ 전기영동시킬 때 DNA 절편은 짧을수록 빨리 이동하므로 DNA 염기서열은 아래쪽부터 위로 읽으면 된다.

368 DNA 지문을 만드는 과정에 대한 설명이다. 가장 거리가 먼 것은?

① DNA를 제한효소로 처리한다.
② DNA를 크기에 따라 분리한다.
③ 지문을 나타내는 유전자를 세균에 클로닝 한다.
④ DNA를 분리하기 위해 전류를 사용한다.

369 DNA 절편을 전기영동 할 때 젤을 따라 움직이는 거리를 결정하는 요인으로 가장 적절한 것은?

① DNA의 염기서열
② DNA의 인산기의 전하
③ DNA 염기쌍 간의 수소결합
④ DNA 2중 나선의 길이

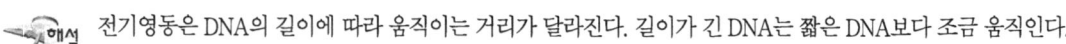
해설 ▶ 전기영동은 DNA의 길이에 따라 움직이는 거리가 달라진다. 길이가 긴 DNA는 짧은 DNA보다 조금 움직인다.

370 제한효소 단편분석법 (RFLP)을 통하여 알 수 있는 사항과 가장 거리가 먼 것은?

① 개체간의 DNA 염기서열의 같은 점과 다른 점
② 보인 유전자를 가진 이형 접합 검색
③ DNA 단편의 크기와 수
④ 유전자 질환과 유전자 기능

> 해설: RFLP(restriction fragment length polymorphism)는 DNA를 제한효소로 절단하면 그 잘라진 유전자의 길이가 개인에 따라 다양하게 나타나는 현상을 의미한다. RFLP를 통해 유전자의 기능이나 질환은 알 수 없다.

371 크기가 3.5 kb인 선형 DNA에 대한 제한효소 지도를 만들고자 한다. 그림은 이 DNA를 BamHI(B), HindIII(H), EcoRI(E)의 제한효소로 단일(B, H, E) 또는 이중(B/H, H/E) 처리하여 얻은 전기영동 결과이다. (단, DNA 절편의 오른쪽 숫자는 크기(kb)를 나타낸다.)

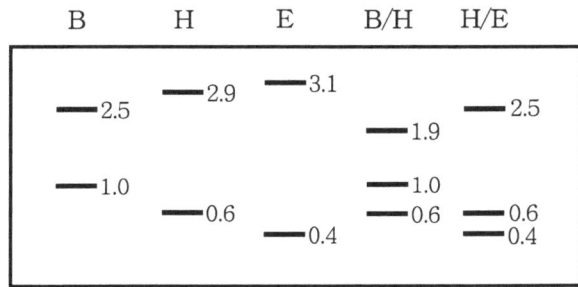

이 DNA를 *Bam*HI과 *Eco*RI으로 동시에 처리하였을 때 예상되는 세 절편 중 중간 크기는 몇 kb인가?

① 0.6   ② 0.8   ③ 1.0   ④ 1.4   ⑤ 1.6

> 해설: B, H, E 제한효소는 3.5Kb DNA에 각 한군데씩 있다. 제한효소의 위치를 3점검정법에 의해서 푼다.

372 유전병인 색소성 건피증(色素性 乾皮症; Xeroderma pigmentosum (XP)) 환자들은 일상의 태양광선에 잠시만 노출되어도 피부에 병변이 일어나거나 피부종양이 빈발하게 되는 관계로 두꺼운 의복 착용과 진한 화장을 한 후에야 제한적인 외출이 가능하다. 이들은 다음 어느 계통 관련 유전자에 변이가 일어났다고 생각하는가?

① DNA 복제(replication) 관련
② RNA 전사(transcription) 관련
③ DNA 복구(repair) 관련
④ 핵단백질의 세포질 내 번역 후 핵 이동 관련
⑤ 피부세포 분화(differentiation) 관련

373 어떤 사람이 특정 어린이의 친부인지를 확인하려고 할 때 사용하는 방법은?

① 역전사(reverse transcription)
② RFLP analysis
③ 유전공학(genetic engineering)
④ polymerase chain reaction (PCR)

374 미량의 혈액이나 정액 등으로 범인을 검거하는데 사용되는 중합효소연쇄반응(polymerase chain reaction)에 필요한 것은?

| (가) 표적 DNA | (나) DNA 프라이머 |
| (다) 4종류의 DNA 뉴클레오티드분자 | (라) DNA 중합효소 |

① (가)
② (가), (나)
③ (가), (나), (다)
④ (가), (나), (다), (라)

해설 PCR에 필요한 요소는 template(표적 DNA), primer, dNTP, taq polymerase, taq polymerase의 활성을 돕는 buffer 등이다.

375 그림과 같이 플라스미드 pAB와 pCD의 DNA를 BamHI과 HindIII로 절단하였다. 네 개의 절편을 함께 넣어 연결 반응을 수행하고, 숙주 세균에 도입한 후 암피실린 배지에 도말하였다.

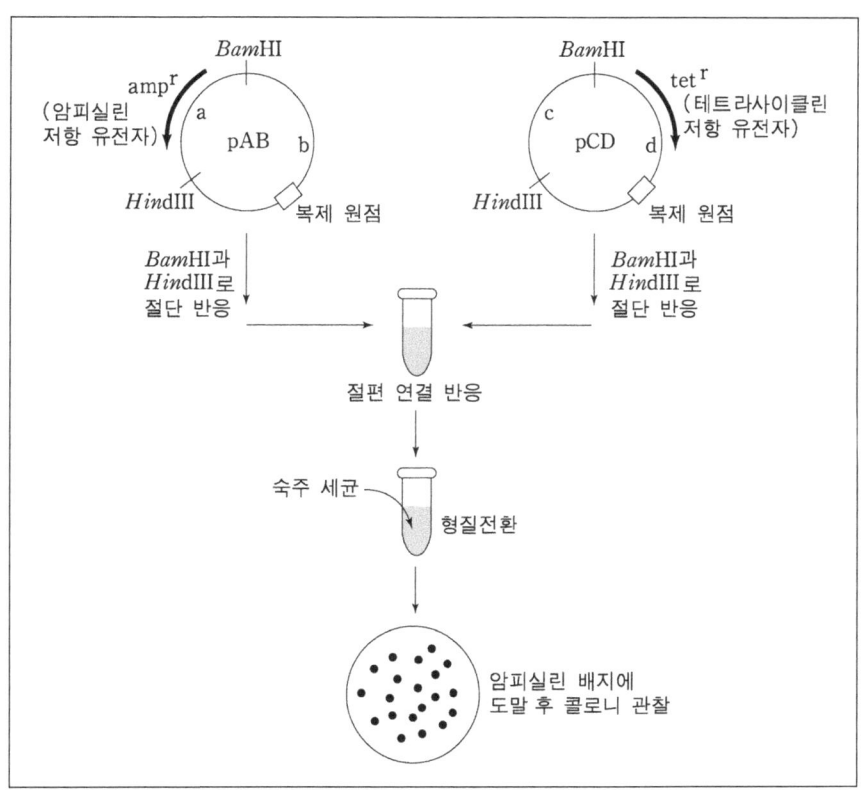

위 실험의 결과로 암피실린 고체 배지에서 얻은 세균들이 포함하고 있는 플라스미드의 종류를 〈보기〉에서 모두 고른 것은? (단, pAD : a 단편 + d 단편, pBC : b 단편 + c 단편)

<보 기>			
ㄱ. pAB	ㄴ. pAD	ㄷ. pBC	ㄹ. pCD

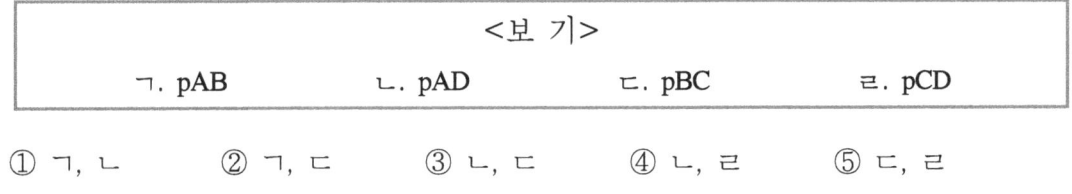

암피실린 저항성유전자를 가진 절편을 지닌 플라스미드를 고르면 된다.

376 mRNA와 결합할 수 있는 상보적인 염기서열을 갖는 RNA를 이용해 단백질 합성을 억제함으로써 인간이나 식물의 질병을 치료하는 기술은?

① PCR 기술
② 안티센스(antisense) 기술
③ RNA 마이크로어레이(microarray) 기술
④ 유전자 치료(gene therapy)

377 복제양 돌리의 탄생이후 체세포 복제 생물에 대한 연구가 크게 증가되고 있고, 최근에는 질병치료를 목적으로 한 인간 복제의 윤리적 타당성이 논란이 되었다. 다음 중 이러한 체세포 복제 생물을 만드는데 쓰이는 방법은?

① 형질전환　　　　② 세포융합　　　　③ 핵치환　　　　④ 형질도입

 난자의 핵을 제거하고 체세포의 핵을 이식하였다.

378 아래와 같은 염기서열을 가진 DNA 조각을 중합효소 연쇄반응(PCR)으로 증폭하기 위하여 두 개의 프라이머를 제작하려고 한다. 적합한 서열을 가진 프라이머를 옳게 묶은 것은? (단, 이중 나선의 DNA 염기서열 중 한 가닥만 표시하였다.)

> 5′…ATTGCCATAGCCTAGGGA…//…CCATTAGCACTTAACTCA…3′

① 5'ATTGCCATAGCCTAGGGA3',　5'TGAGTTAAGTGCTAATGG3'
② 5'ATTGCCATAGCCTAGGGA3',　5'ACTCAATTCACGATTACC3'
③ 5'ATTGCCATAGCCTAGGGA3',　5'CCATTAGCACTTAACTCA3'
④ 5'TAACGGTATCGGATCCCT3',　5'TGAGTTAAGTGCTAATGG3'
⑤ 5'TAACGGTATCGGATCCCT3',　5'ACTCAATTCACGATTACC3'

단일가닥이 주어졌다고 하더라도 PCR기술은 이중가닥의 DNA를 증폭하는 기술이므로 한쌍의 프라이머가 필요하다. 프라이머는 양가닥의 5′ 쪽에 있는 염기서열을 이용한다.

분자생물학기술 - RNA

379 특정 유전자의 기능을 저해하여 그 결과를 관찰하면 그 유전자의 정상적 기능을 알 수 있다. 과거에 많이 사용하던 방법은 antisense RNA방법으로 mRNA에 상보적인 RNA를 도입하여 특정 mRNA의 발현을 저해하는 것이었다. 이 방법은 아주 효율적이지는 아닌데, 그 비효율성을 극복하는 하나의 대안으로 최근에 RNA interference(RNAi) 방법이 개발되었다. 다음 설명 중 옳지 않은 것은?

① RNAi란 특정유전자의 염기서열에 해당하는 RNA 한쪽 가닥을 세포내에 도입하여 그 유전자의 발현을 저해하는 현상을 말한다.
② 동물에서 관찰되는 RNAi 과정은 식물의 유전자 발현저해현상과 그 기전을 일부 공유한다.
③ 포유류의 경우 RNAi에 사용되는 RNA의 길이가 길면 불특정 RNA 파괴현상도 생긴다.
④ RNAi를 위해서 RNA 자체를 도입하지 않고 DNA를 도입해서 같은 사용을 유발시킬 수 있다.
⑤ RNAi를 이용하여 유전자 치료에 응용할 수도 있다.

RNAi라는 기술은 특정 유전자의 발현을 억제할 수 있는 최근에 대두된 새로운 분자생물학적인 기술이다. 이는 특정유전자에 해당하는 염기서열과 동일한 염기서열을 가지는 이중나선 구조의 RNA(dsRNA)를 임의로 합성하여 세포 안에 넣어주면 해당되는 유전자의 발현이 억제되는 것을 이용한 방법이다. 따라서 특정유전자의 발현을 억제할 때 이용되는 방법이다. ①의 경우처럼 특정유전자의 염기서열에 해당되는 한쪽가닥이 아니고 이중나선 구조의 RNA를 첨가시킨다.

380 DNA microarray(마이크로어레이)에서 어떤 정보를 얻을 수 있는가?

① 어떤 특정유전자가 특정세포에서 활발하게 전사되는지를 알 수 있다.
② 특정 유전자를 갖고 있는 클론을 찾을 수 있다.
③ 클로닝하기 위한 DNA을 만들 때 역전사효소를 찾기가 용이하다.
④ 재조합 플라스미드에 유전자를 클로닝하기에 용이하다.
⑤ DNA를 자르거나 연결할 때 효소를 쉽게 알아낼 수 있다.

381 유전자 칩(gene-chip)의 원리는 무엇인가?

① DNA-DNA 결합　　② DNA-protein 결합　　③ RNA-RNA 결합
④ protein-protein 결합　　⑤ DNA-carbohydrate 결합

 유전자 칩(gene-chip 또는 DNA-chip)은 전사가 활발히 이루어지고 있는 유전자를 대단위로 검색하는 방법이다. 이 방법은 슬라이드 위에 다수의 유전자를 집적시키고 이를 각 개인의 특정 조직이나 세포에서 분리한 m-RNA로부터 역전사시킨 cDNA 탐침(probe)과 혼성화시켜 혼성화된 유전자를 선별한다. 선별된 유전자들을 바탕으로 현재 진행 중이거나 앞으로 발생 가능한 유전현상을 판정한다.

382 유전자의 기능을 연구하는 연구방법을 잘못 연결시킨 것은?

① 게놈 내 유전자의 분포 및 카피수를 추정할 때 southern 혼성화 반응을 수행한다.
② northern 혼성화 반응에는 tRNA 표지인자를 사용한다.
③ western 혼성화 반응은 항체를 이용하여 특정 단백질을 검출한다.
④ 미량의 유전자를 증폭하는 방법은 PCR법이다.
⑤ 핵산을 크기에 따라 분리하기 위해서 전기영동을 수행한다.

 핵산 혼성화 반응(southern, northern 혼성화 반응)은 DNA나 mRNA (sense 또는 antisense strand)를 동위원소나 색소로 표지한 후 사용한다.

분자생물학기술 - 단백질

383 현대 생물학에서 이용되는 기술에 관한 다음의 설명 중 틀린 것은?

① Southern blot은 DNA 탐침을 이용하여 DNA의 특정 절편(fragment)을 감지하는 방법이다.
② Northern blot은 DNA 탐침을 이용하여 특정 RNA를 감지하는 방법이다.
③ Western blot은 DNA 탐침을 이용하여 특정 단백질을 감지하는 방법이다.
④ Gel mobility shift assay는 특정 전사인자가 결합하는 DNA 조절부위를 찾아낼 때 쓰일 수 있다.
⑤ Yeast two hybrid 방법은 단백질-단백질 상호작용을 알아내고자 할 때 쓰일 수 있다.

 western blot은 항체를 표지하여 특정 단백질을 감지하는 방법이다.

384 사람의 인슐린 유전자를 대장균에서 생산해 내고자 할 때 고려해야 할 점이 아닌 것은?

① 대장균은 원핵생물이므로 인트론이 제거된 DNA를 플라스미드에 삽입해야 한다.
② 인슐린 단백질을 제대로 만들기 위해서는 인슐린 DNA절편이 플라스미드에 삽입되는 방향이 중요하다.
③ 인슐린 단백질을 대량으로 합성하기 위해 강력한 복제원점을 가진 high copy 플라스미드를 사용한다.
④ 단백질 생산에 불필요한 벡터 내 항생제내성유전자를 제거 또는 약한 항생제를 사용하는 것이 좋다.
⑤ 플라스미드의 크기는 작을수록 유리하다.

 항생제내성유전자는 벡터가 가지고 있어야 할 필수 요소이다.

385 다음은 아래 보기의 염기서열을 지닌 한 개의 단일가닥 cDNA절편을 증폭하고자 하는 PCR (Polymerase Chain Reaction) 방법에 대한 설명이다. 옳지 않은 것은?

<보 기>
5'-TCATGACTCCTGGCTATCTATC ··· // ··· TCATCTGAACTGCATCTACGTAT-3'

① 위 DNA절편을 증폭하기 위하여 2개의 DNA 프라이머가 필요하다.
② 프라이머는 각각 5'-TCATGACTCCTGGCTATCTA-3'과 5'-ATACGTAGATGCAGTTCAG-3' 이다.
③ PCR증폭은 사이클 수에 따라 증폭되는 양이 다르다. 위 DNA를 증폭하여 32개의 이중가닥 DNA를 얻기 위해서는 5사이클의 PCR을 수행하면 된다.
④ PCR 증폭 시 중요한 효소는 Taq 폴리머라제이다.
⑤ PCR 증폭 시 가장 고려해야 할 요소는 DNA절편(template)와 프라이머가 붙는 기작(annealing)이며 이는 프라이머의 길이, CG의 비율 등에 따라 온도를 조절하여 수행된다.

해설 이중가닥 DNA를 만들기 위해 1사이클이 소모되므로 6사이클이 필요하다.

386 다음은 유전적 질병을 확인할 수 있는 다양한 분자생물학 기술들이다. 각 기술에 대한 내용 중 옳지 않은 것은?

① 2D 젤 전기영동법은 단백질을 분리해 내는 기술로 단백질의 등전하점과 크기에 따라 단백질을 분리해 낸다.
② Mass Spectrophotometry 방법은 단백질을 무작위로 절단하고 이들의 무게를 측정하여 아미노산의 조합을 분석함으로써 단백질의 종류를 파악하는 기법이다.
③ SAGE (Serial Analysis Gene Expression)방법은 특정 조직 등으로부터 추출한 mRNA절편을 각각 cDNA로 합성한 다음 이들을 연결하고 PCR 증폭하여 염기서열 분석하는 것으로써 유전자의 발현양상을 알 수 있는 방법이다.
④ DNA 칩 방법은 음전하를 띤 단백질의 발현양상을 확인하는 방법으로 널리 이용되고 있다.
⑤ 염기서열해독법은 ddNTP(dideoxynucleotide-3-phosphate)를 이용한 사슬종결 방법을 주로 사용하여 DNA의 염기를 해독하는 방법이다.

해설 DNA 칩은 DNA의 염기서열 분석이나 mRNA의 발현량을 측정하는데 사용한다.

387 다음 설명 중 옳지 않은 것은?

① 게놈프로젝트의 궁극적인 목적은 각 종의 염기서열을 해독하는 것이다.
② Western blot (혼성화)방법은 표지된 항체를 이용하여 단백질을 확인하는 방법이다.
③ 복제동물은 난자에 핵을 제거하고 정자의 핵을 삽입하여 만들어진다.
④ 유전자검사는 개개인의 염기서열을 차이를 이용하여 분석하는 방법으로 DNA 지문검사 방법이 일반적으로 쓰이는 기술이다.
⑤ SNP (single nucleotide polymorphism)방법은 염기서열의 차이를 분석함으로써 맞춤의학 등을 가능하게 한다.

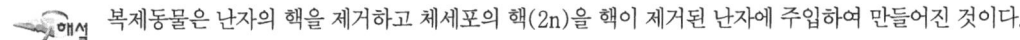
복제동물은 난자의 핵을 제거하고 체세포의 핵(2n)을 핵이 제거된 난자에 주입하여 만들어진 것이다.

조직

388 다음 중 조직이라고 할 수 없는 것은?

① 연골　　　　② 혈액　　　　③ 뇌　　　　④ 심장근

해설　조직은 상피조직, 결합조직, 근육조직, 신경조직으로 구분된다.

389 동물계의 일반적인 특징이 아닌 것은?

① 다세포성
② 생활사 중에서 배발생을 함
③ 유성생식에만 의존
④ 생활사의 특정 단계에서 유동성을 가짐
⑤ 종속영양생물

해설　무성생식하는 종도 있다.

390 결합조직에 대한 설명 중 틀린 것은?

① 섬유성 결합조직은 치밀질이다.
② 성긴 결합조직의 기질은 섬유소가 느슨히 짜여진 모양을 하고 있다.
③ 세포들과 기질로 구성된다.
④ 기질은 상피세포에서 합성된다.

391 다음 보기 중 결합조직에 속한 것들로만 구성된 것은?

| 가. 샘조직 | 나. 지방조직 | 다. 혈액 | 라. 신경조직 |
| 마. 연골조직 | 바. 근육조직 | 사. 상피조직 | |

① 가, 나, 다　　　　② 가, 라, 마　　　　③ 나, 다, 마
④ 다, 바, 사　　　　⑤ 마, 바, 사

소화계

392 다음은 소화액과 소화액 분비 촉진 호르몬을 연결한 것이다. 잘못된 것은?

① 침 – 파로틴
② 위액 – 가스트린
③ 이자액 – 세크레틴
④ 쓸개즙 – 콜레시스토키닌
⑤ 장액 – 알도스테론

해설 알도스테론은 삼투압을 조절하는 호르몬이다.

393 고등 동물에서 단당류·아미노산 등이 흡수되는 경로가 옳게 된 것은?

① 융털의 림프관 → 간문맥 → 간 → 간정맥 → 심장
② 융털의 림프관 → 간정맥 → 간 → 간문맥 → 심장
③ 융털의 림프관 → 가슴관 → 쇄골하정맥 → 심장
④ 융털의 모세혈관 → 간문맥 → 간 → 간정맥 → 심장
⑤ 융털의 모세혈관 → 간정맥 → 간 → 간문맥 → 심장

394 다음 가수 분해 효소 중 지방을 지방산과 글리세롤로 분해하는 효소는?

① 아밀라아제   ② 락타아제   ③ 트립신
④ 말타아제   ⑤ 리파아제

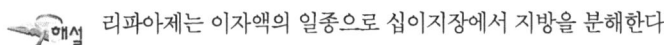
리파아제는 이자액의 일종으로 십이지장에서 지방을 분해한다.

395 뮤신에 대한 설명 중 옳은 것은?

① 단백질 분해 효소의 일종이다.
② 트립시노오겐을 트립신으로 활성화시켜 준다.
③ 세균을 죽이는 역할을 한다.
④ 펩시노오겐을 활성화시킨다.
⑤ 펩신의 작용을 억제하며 위벽을 보호한다.

해설 뮤신은 위벽을 염산과 펩신 등으로부터 보호한다.

396 사람에 있어서 간(liver)의 기능에 대한 설명 중 틀린 것은?

① 장에서 흡수된 양분은 간동맥을 통하여 간으로 이동하며, 간에서 나온 혈액은 간정맥을 경유하여 하대정맥으로 들어간다.
② 포도당을 글리코겐으로 저장하거나 글리코겐을 포도당으로 분해함으로써 혈당량을 조절한다.
③ 여분의 당과 아미노산을 지방으로 전환시켜 저장조직에 저장한다.
④ 아미노산이 분해될 때 생기는 암모니아를 독성이 거의 없는 요소(urea)로 전환시킨다.
⑤ 체내에 들어온 유독물질을 분해하고 수명이 다한 적혈구를 파괴시킨다.

해설 소화계를 통한 영양분의 흡수에 있어 수용성양분은 소장의 모세혈관으로 흡수되어 간문맥을 따라 간으로 이동한다. 간동맥은 심장으로부터 간에 이르는 혈관이다.

397 사람의 소화 기관에서 분비되는 물질 X, Y가 지방의 소화에 관여하는지를 확인하고자 다음과 같은 실험을 하였다. 다음 중 물질 X, Y를 바르게 짝지은 것은?

시험관	혼합물	소화생성물의 양(g)
A	지방+물질 X	0.2
B	지방+물질 X, Y	0.5
C	지방+물질 Y	0.0
D	지방	0.0

  물질 X   물질 Y
① 리파아제   이자액
② 리파아제   쓸개즙
③ 펩신   쓸개즙
④ 염산   리파아제
⑤ 이자액   펩신

해설 X물질은 지방을 분해(소화)하며, Y는 X가 함께 있을 경우에는 더 많은 지방이 분해(소화)된다. 그러므로 Y는 X의 지방분해를 촉진하는 물질로 예상할 수 있다. 사람의 소화기관에서 십이지장의 이자액에는 지방을 분해하는 효소인 리파아제가 있다. 이 때 쓸개에서는 소화효소는 없으나 소화를 돕는 효소를 분비하는데 쓸개즙에는 지방을 유화시키고 리파아제를 활성화시키는 효소가 들어있다. 따라서 X물질은 리파아제이며, Y물질은 쓸개즙이다.

398 포유동물의 영양 또는 소화에 대한 옳은 설명을 〈보기〉에서 모두 고른 것은?

<보 기>
ㄱ. 산성에 저항성을 갖는 세균인 헬리코박터 파이로리(*Helicobacter pylori*)는 위 점막을 파괴하고 위 내층에 염증을 유발하여 위궤양을 야기한다.
ㄴ. 정상인의 간문맥을 통해 이동하는 혈액의 포도당 농도는 식사에 포함된 탄수화물의 양에 상관없이 약 90mg/100mL이다.
ㄷ. 지방분해는 효소 외에도 쓸개에서 합성되는 쓸개즙(bile)에 의해서 이루어진다.
ㄹ. 위의 부세포에서 분비된 염산은 주세포에서 분비된 불활성의 펩시노겐을 활성형 태로 바꾼다.

① ㄱ, ㄴ　　② ㄱ, ㄹ　　③ ㄷ, ㄹ
④ ㄱ, ㄴ, ㄷ　　⑤ ㄴ, ㄷ, ㄹ

 소화계에 대한 문제가 출제되었다. (ㄱ) (ㄹ)은 옳은 지문이다. (ㄴ) 소장에서 흡수된 수용성 양분들은 간문맥을 따라서 간으로 이동하게 되며 간은 혈액 내 탄수화물의 수치를 유지하기 위해 혈액 내 탄수화물이 90mg/100mL이상이 되면 잉여의 탄수화물을 글리코겐의 형태로 저장한다. 소장으로부터 간문맥을 따라 간으로 이동 시에는 탄수화물의 양이 조절되지 않는다. 즉 간문맥은 소장에서 흡수된 영양분이 통과하는 장소이기 때문에 포도당 농도가 일정수준으로 유지되지 않는다. (ㄷ) 쓸개즙은 간에서 합성된다. 쓸개즙은 지방을 유화시키는 작용을 하는 것이지 지방을 분해시키지 않는다.

399 다음 중 트립시노겐(trypsinogen)을 트립신(trypsin)으로 활성화 시키는 효소는 무엇인가?

① 펩신(pepsin)　　② 엔테로키나아제(enterokinase)
③ 카이모트립신(chymotrypsin)　　④ 아미노펩티다아제(aminopeptidase)

 이자액인 엔테로키나아제는 십이지장에서 트립신을 활성화시켜 단백질분해효소로 사용한다.

400 위산이 증가된 경우에 나타나는 현상으로 옳지 않은 것은?

① 십이지장에서 가스트린 분비가 억제된다.
② 혈 중 세크레틴의 농도가 증가했다.
③ 소마토스태틴에 의해 위산분비가 억제된다.
④ 십이지장 궤양이 발생할 가능성이 크다.

위산이 많이 분비되면 위벽에서 분비되는 소마토스태틴(somatotropin)이 가스트린의 분비를 억제한다. 가스트린은 위의 하부인 위문부에서 분비된다.

401 간의 기능 중 설명이 적절하지 못한 것은?

① 과량의 글루코오스(glucose)는 글리코겐(glycogen)이 되어 간세포에 저장한다.
② 아미노산은 탈아민화되어 암모니아, 요산, 요소를 생산한다.
③ 태아를 제외한 성체에서는 적혈구를 생산한다.
④ 혈액응고에 필수적인 fibrinogen과 prothrombin을 생산한다.
⑤ 담즙을 생산하여 지방의 소화를 돕는다.

해설 적혈구는 골수에서 만들어진다.

402 다음 중 간장의 주요 기능은?

가. 담즙의 생산	나. 글리코겐으로부터 포도당 생성
다. 요소·요산 등의 합성	라. 삼투압 및 혈압조절

① 가, 나   ② 가, 나, 다   ③ 나, 다   ④ 다, 라

해설 간은 영양분을 글리코겐이나 지질의 형태로 저장하고, 혈장단백질을 합성한다. 쓸개즙 생성, 발열반응과 해독작용도 담당하고 있다.

403 췌장의 외분비기능이 결핍되었을 때 나타나는 현상은?

① 대변의 지방 함량이 적어진다.
② 십이지장 내부의 pH가 감소한다.
③ 혈액의 킬로마이크론(chylomicron) 농도가 증가한다.
④ 담즙산에 의한 미셀(Bile salt micelle)의 형성이 증가한다.

해설 췌장은 위액으로 산성이 된 즙을 중화시킨다. 췌장의 외분비기능이 결핍되면 중화시켜주지 못하므로 십이지장 내부가 산성화가 된다.

404 간의 기능이 아닌 것을 고르시오.

① 담즙을 생산한다.   ② 불필요한 아미노산에서 요소를 만든다.
③ 소화 효소를 분비한다.   ④ 혈액 내 유독물질을 파괴한다.

405 췌장절제술을 받은 환자는 매번 식사 때마다 소화효소를 보충 받아야 한다. 보충해야 하는 소화효소는?

가. 아밀라아제	나. 단백질분해효소(Protease)
다. 리파아제(Lipase)	라. 이당류분해효소(Dissaccharidase)

① 가 나 다   ② 가 다   ③ 나 라   ④ 라   ⑤ 가 나 다 라

 이자(췌장)액은 탄수화물분해효소, 단백질분해효소, 지방분해효소를 분비한다. 아밀라아제는 탄수화물분해효소(녹말→엿당), 트립신이나 키모트립신은 단백질분해효소(폴리펩티드→트리·디펩티드), 리파아제는 지방분해효소(지방→지방산+글리세롤) 이다.

406 헬리코박터 파이로리(*Helicobactor pylori*)와 관계없는 것은?

① 산을 중화시키는 화학물질이 이 세균주위를 싸고 있어 죽지 않고 위 내벽에 붙어있다.
② 위벽을 자극하여 점액의 분비를 촉진시킨다.
③ 전 세계 인구의 약 50%가 이 균에 감염되어 있다고 추정되고 있다.
④ 방사형의 박테리아이다.

 헬리코박터 파이로리(Helicobactor pylori)는 산에 저항성을 가지고 있으며 위점막에 붙어 자란다. 위벽에 상처가 생긴 경우 위궤양을 촉진한다. 이 경우 위점막에 뮤신이 덮이지 않게 하여 위벽이 염산이나 펩신에 의해 위궤양을 더 악화시킨다.

407 췌장(pancreatic islets)의 베타-세포가 손상을 입었을 때 나타나는 현상으로 바르게 설명된 것은?

① 인슐린(insulin)의 생성이 감소한다.
② 글루카곤(glucagon)의 생성이 감소한다.
③ 혈액 내 포도당의 양이 감소한다.
④ 소화효소가 포함된 알칼리성의 췌장액이 분비되지 않아 소화에 문제가 있다.
⑤ 지방질을 유화시킬 수 없어 지방 및 지용성 비타민의 흡수에 문제가 있다.

췌장에는 알파-세포와 베타-세포가 있으며 알파-세포에서는 글루카곤 호르몬이 분비되어 혈당을 올리는 역할을 하고 베타-세포에서는 인슐린 호르몬이 분비되어 혈당을 내리는 역할을 한다.

408 영양소의 소화와 흡수에 관한 설명으로 가장 적합한 문항은?

① 위장관(gastrointestinal tract)에서 흡수된 탄수화물, 지방, 단백질은 간에서 먼저 저장된 후 다른 장기로 공급된다.
② 아미노산(amino acids), 중성지방(triglyceride) 및 젖당(lactose)은 소장에서 소화과정 없이 흡수된다.
③ 탄수화물의 소화는 위장(stomach)에서부터 시작된다.
④ 십이지장에서 분비된 CCK는 췌장의 소화효소 분비를 촉진하고 담낭을 수축시켜 담즙이 십이지장으로 분비되게 한다.
⑤ 영양소를 가장 많이 흡수하는 부분은 가장 직경이 굵은 위장이다.

> 해설: 지방은 암죽관을 따라 림프계로 이동한다. 젖당, 중성지방은 단위체로 쪼개진 후 흡수된다. 탄수화물은 입에서부터 소화된다. 영양소를 흡수하는 곳은 직경이 작은 작은창자이다.

409 인체의 간 기능에 해당되지 않는 것은?

① 담즙생성 ② 영양소 저장 ③ 해독작용 ④ 성장호르몬분비

410 위액에 함유된 염산(HCl)의 기능으로 맞지 않은 것은?

① 위액을 산성화시킨다
② 해로운 미생물을 죽인다
③ 펩시노겐을 펩신으로 활성화시킨다
④ 세크레틴의 분비를 촉진한다

> 해설: 세크레틴(Secretin)은 십이장 점막에서 분비되며 췌장의 소화효소와 간의 담즙 분비 자극하며 위산 분비를 감소시킨다.

411 다음 생물들 중 소화 방식이 다른 생물과 다른 생물은?

① 거미 ② 곤충 ③ 원생생물 ④ 강장동물

> 해설: 아메바와 같은 원생생물은 소화 작용을 하는 식포가 있다.

순환계

412 포유류에서 산소와 결합하여 운반시키는 것은 다음 중 무엇인가?
① Mg^{2+}
② Fe^{2+}
③ Cu^{2+}
④ $NaHCO_3$
⑤ Ca^{2+}

> 해설 적혈구의 헤모글로빈이 산소를 운반하는데 헤모글로빈의 Fe가 산소와 직접 결합한다.

413 사람의 혈액 응고 방지법 중 혈액을 저온에 보관하는 것과 가장 관계가 있는 것은 어느 것인가?
① Ca^{2+}가 불활성화된다.
② 혈구가 응집된다.
③ 피브린이 제거된다.
④ 트롬보키나아제와 같은 효소의 기능이 약화된다.
⑤ 프로트롬빈이 트롬빈으로 되는 것이 억제된다.

> 해설 피브린이 혈구와 엉켜 혈액이 응고되는데 저온에 보관하게 되면 효소인 트롬보키나아제가 활성이 약화되고 결국 트롬빈이 형성이 잘 안되며 피브리노겐을 피브린으로 바꿔주지 못하므로 혈액응고를 방지한다.

414 비타민 K가 부족하면 혈액의 응고가 되지 않는다. 다음 중 그 이유로 가장 타당한 것은?
① 헤파린의 형성이 촉진되므로
② 혈소판의 파괴가 억제되므로
③ 프로트롬빈의 형성이 억제되므로
④ 피브리노겐의 형성이 억제되므로
⑤ 효소의 작용이 저하되므로

> 해설 비타민 K는 프로트롬빈을 형성하는데 이것이 부족할 경우 프로트롬빈이 부족하고 결국 트롬빈도 부족하게 되어 피브린이 제대로 형성되지 않아 혈액 응고가 약해진다.

415 혈액의 상태 변화에 따른 심장 박동 속도의 조절 관계를 바르게 나타낸 것은?

① pH 상승—부교감 신경—심장 박동 촉진
② CO_2 증가—교감 신경—심장 박동 촉진
③ CO_2 증가—부교감 신경—심장 박동 억제
④ CO_2 감소—교감 신경—심장 박동 억제
⑤ CO_2 감소—부교감 신경—심장 박동 촉진

해설 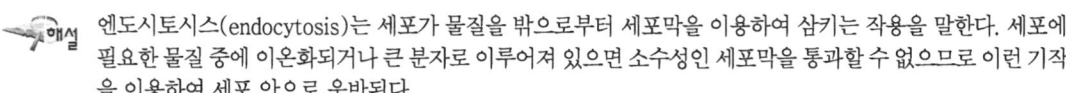가 증가하면 교감신경이 자극받아 아드레날린을 분비하여 심장 박동을 촉진하고 가 감소하면 부교감신경에 자극받아 아세틸콜린을 분비하여 심장 박동을 억제한다.

416 혈액과 세포간 액체 사이의 물질 교환 방법은?

① 확산 ② 엔도시토시스 ③ 능동수송
④ 엑소시토시스 ⑤ 수용체매개 엔도시토시스

해설 엔도시토시스(endocytosis)는 세포가 물질을 밖으로부터 세포막을 이용하여 삼키는 작용을 말한다. 세포에 필요한 물질 중에 이온화되거나 큰 분자로 이루어져 있으면 소수성인 세포막을 통과할 수 없으므로 이런 기작을 이용하여 세포 안으로 운반된다.

417 사람의 순환계에 대한 설명으로 옳은 것은?

① 동맥, 정맥, 모세혈관 중 평균 혈압이 가장 낮은 곳은 모세혈관이다.
② 숨을 들이쉴 때 혈압이 일시적으로 증가한다.
③ 혈액은 하대정맥 → 상대정맥 → 우심방 → 우심실 → 폐동맥 → 폐 → 폐정맥 → 좌심방 → 좌심실의 순으로 순환한다.
④ 혈류의 속도가 모세혈관에서 낮아지는 주된 이유는 모세혈관이 심장으로부터 가장 멀리 있기 때문이다.
⑤ 푸르킨예 섬유(Purkinje fiber)에 전달되는 신호는 심실의 수축을 조절한다.

해설 ① 혈압이 가장 낮은 곳은 정맥이다. ② 숨을 들이 쉴 때 혈압은 일시적으로 떨어진다. ③ 하대정맥은 다리, 몸통 등에서 온 피가 모이는 정맥이고, 상대정맥은 머리, 팔 등에서 온 피가 모이는 정맥으로 두 정맥에서 온 피가 섞여 우심방으로 들어가게 된다. ④ 혈류의 속도는 혈관의 총 단면적과 반비례관계에 있다.

418 혈액에 의하여 평상적으로 운반되지 않는 것은?

① 전분 ② 호르몬 ③ 단백질 ④ 산소 ⑤ 열

해설 전분은 식물의 저장 탄수화물이기 때문에 혈액에 의해 운반되지 않는다.

419 다음 혈액형 중 어느 것이 보편수혈자(universal recipient)인가?

① A ② B$^+$ ③ AB$^+$ ④ AB ⑤ O$^+$

해설 보편수혈자는 혈액형에 크게 저해 받지 않고 수혈을 받을 수 있는 사람으로 모든 항체를 가지고 있는 경우이다. AB$^+$는 Rh$^+$로 Rh 항원을 가지고 있고 AB형은 응집소 α, 응집소 β 가 모두 없는 경우라 어느 혈액형이든 수혈을 받아도 응집 반응이 일어나지 않는다.

420 혈액검사에서 다음과 같은 결과를 보여주는 사람이 받을 수 있는 피의 혈액형은?

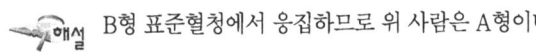

① O, A ② A, AB ③ A, O, AB
④ O, B ⑤ A, B

해설 B형 표준혈청에서 응집하므로 위 사람은 A형이다.

421 체내 물질대사를 촉진해주는 작용과 심장박동 촉진에 의한 혈압상승, 내장 평활근 작용에 관여하는 호르몬은 무엇인가?

① 코르티손 ② 코르티솔 ③ 에피네프린
④ 알도스테론 ⑤ 황체형성호르몬

해설 에피네프린은 다른 말로 아드레날린이라고도 부른다. 이는 교감신경에 의해 자극받으며 심장박동 촉진, 혈압상승 등에 관여한다.

422 혈액이 심장으로 유입되는 것은 무엇에 기인하나?

① 심방의 수축   ② 심방의 이완   ③ 심실의 수축   ④ 심실의 이완

해설 심방이 이완되면 혈액이 심장으로 들어오게 되고 심방이 수축하고 심실로 혈액이 이동한다. 심실이 수축하게 되면 동맥으로 혈액이 나가게 된다.

423 심장에 대한 설명으로 틀린 것은?

① 박동원은 좌심방의 상부에 있는 동방결절이다.
② 심장의 박동은 자율적이다.
③ 교감신경은 박동률을 증가시킨다.
④ 전신을 돌고 온 혈액은 상대정맥을 통해 우심방으로 들어간다.
⑤ 거미, 가재, 메뚜기 등의 무척추동물은 개방순환계를 가지고 있다.

해설 심장박동의 근원이 되는 동방결절은 우심방과 대정맥이 만나는 부분에 위치한다.

424 다음 설명 중 옳지 않은 것은?

① 동맥은 근육이 발달한 저항혈관으로 혈압이 가장 높다.
② 말초조직의 세동맥이 수축하면 조직액 형성이 촉진된다.
③ 간이 손상되면 복부나 손발에 부종이 발생할 수 있다.
④ 정맥과 림프관에는 일방향성 판막이 존재한다.

425 혈액에 대한 설명으로 틀린 것은?

① 사람의 경우, 체중의 약 8%를 차지한다.
② pH는 약 7.4이다.
③ 세포성분인 혈구와 세포간 물질인 혈청으로 구성된다.
④ 트롬빈에 의해 피브리노겐은 피브린이 된다.
⑤ 적혈구가 많아지면 혈액의 산소운반 능력이 증가 된다.

해설 혈액은 혈구와 혈장으로 구성되어 있다. 혈구는 적혈구, 백혈구, 혈소판으로 이루어져 있고 혈장은 주로 수분과 혈액응고인자, 전해질 등으로 이루어져 있다. 혈청은 혈장에서 섬유소원을 제거한 나머지를 말한다.

426 심장박동의 조절중추와 심장박동을 촉진하는 신경을 나타낸 것은?

① 척수, 교감신경　　　　　　② 연수, 교감신경
③ 척수, 부교감신경　　　　　④ 연수, 부교감신경

427 심장의 수축에 관한 설명으로 옳지 않은 문항은?

① 심장 수축의 리듬을 결정하는 부위는 동방결절(sinoatrial node)이다.
② 심방근육과 심실근육은 절연체에 의하여 전기적으로 분리되어 있다.
③ 심장에서 흥분파(임펄스) 전도 속도가 가장 빠른 부분은 Purkinje fiber이다.
④ 심실근육을 모두 흥분시키는데 필요한 시간은 심전도의 QRS wave 길이로 짐작할 수 있다.
⑤ 심장근육으로의 혈류는 주로 수축기에 공급받는다.

> 해설 심방이 이완되면 혈액이 심장으로 들어오게 되고 심방이 수축하고 심실로 혈액이 이동한다. 심실이 수축하게 되면 동맥으로 혈액이 나가게 된다.

428 조직에서 모세혈관 쪽으로 체액을 이동시키는 두 가지 압력으로 짝지어 진 것은?

① 간질액 정수압(hydrostatic pressure)/모세혈관 정수압
② 간질액 정수압/혈액 삼투압(osmotic pressure)
③ 간질액 삼투압/혈액 삼투압
④ 간질액 삼투압/모세혈관 정수압

429 혈액응고 과정에서 피브리노겐(fibrinogen)을 실모양의 단백질인 피브린(fibrin)으로 활성화시키는 요소는 무엇인가?

① 트롬빈(trombin)　　　　　　② 프로트롬빈(protrombin)
③ 트롬보플라스틴(tromboplastin)　　④ Ca^{2+}

430 헤모글로빈에 대한 설명으로 올바른 것은?

① 혈액의 pH가 낮아지면 산소친화도가 높아진다.
② 혈액의 온도가 올라가면 산소친화도가 올라간다.
③ 혈액의 온도가 낮아지면 산소친화도가 올라간다.
④ 산성 혈액이 pH가 높아져 중성이 되면 산소 친화도가 낮아진다.

해설 온도가 높고, H^+, CO_2, 2,3-DPG가 증가하면 헤모글로빈과 산소의 친화도가 떨어진다.

431 심장 박동을 위하여 심장 근육은 일생동안 끊임없이 수축한다. 이 심장 근육에 산소 및 영양분의 공급 경로는?

① 심장 내부의 혈액으로부터 직접 공급
② 체순환의 대동맥
③ 체순환의 경동맥
④ 관상동맥
⑤ 간문맥동맥

432 심장의 주기적이고 규칙적인 박동과 관계가 없는 것은?

① 동방결절 (sinoartrial node)
② 카스파리안대 (casparian strip)
③ 히스 다발 (bundle of His)
④ 방실결절 (artrioventricular node)

해설 카스파리안대 (casparian strip)은 세포벽 사이의 목질화된 띠이다. 이 띠 때문에 이온이 내피를 통과할 때 다른 곳으로 이동하지 못하고 원형질막으로 가서 연락사를 통해 물관부로 갈 수 있다.

433 심장의 박동주기 동안 심근에서 일어나는 전기적 사건은 체표면에 설치한 전극으로 기록할 수 있으며, 이를 심전도라 한다. 심전도의 파형은 각각 P, Q, R, S, T로 그림과 같이 심장주기와 함께 표시할 수 있다.

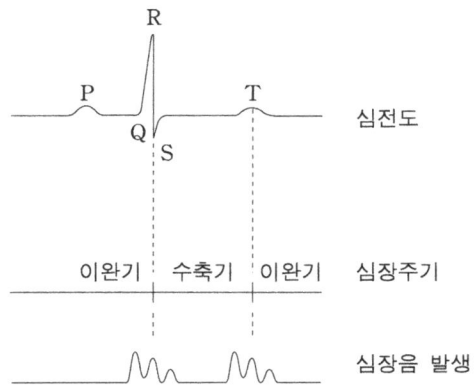

위 그림에 대한 설명으로 옳지 않은 것은?

① P파는 심방 근육의 탈분극과 수축에 해당한다.
② Q, R, S파는 심실 근육의 탈분극에 해당한다.
③ T파는 심실의 이완과 재분극에 해당한다.
④ S파와 T파 사이에서 심방 근육이 수축하고 심방 내의 혈압이 최고로 올라간다.
⑤ 심장음은 수축기 시작점에서 삼첨판과 이첨판이 닫히는 소리와 끝점에서 반월판이 닫히는 소리이다.

해설 S-T파 사이에서는 심방근육은 이완될 것이다.

434 다음의 상황 중 신생아의 용혈(hemolytic disease of the newborn)이 유발되는 경우는?

① Rh-양성 임산부가 Rh-음성 태아를 임신한 경우
② O형 임산부가 AB형 태아를 임신한 경우
③ AB형 임산부가 O형 태아를 임신한 경우
④ Rh-음성 임산부가 Rh-양성 태아를 임신한 경우
⑤ 위 경우가 모두 맞음

해설 Rh 혈액형을 담당하는 응집소는 IgG로 만약 이 응집소가 없는 Rh⁻ 임산부가 Rh⁺ 태아를 임신할 경우 용혈이 일어날 수 있다. ABO 혈액형일 경우 부모와 혈액형이 달라도 응집 반응이 일어나지 않는 이유는 ABO 혈액형에 관여하는 응집소는 IgM으로 IgG보다 5배 정도 크기 때문에 태반을 통과할 수 없어 모체와 태아의 혈액형이 달라도 직접 반응이 일어나지 않는다.

호흡계

435 숨을 들이쉬는 흡식 시에 횡격막은 어떻게 되는가?

① 이완되고 아래쪽으로 움직인다.
② 이완되고 위쪽으로 움직인다.
③ 수축되고 아래쪽으로 움직인다.
④ 수축되고 위쪽으로 움직인다.
⑤ 숨쉬기와 관련없다.

436 혈색소의 산소해리곡선(Hb-O_2 dissociation curve)을 우측으로 이동시키는 경우는?

① P_{CO_2} 증가　　　　② pH 증가　　　　③ 온도 저하
④ 2,3-diphosphoglycerate(2,3-DPG) 감소　　　　⑤ 모두 다 맞다

> 해설 산소해리곡선은 온도가 높고, H^+, CO_2, 2,3-DPG가 증가하면 헤모글로빈과 산소의 친화도가 떨어져 곡선은 우측으로 이동한다.

배설계

437 포유동물에서는 신장에서 오줌이 생성되어 배설되는데 그 경로를 순서대로 배열한 것은?

① 사구체 – 헨레고리 – 근위세뇨관 – 원위세뇨관 – 집합관 – 요관 – 요도
② 사구체 – 근위세뇨관 – 헨레고리 – 원위세뇨관 – 집합관 – 요관 – 요도
③ 사구체 – 원위세뇨관 – 헨레고리 – 근위세뇨관 – 집합관 – 요관 – 요도
④ 사구체 – 원위세뇨관 – 헨레고리 – 근위세뇨관 – 요관 – 집합관 – 요도
⑤ 사구체 – 헨레고리 – 근위세뇨관 – 원위세뇨관 – 요관 – 집합관 – 요도

438 물질대사 결과 생성된 질소노폐물 가운데 암모니아 상태로 배설한 동물은?

① 아메바   ② 메뚜기   ③ 도마뱀   ④ 두루미

해설) 수중 무척추동물, 경골어류 등은 암모니아 형태로 배출하고, 포유류, 양서류, 연골어류들은 요소로 배설하며, 곤충류, 파충류, 조류는 요산을 배설한다.

439 신장의 기능에 대한 설명이다. 옳지 않은 것은?

① 재흡수는 주로 근위뇨세관에서 일어난다.
② 재흡수는 주로 능동수송에 의한다.
③ 혈액 내 물질은 분자크기에 관계없이 여과된다.
④ 혈액 내 물질의 분비는 주로 원위뇨세관에서 일어난다.

해설) 사구체에서 보면 주머니 방향으로 여과되며 염류, 포도당, 아미노산, 비타민, 질소노폐물 등은 여과되는 반면 크기가 큰 물질들인 글리코겐, 단백질, 지방, 혈구 등은 여과되지 않는다.

440 포유동물의 신장이 관여하는 항상성 유지 기작은?

가. 체온의 조절	나. 혈압의 유지
다. 혈액의 산성도 유지	라. 수분평형(water balance)의 조절
마. 체내 수분함량(water level) 조절	

① 가, 나, 다 ② 나, 다, 라 ③ 다, 라, 마
④ 라, 마 ⑤ 나, 다, 라, 마

해설 체온 조절은 뇌하수체의 시상하부의 관여로 이루어진다.

441 그림은 신장의 헨레고리에서 일어나는 오줌의 형성 과정을 나타낸 것이다.

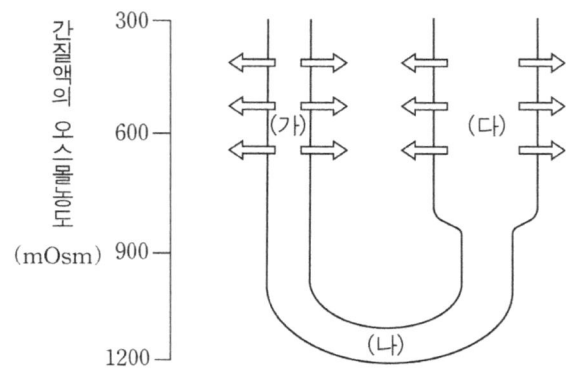

⇌ : 물질의 이동방향

헨레고리 부위 (가)~(다)에 대한 설명으로 옳지 않은 것은?

① (가)에서 물이 재흡수된다.
② (가)에서 세뇨관액의 오스몰농도는 간질액의 오스몰농도보다 낮다.
③ 세뇨관액은 (가)에서 (나)를 거쳐 (다)로 흐른다.
④ (다)에서 Na^+가 재흡수된다.
⑤ 세뇨관액의 오스몰농도가 가장 높은 곳은 (다)이다.

해설 오스몰농도가 가장 높은 곳은 (나)이다.

442 다음 중 원뇨에서 혈액으로 재흡수되지 않는 것은?

① 지방산   ② 물   ③ 아미노산
④ 포도당   ⑤ Na^+

해설 재흡수는 수질에서 일어나며 능동 수송에 의해 세뇨관(헨레고리)에서 모세혈관 방향으로 재흡수 된다. 물, NaCl, 포도당, 아미노산 등 몸에 필요한 성분만 재흡수 된다.

443 신장에서 일어나는 물의 재흡수에 대한 다음 설명 중 옳은 것은?

① 바소프레신(vasopressin)은 원위세뇨관과 집합관에서는 물의 재흡수를 방해한다.
② 바소프레신(vasopressin)은 네프론(nephron)의 전 길이에 모두 작용한다.
③ 헨리고리(loop of Henle)의 상행각(ascending limb)에서는 물이 투과되지 않는다.
④ 헨리고리(loop of Henle)의 하행각(descending limb)은 상행각에 비해 미토콘드리아가 풍부하게 존재한다.

해설 바소프레신(ADH, 항이뇨호르몬)은 뇌하수체 후엽에서 분비되며, 세뇨관에서 수분의 재흡수를 촉진한다. 헨리고리의 하행각에서는 주로 물의 재흡수가 일어나고 상행각에서는 주로 염의 재흡수가 일어난다. 물과 나트륨은 같은 비율로 재흡수된다.

444 다음 중 신단위 (nephron)의 세뇨관을 구성하는 부위가 아닌 것은?

① 사구체 (glomerulus)   ② 헨레 고리 (loop of Henle)
③ 근위세뇨관 (proximal tubule)   ④ 원위세뇨관 (distal tubule)

해설 사구체는 세뇨관을 구성하지 않는다.

445 신단위(nephron)의 부위 중 물에 대한 투과성이 가장 낮은 곳은?

① 기부세뇨관   ② 원부세뇨관
③ 헨레 고리 하행관   ④ 헨레 고리 상행관

해설 헨리고리의 하행각에서는 주로 물의 재흡수가 일어나고 상행각에서는 주로 염의 재흡수가 일어난다.

면역계

446 포유류 개체의 개인적인 특징을 이루는 세포막 단백질로 T 림프구가 자기와 비자기를 구별하는 데 이용하는 것은 무엇인가?

① 히스타민(histamine)
② 항체(antibody)
③ 주조직적합성복합체(major histocompatibility complex)
④ 사이토카인(cytokine)
⑤ 인터류킨(interleukin)

> 해설 주조직적합성복합체(MHC)는 class Ⅰ과 class Ⅱ가 있다. class Ⅰ은 대부분의 조직세포에, class Ⅱ는 마크로파지와 B 림프구에 있으며, 항원과 결합할 수 있다.

447 다음 중 항원과 항체의 관계를 잘 짝 지은 것은?

	항원	항체
①	몸을 방어하는 물질	외부 침입물질
②	바이러스나 세균	몸을 방어하는 탄수화물
③	백혈구의 일종	세균을 공격하는 백혈구
④	면역반응을 유발하는 외부 물질	항원에 결합하는 단백질
⑤	암세포	림프구가 분비하는 화학물질

448 비특이적 세포 방어를 수행하는 백혈구들 가운데 암이나 바이러스를 보유하고 있는 자신의 세포를 죽이는 일을 하는 것은 무엇인가?

① 산성 백혈구 ② 염기성 백혈구 ③ 보조 T 림프구
④ 자연킬러 세포 ⑤ B 림프구

> 해설 NK세포(natural killer cell)는 혈액 내 백혈구의 일종으로 암세포를 직접 파괴하는 면역세포로 자연킬러 세포라 부르며 특정단백질(MHC)를 가지고 있다.

449 세포성 면역과 가장 관련이 적은 것은?

① 비특이적 면역　② 흉선　③ T 림프구
④ B 림프구　⑤ 골수

 세포성 면역은 T cell이 관여하는 면역으로 B세포의 면역은 체액성 면역에 속한다.

450 우리 몸의 항체 생산과 관련된 클론선택설(clonal selection theory)은 무엇인가?

① 우리 몸에 침입하는 항원에 결합할 수 있는 T 세포와 B 세포 집단이 미리 몸 안에 준비되어 있다.
② 하나의 B 세포가 몸에 침입하는 개별 항원에 대해 각각의 항체를 생산한다.
③ 항원은 B 세포의 항체 유전자 재조합 과정을 유도하여 각 항원에 대한 항체를 생산하게 한다.
④ 항원은 세포의 세포막 수용체에 결합하여 세포 내부로 침투한다.
⑤ 항원의 DNA는 숙주 세포의 염색체 내부로 통합되어 증폭된다.

451 B 세포가 항원을 인식하는데 사용하는 것은?

① MHC I　② MHC II　③ IgM
④ IgE　⑤ IgA

 B 세포는 세포막에 있는 IgM이나 IgD를 이용하여 혈액속의 항원을 포획한 후, 수용체매개 엔도시토시스(receptor-mediated endocytosis)에 의해 항원을 섭취한다. B 세포 내부에서 항원은 리소좀 등에 의해 분해되고, B 세포는 항원과 결합했던 IgM의 가변부위에 해당하는 유전자를 전사시켜 외부 분비형 항체인 IgG를 다량 만들어낸다.

452 다음 중 자가면역질환이 아닌 것은?

① 에디슨씨병　② 류마티스성 관절염
③ 전신홍반성낭창　④ 후천성 면역결핍증후군

 후천성 면역결핍증후군(AIDS)는 면역에 관련된 림프구가 파괴되는 것을 말한다.

453 주로 타액, 장액 등 외분비액에 포함되어 있으며, 초유에도 다량 들어 있는 항체는?

① IgM　　　② IgG　　　③ IgA　　　④ IgE

해설 : IgG : IgG는 림프와 순환계로 운반되어 독성물질과 기타 세균을 중화시킨다.
IgM : 식균 작용
IgA : 점막 보호기능 (질병예방)
IgE : 알레르기 반응 조절효과

454 다음은 면역반응에 관여하는 요소들을 나열한 것이다. 선천적 면역반응(innate immune response)에 관여 하는 요소를 모두 고른 것은?

가. T 림프구(T lymphocytes)	나. B 림프구(B lymphocytes)
다. 인터루킨(interleukins)	라. 항체(antibody)
마. 식세포(phagocytes)	바. 자연킬러 세포(NK cells)

① 가, 나　　② 가, 마　　③ 나, 라
④ 다, 라　　⑤ 마, 바

답: ⑤

 선천적 면역반응은 항원이 침입했을 때, 즉각적으로 반응하는 비특이적 면역반응 (non-specific immunity) 반응이다. 비특이적 화학 방어와 비특이적 세포 방어로 나눌 수 있다. 식세포나 자연킬러 세포는 비특이적 세포 방어에 관여하는 요소라고 볼 수 있다.

455 항체에 대한 설명으로 틀린 것은?

① H사슬과 L사슬은 이황화결합(disulfide linkage)에 의해서 연결되어 있다.
② H사슬과 L사슬의 변이부은 구조가 서로 다르다.
③ H사슬의 변이부 서열들은 V, D 및 J 그룹으로 구성이 된다.
④ L사슬의 변이부는 C-말단에 존재한다.
⑤ 가장 구조가 복잡한 면역글로불린은 IgM 급이다.

해설 변이부는 N-말단에 존재한다.

456 보체(complement)에 대한 설명으로 옳은 것은?

> (가) 항체에 의해 활성화되어 외부의 세포를 죽인다.
> (나) 간에서 합성된 단백질들로 이루어져 있으며 보통 때는 혈액에서 비활성화 된 상태로 순환한다.
> (다) 옵소닌 작용을 한다.
> (라) 막공격 복합체(membrane-attack complex)를 형성한다.

① (가), (나), (다) ② (나), (라)
③ (라) ④ (가), (나), (다), (라)

457 알레르기 반응을 초래하는 주된 항체는?

① IgG ② IgM ③ IgA ④ IgE

해설 IgG : IgG는 림프와 순환계로 운반되어 독성물질과 기타 세균을 중화시킨다.
IgM : 식균작용
IgA : 점막 보호기능 (질병예방)
IgE : 알레르기 반응 조절효과

458 헬리코박터 파이로리(*Helicobacter pylori*)와 같이 점막상피조직(mucosal epithelium)을 통하여 침투하는 병원체로부터 보호기능을 가진 항체는 무엇인가?

① IgA ② IgD ③ IgE ④ IgG ⑤ IgM

459 B형 간염 바이러스 검사를 위한 혈액 검사결과 다음과 같은 결과가 나왔다. 가장 바람직한 사람은?

① 항체음성 항원음성 ② 항체양성 항원음성
③ 항체양성 항원양성 ④ 항체음성 항원양성

해설 B형 간염은 HBV(herpatitis B virus)의 감염으로 인해 생긴 질환이며 항체는 면역계 내에서 항원의 자극에 의하여 만들어지는 물질이며 항원은 병원균을 의미한다. 혈액 검사 결과 병원균인 HBV는 음성이여야 하므로 항원은 음성이여야 하고 앞으로 HBV 감염 시 면역 작용이 일어나기 위해서는 항체는 양성이여야 한다.

460 다음의 면역계에 대한 설명 중 가장 옳은 것은?

① T 림프구는 흉선에서 생성되며 1차 면역 반응(primary immune response)에 관여한다.
② B 림프구는 골수에서 생성되며 체액성 면역(humoral immunity)에 주로 관여한다.
③ HIV는 DNA 바이러스로 도움 T 림프구를 파괴시켜 면역 결핍을 일으킨다.
④ 면역글로불린 IgA는 눈물이나 혈액 내에 다량 존재하고 2차 면역 반응(secondary immune response)에 주로 관여한다.
⑤ 류마티스성 관절염은 자가 면역 반응에 의한 면역 억제 현상으로 인하여 발생한다.

> 해설) 1차 면역 반응은 주로 대식세포나 IgM이 담당하고 B cell과 T cell이 2차 면역 반응을 한다. HIV는 단일가닥(single stranded) RNA virus이며 류마티스성 관절염은 자가 면역 반응으로 지나친 면역 작용 때문에 자신의 몸도 항원으로 인식하여 발생하는 것이다.

461 다음 중 항체를 만들어내는 세포는?

① B 세포
② T 세포
③ 혈장세포 (plasma cell)
④ 거대식세포 (macrophage)

462 항체 분자의 다양성에 기여하는 요인이 아닌 것은?

① 골수에서 조혈모세포가 B 세포로 분화할 때 일어나는 DNA 재배열
② 수퍼(super) 항체 분자의 다양한 가소성
③ H 사슬 유전자와 L 사슬 유전자의 독립적인 DNA 재배열
④ B 세포의 항체 유전자에 일어나는 체세포 돌연변이

463 능동면역과 거리가 먼 것은?

① 사멸 세균의 주사
② 약독 바이러스의 주사
③ 세균의 표면 항원 유전자를 가지고 있는 재조합 바이러스 DNA의 주사
④ 동물 항체의 주사

> 해설) 동물 항체를 직접 주사하는 건 수동면역의 일종이다.

464 히스타민 분비를 촉진하여 알레르기 반응을 일으키는데 관여하는 항체(antibody)의 종류는?
(**Ig; 면역글로불린, immunoglobulin)

① IgM　　　② IgG　　　③ IgD　　　④ IgA　　　⑤ IgE

465 보체(complement)에 대한 설명으로 옳지 않는 것은?

> 가. 항 미생물 단백질로 혈액에 존재 한다
> 나. 미생물에 결합하여 식세포가 미생물을 쉽게 파괴하도록 한다
> 다. 모세혈관의 투과성을 높이고 염증 반응을 불활성화 시킨다
> 라. 항체와 협력하여 세균을 파괴한다.

① 가, 나　　② 나, 라　　③ 다　　④ 라　　⑤ 가, 나, 라

 비특이적 화학 방어의 일종인 보체(complement)는 약 30종류의 혈장 단백질로 미생물 감염이 있어야 활성화 된다. 침입자 표면을 둘러싸 식세포의 포식(옵소닌 작용)을 촉진하거나 직접 침입자의 지질막에 구멍을 뚫는다. 비특이적 방어(선천적 면역)는 후천성면역이 작동하기 전까지 미생물의 침입과 성장을 억제하는 기구라고 할 수 있다.

466 형질세포(plasma cell)에 대한 설명 중 옳은 것은?

① 항체를 생산하여 세포성 면역에 관여한다.
② 세포독성 T세포 (Tc Cell)로부터의 신호를 받아들여 B세포로부터 분화한다.
③ 분화된 형질세포는 동일한 항체만을 생산 한다
④ 형질세포는 최종적으로 기억세포로 전환되어 소량으로 존재한다.

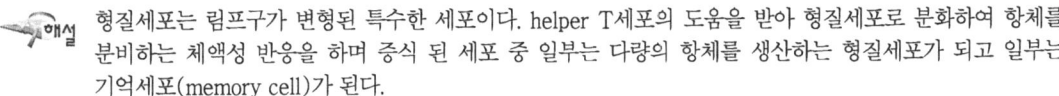 형질세포는 림프구가 변형된 특수한 세포이다. helper T세포의 도움을 받아 형질세포로 분화하여 항체를 분비하는 체액성 반응을 하며 증식 된 세포 중 일부는 다량의 항체를 생산하는 형질세포가 되고 일부는 기억세포(memory cell)가 된다.

467 다음의 면역계 요소들 중 비특이적 방어기능에 관여하는 것으로 구성된 것은?

| 가. 조력 T 세포 | 나. 대식세포 | 다. 열(heat) |
| 라. 조절 T 세포 | 마. 인터페론 | 바. B 세포 |

① 가, 라, 바 ② 가, 나, 라 ③ 나, 마, 바
④ 다, 라, 마 ⑤ 나, 다, 마

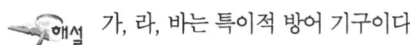
가, 라, 바는 특이적 방어 기구이다.

468 다음 중 이식거부(graft rejection)와 관련된 요소들의 조합은?

| 가. 주요조직적합체 (MHC) | 나. 세포독성 T 세포 | 다. 약독화 미생물균체 |
| 라. T 세포수용체 (TCR) | 마. 외독소 | |

① 가, 다, 라 ② 가, 나, 라 ③ 나, 다, 마
④ 다, 라, 마 ⑤ 나, 라, 마

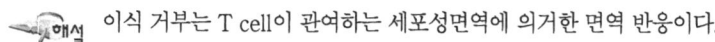
이식 거부는 T cell이 관여하는 세포성면역에 의거한 면역 반응이다.

469 항체 생성과 관련이 적은 세포는?

① 거대식세포(macrophage) ② 형질세포(plasma cell)
③ 세포독성T세포(TC cell) ④ 도움T세포 (TH cell)

killer T세포(cytotoxic T세포; Tc cell)은 골수에서 만들어지나 흉선(Thymus)에서 분화한다. 바이러스나 병균을 직접 파괴하거나 이들에 감염된 자신의 세포 또는 암세포를 파괴하는 세포성 반응을 한다.

470 자가면역질환(autoimmune disease)의 일종으로, 자신의 백혈구가 척수의 축삭(axon) 주위의 수초(myelin sheath)를 잘못 인식하여 공격함으로써 발생되는 질병은?

① 소아마비(poliomyelitis)
② 다발성 경화증(multiple sclerosis)
③ 전신 홍반성낭창(systemic lupus erythematosus)
④ 낭포성 섬유종(cystic fibrosis)

471 단클론항체(monoclonal antibody)의 제조과정 중 생기는 hybridoma 세포의 특성 또는 능력 2가지는?

① 항체생산-불멸성
② 항체생산-HAT 배지에서의 사멸
③ 복수 epitope 인식 항체 생산-HAT 배지에서의 사멸
④ CD4$^+$ T 세포 활성화-불멸성

> 해설: 단일클론항체(monoclonal antibody)는 B세포와 암세포(미엘로마 세포)를 융합시켜 만든 것으로 융합된 세포를 하이브리도마 세포(hybridoma cell)라고 한다. 하나의 항원결정부위에만 결합하므로 특정 항원을 검출하는데 이용된다.

472 보조 T세포는 (   ) 물질을 분비한다.

① 가슴 샘에서 더 많은 B세포가 만들어지도록 자극하는
② B세포와 세포독성 T세포의 반응을 보강하는
③ 역전사효소를 억제하는
④ 세균이 세포로 들어오는 것을 방지하는
⑤ 백혈병의 예방을 도와주는

> 해설: helper T세포(TH)는 사이토카인(cytokine; 인터루킨Ⅰ)을 분비하여 다른 면역 세포들을 분화시키며 일부는 기억세포가 된다.

473 다음 중 항원제시세포 (professinal antigen presenting cell)를 고르시오?

① NK 세포　　② 대식세포　　③ 호중구　　④ 적혈구

> 해설　항원제시세포의 종류에는 대식세포(macrophage), B 세포(B cell), 수지상 세포(dendritic cell), 케라틴세포(keratinocyte)가 있다.

474 백혈구가 박테리아를 잡아먹는 과정을 무엇이라 부르는가?

① 엑소시토시스(exocytosis)　　② 음세포작용(pinocytosis)　　③ 식세포작용(phagocytosis)
④ 능동수송(active transport)　　⑤ 삼투작용(osmosis)

> 해설　엔도시토시스의 과정은 크게 두 가지로 나눌 수 있는데 하나는 음세포 작용이고 다른 하나는 식세포 작용이다. 음세포 작용은 생체 내 수용액에 녹아있는 물질을 수용액과 함께 빨아들이는 작용이고 식세포 작용은 고체덩어리를 세포 내로 함입을 통해 잡아먹은 후 리소좀 등에서 분해하는 과정이다.

475 인간의 면역체계에 있어서 비특이적 방어에 관여하는 것은?

① 인터페론　　② 기억 B 세포　　③ 항체
④ B 임파구　　⑤ T 임파구

> 해설　동물의 면역체계 중 선천성면역은 항원에 대해 비특이적으로 반응하여 항원을 없애는 반면에 후천성면역은 항원에 대해 특이적으로 반응함으로써 특정한 항원을 없애는 역할을 한다. 비특이적 방어는 다시 화학적 방어와 세포적 방어로 나눌 수 있는데 인터페론은 화학적 방어의 한 예이다.

476 다음에 제시한 면역계의 성분들 중 특이적 방어 기능에 속하는 것만 고른 것은?

| 가. 인터페론 | 나. 세포독성 T세포 | 다. 조력 T세포 | 라. 보체 |
| 마. 대식세포 | 바. 자연살상 세포(natural killer cell) | | 사. 항체 |

① 가, 나, 다　　② 가, 바, 사　　③ 나, 다, 사
④ 다, 라, 사　　⑤ 라, 마, 바

> 해설　특이적 방어 기능(후천성 면역)에는 B세포와 killer T세포(cytotoxic T세포; Tc), helper T세포(TH)가 있다. B세포에서는 항체를 만든다.

477 다음 중 비만세포(mast cell)의 기능은?

① 인터페론 분비　　　② 히스타민 분비
③ 안티히스타민 분비　④ 식균작용

> 해설　비만세포에서는 히스타민(histamine)을 분비한다. 이 히스타민은 인체에서 면역체계에서 감시망 같은 역할을 한다.

478 세포독성 T세포가 감염된 세포를 죽일 때 작용하는 단백질은?

① 면역글로불린　② 히스타민　③ 퍼포린　④ 인터페론

> 해설　killer T세포가 CD8 수용체로 항원-Class I MHC 복합체를 인식한 후 림포카인(퍼포린)을 분비하여 감염된 세포를 터트려 죽인다.

479 수동면역에 쓰이는 백신(vaccine)에 들어 있는 것은?

① 병원 미생물　② 항체　③ 형질세포　④ 림프구

> 해설　항체를 넣어 주어서 생긴 면역을 수동면역(passive immunity)이라고 하며 감염물질에 의해 형성된 면역을 능동면역(active immunity)라고 한다.

480 인체 림프구세포 (lymphocyte)는 세포표면으로 수송되는 단백질을 생성한다. 방사성 동위원소로 이런 단백질을 표식하여 단백질의 이동 경로를 추적하였을 때 관찰되는 세포내 이동 순서는?

① 엽록체 → 골지체 → 원형질막
② 골지체 → 조면소포체 → 원형질막
③ 조면소포체 → 골지체 → 원형질막
④ 활면소포체 → 리소좀 → 원형질막
⑤ 핵 → 골지체 → 조면소포체 → 원형질막

> 해설　단백질은 리보솜에서 만들어진다. 이런 리보솜이 붙어 있는 것이 조면 소포체이고 그렇지 않은 것이 활면 소포체이다. 조면 소포체는 활면 소포체로 연결되어 있고 활면 소포체는 골지체로 연결되어 있다. 골지체에서 원형질막으로 보내진다.

481 류머티스성 관절염과 같은 자가면역성 질병이 생기는 이유는 특이적 면역반응의 어떤 특성에 이상이 생기는 것인가?

① 특이성(specificity)
② 기억(memory)
③ 다양성(diversity)
④ 자기-비자기 인식(self-nonself recognition)

> 해설: 자가면역성 질환은 림프구가 자신의 단백질이나 조직을 공격하는 현상이다. 자신의 단백질과 매우 유사한 항원에 감염된 후 이 항원에 대해 만든 항체가 자신의 세포도 공격하게 된다.

482 포유동물의 면역계에 대한 설명으로 옳지 않은 것은?

① 1차 면역반응(primary immune response) 때 주로 분비되는 항체는 IgG이다.
② 주조직적합복합체(major histocompatibility complex, MHC)는 세포 내부에서 항원펩티드 조각과 결합 후 세포막으로 이동하여 항원을 세포 표면에 노출시킨다.
③ 골수에서 흉선(thymus)으로 이동하는 림프구는 T세포로 발달하며, 골수에 남아서 성숙하는 림프구는 B세포가 된다.
④ 항원을 섭취한 수지상세포(dendritic cell)는 림프절(lymph node)로 이동하여 처녀세포와 T세포에게 항원을 제시한다.
⑤ 세포독성 T세포는 바이러스, 암세포, 이식된 세포 등을 제거한다.

> 해설: 1차 면역반응 때 주로 분비되는 항체는 IgM급의 항체이다. 추후 기억세포에 의해서 인지된 항원이 재차 침입 해 들어오면 IgG급 항체가 주로 생산되어 항원을 공격하게 된다.

483 다음의 염증반응과 관련이 없는 것은?

① 호중구
② 형질세포
③ 대식세포
④ 모세혈관의 투과성

> 해설: 형질세포는 림프구가 변형된 특수한 세포이다. helper T세포의 도움을 받아 형질세포로 분화하여 항체를 분비하는 체액성 반응을 하며 증식 된 세포 중 일부는 다량의 항체를 생산하는 형질세포가 되고 일부는 기억세포(memory cell)가 된다.

484 다음 중 획득면역의 구성성분은?

| 가. T 림프구 | 나. B 림프구 | 다. 보체 | 라. 항체 |

① 가, 나　　　　② 다　　　　③ 가, 나, 라　　　　④ 가, 나, 다, 라

> 해설　획득면역은 후천성 면역이라고 한다. 보체는 비특이적 화학 기구로 선천성 면역에 해당한다.

485 단일클론항체의 관한 서술로서 맞는 것은?

① 인터페론을 대량으로 생산하는데 이용된다
② 하이브리도마 잡종세포의 배양에 의해서 생산된다
③ DNA 재조합기술에 의하여 생산된다.
④ 종양세포와 융합된 T림프구의 클론에 의해서 생산된다.

> 해설　단일클론항체(monoclonal antibody)는 B세포와 암세포(미엘로마 세포)를 융합시켜 만든 것으로 융합된 세포를 하이브리도마 세포(hybridoma cell)라고 한다. 하나의 항원결정부위에만 결합하므로 특정 항원을 검출하는데 이용된다.

486 면역계는 이미 노출되었던 바이러스가 다시 신체내로 침투해 들어가면 쉽게 인식한다. 바이러스를 쉽게 인식하는 이유로서 가장 적합한 것은?

① 신체가 여러 해 동안 바이러스를 가지고 있기 때문에
② 모든 종류의 바이러스와 대항하는 유전자를 가지고 있기 때문에
③ 바이러스에 노출되었을 때 바이러스에 대한 수용체를 만드는 세포가 증식하여 기억세포를 만들어 두었기 때문에
④ 바이러스의 유전체가 기억세포로 들어가기 때문에

487 다음의 포유동물 항체 종류 중 천연 상태에서의 분자량이 가장 큰 것은?

① IgG　　　　② IgA　　　　③ IgM
④ IgD　　　　⑤ IgE

488 태어나자마자 흉선을 제거시킨 생쥐가 정상적인 생쥐와 다른 점은?

① 비장의 T 세포 영역이 쇠퇴해져 있다.
② 혈중 림파구의 수가 증가된다.
③ 항원에 대한 항체를 더 효율적으로 만들 수 있다.
④ 보체를 만들 수 없다.

> **해설** 골수에서 흉선(thymus)으로 이동하는 림프구는 T세포로 발달하며, 골수에 남아서 성숙하는 림프구는 B세포가 된다.

489 다음 중 HIV virus의 target이 되는 세포는?

① $CD3^+$ T cell   ② $CD4^+$ T cell   ③ $CD8^+$ T cell   ④ B cell

> **해설** HIV는 RNA를 유전자로 갖고 있는 RNA 바이러스로서 역전사효소를 자체적으로 갖는다. helper T 세포의 CD4 수용체에 결합하여 감염한다.

490 다음은 두 종류(strain)의 생쥐를 대상으로 피부 이식에 대한 거부 반응을 관찰한 실험 결과이다. A생쥐와 B생쥐는 MHC(주조직적합성복합체)만 다르고, 나머지 유전자는 같다. (단, A와 B의 MHC 유전자형은 동형접합이다.) (+: 거부 반응의 정도, −: 거부 반응 없음)

	피부를 제공한 생쥐	피부를 이식 받은 생쥐	거부 반응 3일 후	거부 반응 10일 후
(가)	A	A	−	−
(나)	A	B	−	+
(다)	A	A의 피부를 이식 받은 경험이 있는 B	+++	측정하지 않음
(라)	A	A의 피부를 이식 받은 B로부터 분리된 림프구를 주입 받은 다른 B	+++	측정하지 않음

위 실험 결과에 대한 해석이나 추론으로 옳지 않은 것은? (단, F1(A×B)는 A와 B의 잡종 1세대를 의미한다.)

① A 피부를 F1(A×B)에 이식하면 거부 반응이 일어난다.
② F1(A×B) 피부를 A에 이식하면 (나)의 결과와 유사할 것이다.
③ B 피부를 A에 이식할 경우 (나)의 결과와 유사할 것이다.
④ (다)의 결과는 A의 MHC 항원에 대한 기억세포가 B에서 형성되었기 때문이다.
⑤ 주입된 림프구 중 T 림프구가 (라)의 결과를 초래하였을 것이다.

491 다음은 면역 반응에 대한 설명이다. 올바른 설명은?

> 가. 자가면역을 일으키는 림프구(lymphocytes)들은 제거되거나 또는 불활성화된다.
> 나. 항체는 2개의 중사슬(heavy chain)과 2개의 경사슬(light chain)로 이루어져 있다.
> 다. 항체는 림프구(lymphocytes) 중 갑상선에서 분화되는 T세포(T-cell)에 의해 만들어진다.
> 라. 보체(complement)는 항체의 역할을 증폭시켜주는 역할을 하며 세균의 세포막에 구멍을 뚫어 파괴하기도 한다.

① 가, 나, 다   ② 나, 다, 라   ③ 가, 나, 라
④ 가, 다, 라   ⑤ 가, 나, 다, 라

 항체는 B cell에서 생산된다.

492 항체의 항원이 결합하는 가변부위에 관한 옳은 설명은?

① 수많은 항원에 결합할 수 있도록 가변부위의 구조가 변화한다.
② 항원 특이적 구조는 항체 유전자의 특이적인 전사 방식에 의해 결정된다.
③ 가변부위는 항체마다 다른 구조를 가진다.
④ 항원과 결합할 때 항체의 1차 구조가 변화한다.
⑤ 가변부위의 크기는 매우 다양하다.

항체는 특정 항원에 대한 특이성이 있으며, 항체의 다양성 및 특이성은 항체 유전자들의 유전자 재조합에 의해 결정된다.

493 다음 <보기> 중 면역계의 장애와 관련된 질병을 모두 고른 것은?

> <보 기>
> ㄱ. 류마티스성 관절염   ㄴ. 겸상적혈구빈혈증
> ㄷ. 무감마글로불린혈증(agammaglobulinemia)   ㄹ. AIDS

① ㄱ, ㄷ   ② ㄱ, ㄹ   ③ ㄱ, ㄷ, ㄹ   ④ ㄴ, ㄷ, ㄹ   ⑤ ㄱ, ㄴ, ㄷ, ㄹ

 류마티스성 관절염은 자가 면역의 일종이며, 무감마글로불린혈증은 항체 중 하나인 감마글로불린이 없는 질환이며, AIDS는 Helper T세포를 공격하는 바이러스(HIV)에 의해 발생하는 질병이다. 겸상적혈구빈혈증은 점 돌연변이에 의해서 발생하는 질환이다.

494 항체(immunoglobulin)에 대한 다음 설명 중 옳지 않은 것은?

① 사람의 항체는 네 가지 종류로 나눌 수 있다.
② 항체 중에는 보체(complement)를 활성화시켜 침입한 세포에 구멍을 내는 것이 있다.
③ 항체 분자를 구성하는 모든 폴리펩타이드 사슬은 V 구역(region)과 C 구역을 가지고 있다.
④ 항체는 V 구역에서 특정한 항원을 인식하여 결합한다.
⑤ 항체를 생산하는 B 세포를 플라즈마 세포(plasma cell)라 한다.

해설 사람의 항체는 크게 5종류가 있다. IgG, IgA, IgD, IgE, IgM

495 다음 면역체계의 세포 중에서 관여하는 세포방어의 종류가 나머지와 다른 세포는?

① 산성백혈구　　② 단핵구　　③ 중성백혈구
④ T세포　　⑤ 대식세포

해설 T세포는 특이적인 방어로 면역체계의 중추이며, 나머지는 비특이적 방어기작이다.

496 다음은 우리 몸에서 일어나는 방어기작에 관한 설명이다. 틀린 것은?

① 외부 병원체의 침투 시 즉시 일어나는 반응을 비특이적 방어라 한다.
② 피부에 상처가 생겼을 때 그 부분이 빨갛게 부풀어오르는 것은 히스타민 때문이다.
③ 항체나 인터페론에 의한 방어기작은 특이적 2차 방어의 일종이다.
④ 보체는 식세포작용을 촉진하며, 직접 세균을 죽이기도 한다.
⑤ 키닌은 혈액순환을 활발하게 하며, 식세포인 백혈구를 유인하는 방어역할을 한다.

해설 인터페론은 비특이적 화학방어의 일종이다.

497 인터페론은 어느 것이 생산하는가?

① 도움 T 세포(helper T cell)　② 플라즈마 세포(plasma cell)　③ B cell
④ 식세포　　⑤ 바이러스에 감염된 세포

498 다음 중에서 백신(vaccine)에 해당되는 것은?

① 기억세포   ② 항체   ③ 대식세포와 다양한 림프구
④ 세포독성 T세포   ⑤ 약하게 만들거나 죽인 병원체

499 다음은 항원제시(antigen presentation)에 대한 설명이다. 맞는 것은?

> 가. B 림프구는 원래 항원 그대로를 인지할 수 있다.
> 나. T 림프구는 항원제시세포가 조작한 항원만을 인지한다.
> 다. 세포독성 T 세포(TC)는 항원 인지 시 MHC 분자를 필요로 한다.
> 라. CD4, CD8 양성 세포에 항원을 인지시키는 항원 조작 과정은 각각 다르다.

① 가 나 다   ② 가 다   ③ 나 라   ④ 라   ⑤ 가 나 다 라

해설 T cell은 주조직적합복합체 (MHC)또는 MHC에 붙어 있는 항원 조각을 인지한다. MHC분자 MHC에 붙은 항원 조각은 항원제시(antigen presentation)를 통해서 이루어진다.

500 다음 중 클론 선택 이후에 일어나는 사건이 아닌 것은?

① 체세포의 돌연변이
② 급전환(class switching)
③ 항체 분비
④ 초유전자(super gene)의 DNA 재조합

해설 클론 선택이란 외부에서 침입한 항원들은 B세포와 T세포를 자극하고 자극에 의해 특정 항체가 만들어 지는 것이다. 증식 된 세포 중 일부는 다량의 항체를 생산하는 형질세포가 되고 일부는 기억세포가 된다.

501 항원과 항원 수용체를 바르게 연결한 것은?

① Allergen – IgG
② MHC I 결합 항원 – CD8과 TCR
③ 점막 박테리아 – IgD
④ MHC II 결합 항원 – CD28과 TCR

감각계

502 높은 주파수와 낮은 주파수의 소리를 구별하는 기전으로 옳은 것은?

① 낮은 주파수의 소리는 고막을 더 강하게 진동시킨다.
② 높은 주파수의 소리는 더 큰 활동전위를 일으킨다.
③ 중이뼈(middle ear bone)는 낮은 주파수의 소리에 의해 더 강하게 진동된다.
④ 낮은 주파수의 소리는 난원창(oval window)으로부터 더 먼 거리에서 기저막(basilar membrane)을 편향(deflecting)시킨다.

503 머리의 위치변화와 몸의 가속운동을 감지하여, 몸의 균형을 유지해 주는 내이에 있는 평형기관은?

① 유스타키오관　　② 고막　　③ 전정기관　　④ 코르티기관

> 해설　전정기관은 위치감각을 담당한다.

504 다음 중 간상 세포 속에서 빛을 흡수하여 시각을 성립하게 하는 물질은 무엇인가?

① cis—레티날　　② trans—레티날　　③ 옵신
④ 비타민 A　　⑤ ATP

> 해설　간상세포 : cis-레티날 + 옵신 ──→ trans-레티날 + 옵신

505 빛 자극이 뇌에 전달되는 순서는?

① 빛 → 간상세포 → 신경절세포 → 쌍극세포 → 뇌
② 빛 → 간상세포 → 쌍극세포 → 신경절세포 → 뇌
③ 빛 → 쌍극세포 → 간상세포 → 신경절세포 → 뇌
④ 빛 → 안와(fovea) → 신경절세포 → 쌍극세포 → 뇌

신경계

506 신경세포의 흥분 자극 전달 과정의 특성을 설명한 것 중 알맞은 것은?

> 가. 신경의 전달 속도는 신경에 대한 자극 강도에 비례한다.
> 나. 신경섬유는 절연 전도를 한다.
> 다. 신경의 전도는 'all or none' 법칙을 따른다.
> 라. 신경 전도는 양측성이나, 시냅스 때문에 일측성이 된다.
> 마. 수초를 가진 신경의 전도가 수초가 없는 신경보다 빠르다.

① 가, 나, 다　　② 가, 라, 마　　③ 나, 다, 라, 마
④ 다, 라, 마　　⑤ 라, 마

507 신경의 흥분 전도는 왜 한 쪽 방향으로만 되는가?

① 수상돌기에 시냅스 소낭이 있기 때문에
② 축색돌기 끝에 시냅스 소낭이 있기 때문에
③ 니슬소체의 특성 때문에
④ 란비어 결절이 축색돌기에 있기 때문에
⑤ 신경초의 특성 때문에

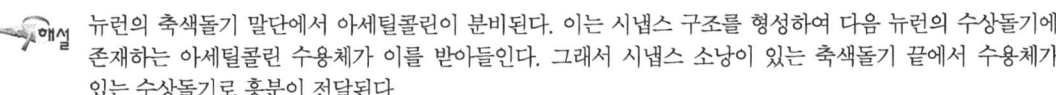 뉴런의 축색돌기 말단에서 아세틸콜린이 분비된다. 이는 시냅스 구조를 형성하여 다음 뉴런의 수상돌기에 존재하는 아세틸콜린 수용체가 이를 받아들인다. 그래서 시냅스 소낭이 있는 축색돌기 끝에서 수용체가 있는 수상돌기로 흥분이 전달된다.

508 뉴런의 세포막에 대해 바르게 설명한 것은?

> 가. 막에 단백질로 이루어진 채널과 펌프가 있어 Na^+나 K^+ 등 무기이온의 운반을 조절한다.
> 나. 휴지막은 Na^+를 K^+ 보다 잘 확산시킨다
> 다. 세포막은 양전하를 띤 수용성 단백질과 유기분자들을 세포 내부에 붙잡아둔다
> 라. 휴지막에는 40 mV 정도의 휴지전위가 흐른다
> 마. 세포막의 K^+ 채널이 열리면 활동전위가 발생한다

① 가　　② 가, 나　　③ 나, 다
④ 다, 라　　⑤ 다, 라, 마

509 활동전위의 발생에 대한 설명이다. 틀린 것은?

> 가. 휴지막의 외부는 양성으로, 내부의 세포질 쪽은 음성으로 대전된다.
> 나. 역치에 도달하면 세포 내부에 양성 전하가 증가하여 더욱 많은 Na^+ 채널이 열린다.
> 다. 전압이 정점에 이르면 Na^+ 채널이 닫히고 불활성화된다.
> 라. Na^+의 이동이 멈추고, K^+ 채널이 열리면 K^+는 급속히 세포 밖으로 유출된 후 휴지전위로 돌아온다.
> 마. 활동전위와 관련된 전기적 변화와 특정 이온의 이동은 독립적이다.

① 마 ② 가, 나 ③ 나, 다
④ 다, 라 ⑤ 다, 라, 마

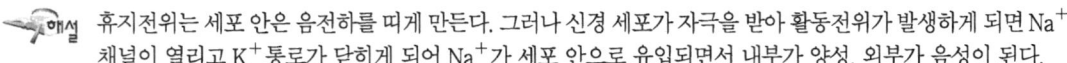 휴지전위는 세포 안은 음전하를 띠게 만든다. 그러나 신경 세포가 자극을 받아 활동전위가 발생하게 되면 Na^+ 채널이 열리고 K^+ 통로가 닫히게 되어 Na^+가 세포 안으로 유입되면서 내부가 양성, 외부가 음성이 된다.

510 신경자극 전달과 관련된 시냅스의 특성을 잘 설명한 것은?

① 기계적으로 신호전달을 한다.
② 전기적으로 신호전달을 한다.
③ 화학적으로 신호전달을 한다.
④ 전기적 또는 화학적으로 신호전달을 한다.
⑤ 화학적 또는 기계적으로 신호전달을 한다.

511 신경계의 흥분전달에서 전 뉴런과 후 뉴런간의 전달과정이 바르게 설명된 것은?

① 전 뉴런의 세포체에서 전달물질이 분비되며 후 뉴런의 축색말단의 막을 통하여 전달된다.
② 전 뉴런의 세포체에서 전달물질이 분비되며 후 뉴런 세포체의 막을 통하여 전달된다.
③ 전 뉴런의 축색말단에서 전달물질이 분비되며 후 뉴런 축색말단의 막을 통하여 전달된다.
④ 전 뉴런의 축색말단에서 전달물질이 분비되며 후 뉴런 세포체의 막을 통하여 전달된다.
⑤ 전 뉴런의 수상돌기에서 전달물질이 분비되며 후 뉴런의 수상돌기의 막을 통하여 전달된다.

뉴런의 축색돌기 말단에서 전달물질이 분비되면 이는 시냅스 구조를 형성하여 다음 뉴런의 수상돌기에 존재하는 수용체가 이를 받아들인다. 그래서 시냅스 소낭이 있는 축색돌기 말단에서 수용체가 있는 수상돌기로 흥분이 전달된다.

512 다음 중 신경전달물질이 아닌 것은?

① 아세틸콜린　　② 트로포닌　　③ 세로토닌　　④ 도파민

> 해설　트로포닌은 근육을 구성하는 단백질로 근육 수축을 조절하는 기능을 가진다.

513 다음 중 자율신경계의 부교감신경계의 작용으로 인한 반응이 아닌 것은?

> 가. 위, 이자가 자극을 받는다.
> 나. 심장활동이 억제된다.
> 다. 배뇨가 자극된다.
> 라. 혈액으로의 포도당 방출이 촉진된다.

① 가 나 다　　② 가 다　　③ 나 라　　④ 라　　⑤ 가 나 다 라

514 뇌의 호흡조절 중추는 다음 중 무엇의 변화에 반응해서 작동하는가?

① 혈중 이산화탄소 농도
② 혈중 산소 농도
③ 혈중 포도당 농도
④ 혈중 미토콘드리아 농도
⑤ 혈중 적혈구 수

> 해설　이산화탄소 농도가 증가되면 호흡중추가 자극되어 호흡이 유발된다.

515 신경세포막의 탈분극 때 일어나는 현상을 바르게 설명한 것은?

① Na^+ 이온이 밖에서 신경섬유 안으로 들어온다.
② Na^+ 이온이 안에서 신경섬유 밖으로 이동한다.
③ K^+ 이온이 안에서 신경섬유 밖으로 이동한다.
④ K^+ 이온이 밖에서 신경섬유 안으로 들어온다.

516 최근 주름살 제거에 이용되는 botoxin은 *Clostridium botulinum*이 생산하는 nerve toxin이다. 이 nerve toxin의 주요 기능은 무엇인가?

① 신경전달물질 생산을 방해　　② 신경전달물질 수송체 방해
③ 신경전달물질 수용체 방해　　④ 신경전달물질의 분비능 방해
⑤ 신경전달물질의 분해능 방해

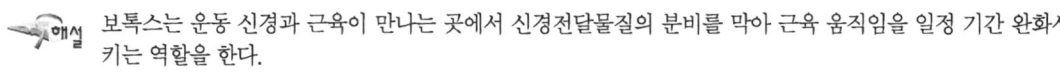　보톡스는 운동 신경과 근육이 만나는 곳에서 신경전달물질의 분비를 막아 근육 움직임을 일정 기간 완화시키는 역할을 한다.

517 교감신경이 자극되면 일어나는 우리 몸의 반응이 아닌 것은?

① 동공 확장　　② 침 분비 촉진
③ 혈당 상승　　④ 호흡률 증가

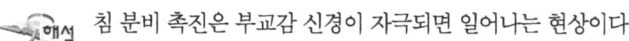　침 분비 촉진은 부교감 신경이 자극되면 일어나는 현상이다.

518 인간의 대뇌 반구는 4개의 엽(lobe)으로 되어 있는데 이 중 언어 생성 중추가 있는 부위는 ?

① 전두엽　　② 측두엽　　③ 두정엽　　④ 후두엽

519 휴지상태의 신경세포막이 역치 이상의 자극에 의해 탈분극되면?

① 세포막 내부에 양성 전위를 갖게 된다.
② 세포막 내부에 음성 전위를 갖게 된다.
③ 세포막 내외의 전위차가 없어진다.
④ 세포막 외부에

521 뉴런들 사이의 억제성 시냅스에서 일어날 수 있는 일을 모두 고른 것은?

> 가. 시냅스 전 세포로 Cl^-이 들어감
> 나. 시냅스 후 세포로 Cl^-이 들어감
> 다. 시냅스 후 세포로 Na^+가 들어감
> 라. 시냅스 후 세포에서 K^+이 빠져나감

① 가 ② 나 ③ 라
④ 나, 라 ⑤ 다, 라

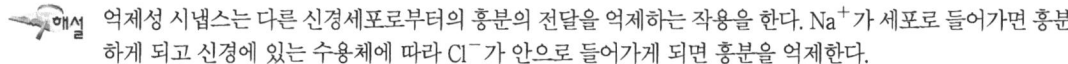 억제성 시냅스는 다른 신경세포로부터의 흥분의 전달을 억제하는 작용을 한다. Na^+가 세포로 들어가면 흥분하게 되고 신경에 있는 수용체에 따라 Cl^-가 안으로 들어가게 되면 흥분을 억제한다.

522 활동전위(action potential)의 특징에 대한 다음 설명 중 옳은 것은?

> 가. 탈분극이 역치전압에 이르면 일어난다.
> 나. 실무율(all-or-none law)이 적용된다.
> 다. 불응기(refractory period)를 가지고 있다.
> 라. 올라가는 단계(rising phase)에서는 세포막에 대한 K^+투과도(permeability)가 Na^+ 보다 크다.

① 가, 나, 다
② 나, 라
③ 라
④ 가, 나, 다, 라

523 다음 중 다른 모든 것들의 활동을 제어하는 것은?

① 갑상선 ② 시상하부 ③ 뇌하수체
④ 부신피질 ⑤ 연수

524 다음은 사람의 신경계에 대한 설명이다. 옳지 않은 것은?

① 인간의 척수신경(spinal cord)은 31쌍이다.
② 부교감 신경의 자극으로 동공이 확대된다.
③ 뇌의 베르니케 영역(Wernicke's area)은 듣기나 쓰기 즉, 언어를 이해하도록 반응하는 부위이다.
④ 뇌척수액은 중추신경계에서 완충작용을 하며, 필요한 영양소, 호르몬, 백혈구를 공급하는 것을 도와준다.
⑤ 소뇌는 조화로운 신체의 움직임과 균형을 갖게 한다.

> 해설 부교감 신경은 교감신경의 길항작용으로 하며 안정 상태에서 작동하게 된다. 주로 소화액 분비를 촉진하고 체온과 혈당을 저하시키며 아세틸콜린 분비한다. 동공 확대는 교감 신경의 자극으로 생기는 현상이다.

525 신경세포의 기능에 대한 설명 중 맞는 것은?

① 역치에 이르면 Na^+ 통로가 열린다.
② 휴지막의 외측은 음성, 내측은 양성으로 대전된다.
③ 전압이 정점에 이르면 K^+ 통로가 닫힌다.
④ −55mV일 때는 K^+ 통로가 열린다.

526 화학적 시냅스는 이웃한 신경세포간의 시냅스 간극(synaptic cleft)을 신경전달물질(neurotransmitter)로 연결한다. 다음 〈보기〉에서 화학적 시냅스에 관한 올바른 설명을 모두 고른 것은?

> ㄱ. 활동전위가 시냅스 전 세포의 축색말단에 생화학적 변화를 일으켜 시냅스 소포와 시냅스 전 신경세포의 세포막이 융합한다.
> ㄴ. 신경전달물질은 시냅스 후 신경세포막에 존재하는 수용체와 결합하여 그 수용체의 Na^+/K^+ 펌프 기능을 활성화시킨다.
> ㄷ. 시냅스 소포가 시냅스 간극에 신경전달물질을 방출한다.
> ㄹ. 수용체에 결합한 신경전달물질은 효소에 의하여 분해된다.

① ㄱ, ㄴ ② ㄷ, ㄹ ③ ㄱ, ㄷ, ㄹ
④ ㄴ, ㄷ, ㄹ ⑤ ㄱ, ㄴ, ㄷ, ㄹ

527 포유동물의 세포막과 안(^{i})과 밖(^{o})의 이온 농도 차이와 이를 유지하는 세포막의 기작이 바른 것은?

① $[Na^+]^i < [Na^+]^o$, $[K^+]^i > [K^+]^o$, 촉진확산
② $[Na^+]^i < [Na^+]^o$, $[K^+]^i < [K^+]^o$, 촉진확산
③ $[Na^+]^i < [Na^+]^o$, $[K^+]^i < [K^+]^o$, 능동수송
④ $[Na^+]^i < [Na^+]^o$, $[K^+]^i > [K^+]^o$, 능동수송
⑤ $[Na^+]^i < [Na^+]^o$, $[K^+]^i = [K^+]^o$, 촉진확산

528 신경의 활동전위(action potential)에서 재분극(repolarization)이 일어나는 기작은?

① Na^+ 통로의 활성화
② Na^+ 통로의 비활성화
③ K^+ 통로의 활성화
④ K^+ 통로의 비활성화
⑤ Na^+ 통로의 비활성화와 K^+ 통로의 활성화

 재분극은 전해질이 세포 밖으로 나올 때 발생하는 심장 근육의 이완을 말하는 것으로 다음 전기적 자극을 받아들이기 위해 세포들이 준비하는 상태를 말한다. Na^+의 유입에 의해 탈분극된 후 K^+의 유출에 의해 재분극이 일어나기 때문에 K^+ 통로가 활성화되어야 한다.

운동계

529 근육수축을 일으키는 에너지원과 무기이온을 잘 짝지은 것은?

① ATP, Ca^{2+}　　② ADP, Fe^{2+}　　③ NADH, Mg^{2+}
④ NADPH, Na^+　　⑤ $FADH_2$, K^+

> 해설 　운동신경이 아세틸콜린 분비 → 근소포체에서 Ca^{2+} 방출 → Ca^{2+}이 트로포닌을 제거 → 미오신이 액틴에 결합 → 미오신 머리에 ATP결합 후 분해 → 미오신이 액틴을 끌어당김 → 근육이 수축

530 근소포체(sarcoplasmic reticulum)의 기능은?

① 근육세포의 단백질 합성
② 근섬유의 배열 유도
③ 근세포의 ATP 공급원
④ 아세틸콜린의 분비
⑤ 신경자극에 의한 Ca^{2+} 방출

> 해설 　신경자극에 의해 근소포에서 방출되는 Ca^{2+}는 트로포닌과 결합하여 이들을 액틴으로부터 이탈시켜 액틴이 미오신과 결합할 수 있게 한다.

531 다음 근육의 수축 과정을 순서대로 배열한 것은?

> A. 근소포체에서 Ca^{2+}이 방출된다.
> B. ATPase에 ATP가 결합한다.
> C. 액틴과 미오신이 결합한다.
> D. 액틴이 미오신 사이로 미끄러져 들어간다.

① A—B—C—D　　② B—A—C—D　　③ C—D—A—B
④ A—C—B—D　　⑤ B—C—A—D

532 척추동물의 근 수축에서 ATP가 ADP와 ~P로 된 후 ~P는 무엇과 결합하여 저장하는가?

① 글리코겐(glycogen) ② 아르기닌(arginine) ③ 크레아틴(creatin)
④ 락테이트(lactate) ⑤ 피루베이트(pyruvate)

 근 수축의 보조 에너지원은 크레아틴 인산이므로 여분의 인산은 크레아틴과 결합한다.

533 운동뉴론과 근육세포간의 신경전달물질은 다음의 어느 것인가?

① 세로토닌(serotonin) ② 엔돌핀(endorphin)
③ 도파민(dopamine) ④ 아세틸콜린(acetylcholine)

아세틸콜린(acetylcholine)은 신경의 말단에서 분비되며, 신경의 자극을 근육에 전달하는 화학 물질이다.

534 운동신경세포에서 분비되어 골격근의 수축을 유발하는 신경전달물질은?

① 아세틸콜린(acetylcholine) ② GABA(gamma-amino butyric acid)
③ 에피네프린(epinephrine) ④ 도파민(dopamine)

아세틸콜린(acetylcholine)은 신경의 말단에서 분비되는 신경전달물질로, 신경의 자극을 근육에 전달하는 화학 물질이다. 아세틸콜린(acetylcholine)이 분비되면 혈압강하, 심장박동 억제, 장관 수축, 골격근수축 등의 생리작용을 나타낸다.

535 골격근 수축에 필요한 Ca^{2+}의 작용부위는?

① 액틴(actin)
② 트로포닌(troponin)
③ 트로포마이오신(tropomyosin)
④ 마이오신 머리(myosin head)
⑤ T-세관(T-tubules)

 유리된 Ca^{2+}이 actin filament의 트로포닌(troponin)과 결합하여 형성된 트로포마이오신(tropomyosin)이 액틴(actin)의 사이로 미끄러져 들어가 마이오신 머리(myosin head)에 붙을 자리가 노출된다. 마이오신 머리가 액틴의 노출된 부위와 결합하면, 저장된 에너지를 이용하여 액틴 필라멘트를 당겨 근육이 수축하게 된다.

536 근육수축 시 근육의 길이가 짧아지는 이유에 대한 설명으로 가장 올바른 것은?

① 액틴 및 미오신필라멘트의 길이가 짧아지기 때문
② 액틴필라멘트들이 서로 겹치면서 배열하기 때문
③ ATP가 미오신머리(myosin heads)를 움직여 미오신필라멘트 길이를 짧아지게 만들기 때문
④ 액틴필라멘트들이 미오신필라멘트들 사이로 미끄러져 들어가 액틴 미오신필라멘트 중첩부가 늘어나기 때문
⑤ 액틴필라멘트들이 미오신필라멘트들 속에 있는 중심 공간으로 미끄러져 들어가기 때문

537 평소에 하지 않던 운동을 하고 난 후에 생기는 근육통에 대한 설명으로 옳은 것은?

① 근육에 혈액순환 부족으로 포도당과 산소가 결핍되었다.
② 혈액순환 부족으로 이산화탄소가 축적되었다.
③ 포도당 공급의 부족으로 단백질 분해가 이루어졌으며 암모니아가 생성되었다.
④ 포도당 공급의 부족으로 지방 분해가 이루어졌으며 지방산이 생성되었다.
⑤ 근육에 산소 공급의 부족으로 무기호흡이 이루어졌다.

해설 산소 결핍으로 근육에 젖산이 축적되기 때문에 근육통이 생긴다.

내분비계

538 다음 호르몬에 대한 설명 중 잘못된 것은?

① 호르몬은 특정 유전자 발현을 조절할 수 있다
② 호르몬은 적은 양으로 표적세포에 작용하여 효과를 낸다.
③ 호르몬의 작용은 일련의 효소반응을 통하여 효과가 증폭된다.
④ 수용성호르몬은 특정 기관의 세포질에 있는 수용체와 결합하여 작용한다.

> 해설: 수용성호르몬은 세포막에 있는 특정 수용체와 결합하여 작용하는 것이고 지용성호르몬은 표적 기관의 세포 속으로 들어가 특정 유전자를 활성화시키고 단백질 합성을 촉진하는 기능을 가지고 있다.

539 뇌에서 체온조절, 식이조절 및 갈증을 담당하는 부위는?

① 시상하부(hypothalamus) ② 뇌하수체(pituitary) ③ 해마(hippocampus)
④ 뇌교(pons) ⑤ 기저핵(basal ganglia)

> 해설: 시상하부는 체온 조절, 섭식 조절, 섭수 조절(갈증 담당), 노여움을 조절하거나 뇌하수체의 기능을 조절한다.

540 호르몬을 올바르게 설명한 것은?

① 뇌조직에서만 생성된 후 운반된다
② 특정세포에서만 선택적으로 작용한다.
③ 생식기관에서만 생성된다.
④ 고농도일 때에만 기능을 나타낸다.
⑤ 내분비선 주변조직에서만 확산되어 기능을 나타낸다.

> 해설: 호르몬은 여러 기관(예를 들어 뇌, 갑상선, 부갑상선, 이자, 생식선, 소화기관 등)에서 생성된 후 혈액을 통해 운반된다. 수용부 세포는 특정 호르몬에 대한 수용체를 갖고 있기 때문에 혈액 중 호르몬 농도가 낮더라도 호르몬의 신호를 감지할 수 있다.

541 다음 중 성장호르몬인 것은?

① 프롤락틴(prolactin) ② 아드레날린(adrenalin) ③ 티록신(thyroxine)
④ ACTH ⑤ 소마토트로핀(somatotropin)

542 다음 중 당량의 감소에 관여하는 신경계와 호르몬으로 되어 있는 것은?

① 중추신경계와 글루카곤
② 교감신경계와 아드레날린
③ 부교감신경계와 아드레날린
④ 교감신경계와 인슐린
⑤ 부교감신경계와 인슐린

543 호르몬의 특성이 아닌 것은?

① 내분비선에서 혈액으로 분비된다.
② 극소량으로 물질대사를 조절한다.
③ 주로 단백질 계통의 물질이다.
④ 기관특이성이 없다.
⑤ 척추동물에서는 종 특이성이 없어 다른 종에도 효과가 있다.

　해설　호르몬은 종 특이성은 없으나 기관특이성은 있다.

544 단백질 호르몬의 작용 기작 중 'second messenger'라고 불리어지는 물질은?

① ATP ② cGMP ③ 아데닐시클라아제(adenyl cyclase)
④ poly A ⑤ 단백질 키나아제(protein kinase)

　해설　아데닐시클라아제(adenyl cyclase)는 AMP를 cAMP로 만드는 효소이다.

545 스테로이드 호르몬과 관련된 설명이다. 틀린 것은?

① 세포내 수용체와 결합하여 작용한다.
② DNA이 특정 부위에 결합한다.
③ 유전자의 전사를 일으킨다.
④ 모든 세포에서 동일하게 작용한다.
⑤ 호르몬 작용 결과 새로운 단백질이 합성된다.

해설 스테로이드 호르몬은 지질계통의 산물이며 세포막을 쉽게 통과하여 세포 안으로 들어갈 수 있다. 이 호르몬은 일반적으로 핵 안쪽으로까지 들어가서 유전자와 직접 상호 작용하여 특정 유전자를 발현(전사과정촉진)시킨다. 스테로이드 호르몬의 수용체는 세포내에 존재한다. 모든 세포에서 동일하게 작용하는 것은 아니다.

546 다음은 인체의 혈당량이 조절되는 과정이다. 각 내분비샘에서 분비되는 호르몬 A, B, C가 순서대로 알맞게 된 것은?

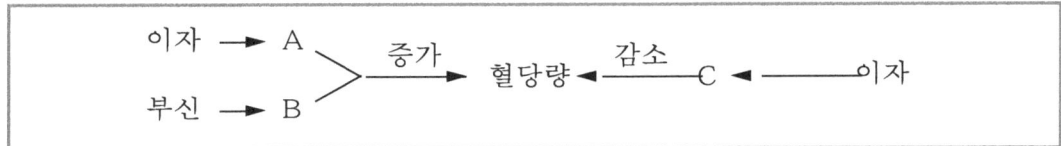

① 아드레날린, 글루카곤, 인슐린
② 인슐린, 아드레날린, 글루카곤
③ 인슐린, 글루카곤, 아드레날린
④ 글루카곤, 인슐린, 아드레날린
⑤ 글루카곤, 아드레날린, 인슐린

해설 이자(췌장) α에서 글루카곤이 분비되고 부신 수질에서 아드레날린이 분비된다. 혈당량을 감소시키기 위해 이자(췌장) β에서 인슐린이 분비된다.

547 신장의 사구체 내 혈압을 일정하게 유지하는 기능을 하는 호르몬은?

① 바소프레신 ② 알도스테론 ③ 노르에피네프린
④ 티록신 ⑤ 글루카곤

 신장의 사구체에서 혈액성분이 여과되기 위해서는 적당한 압력이 유지되어야 한다. 사구체 세포들은 혈압을 감지하며 적정혈압이 유지되지 않을 경우 부신피질을 자극하여 알도스테론 분비를 유도한다. 알도스테론은 세뇨관으로부터 Na^+의 재흡수를 촉진, 혈액 내 삼투압을 높여 혈압을 증가시킨다.

548 뇌하수체에서 분비되는 호르몬은?

| 가. 항이뇨 호르몬 | 나. 멜라토닌 | 다. 프로락틴 |
| 라. 난포자극 호르몬 | 마. 옥시토신 | |

① 가, 나, 다 ② 가, 라, 마 ③ 나, 다, 마
④ 가, 나, 다, 라 ⑤ 가, 다, 라, 마

 멜라토닌은 간뇌의 송과선에서 분비되는 호르몬이다.

549 부신수질에서 생성되어 혈당량, 지방증가, 심장의 박동률과 수축력증가에 관여하는 호르몬은?

① 티록신(thyroxine) ② 에피네프린(epinephrine)
③ ACTH ④ 에스트로겐(estrogen)

 에피네프린(epinephrine)은 부신수질에서 분비되는 호르몬으로 아드레날린이라고도 하며 교감신경 자극전달물질이다.

550 대륙의 내륙지방에서 천일염이나 해조류를 먹지 못하는 인간에게서 나타날 수 있는 질환은?

① 뇨붕증　　　　　② 신장의 재흡수 기능장해　　　　　③ 간기능 장해
④ 순환기 계통 질환　⑤ 갑상선 비대증

> 해설　천일염이나 해조류에는 무기염류, 특히 I(요오드)가 많다. I(요오드)가 결핍되면 갑상선 호르몬이 합성되지 않아 갑상선 기능장애가 발생한다.

551 술을 마시면 소변이 많이 나오고 숙취 후에는 갈증이 심하다. 이와 같은 현상에 대한 가장 타당한 이유는?

① 알코올은 혈압을 높여 신장의 원뇨생성을 촉진하기 때문이다.
② 알코올은 혈압을 낮추어 신세뇨관에서 수분의 재흡수가 감소하기 때문이다.
③ 뇌하수체가 알코올에 민감하게 ADH(항이뇨호르몬) 분비를 촉진하기 때문이다.
④ 뇌하수체가 알코올에 민감하게 ADH(항이뇨호르몬) 분비가 억제되기 때문이다.
⑤ 섭취한 알코올을 희석하는 데 물이 사용되기 때문이다.

> 해설　바소프레신은 뇌하수체 후엽에서 분비되는 호르몬으로 항이뇨 호르몬 (antidiuretic hormone : ADH)이라고도 한다. 알코올이 이 호르몬의 분비를 억제한다.

552 가장 광범위한 표적에 작용하는 호르몬은?

① 항이뇨 호르몬(ADH)
② 갑상선 자극 호르몬(TSH)
③ 부신피질 자극 호르몬(ACTH)
④ 옥시토신
⑤ 에피네프린

> 해설　에피네프린은 교감신경과 연결된 모든 기관에 작용한다.

553 세포들은 외부의 신호에 의해 다양한 방법으로 반응한다. 신호전달에 사용되는 단백질의 하나인 스테로이드 수용체에 대한 다음 설명 중 잘못된 것은?

① 유전자 전사조절에 관여한다.
② 일반적으로 세포막에 존재하며 세포 밖의 스테로이드 호르몬과 결합한다.
③ 스테로이드 종류에 따라 친화력이 다른 수용체들이 존재한다.
④ 티로이드(tyroid)호르몬 수용체와 유사한 구조를 갖는다.
⑤ 이 수용체는 핵으로 들어가 작용한다.

> 해설 스테로이드 호르몬은 지질계통의 산물이며 세포막을 쉽게 통과하여 세포 안으로 들어갈 수 있다. 이 호르몬은 일반적으로 핵 안쪽으로까지 들어가서 유전자와 직접 상호작용하여 특정 유전자를 발현(전사과정촉진)시킨다. 스테로이드 호르몬의 수용체는 세포내에 존재한다. 세포막에 존재하는 것은 단백질 호르몬의 수용체이다.

554 다음 중 골격에서의 칼슘 방출을 증진시키고 소장에서의 칼슘흡수를 촉진시키는 호르몬은 어느 것인가?

① 칼시토닌(calcitonin)
② 갑상선 호르몬(thyroid hormone)
③ 부갑상선 호르몬(parathyroid hormone)
④ 알도스테론(aldosterone)

> 해설 부갑상선은 갑상선의 후면 좌우에 있는 두 쌍의 작은 내분비선으로, 칼슘의 대사를 조절하는 호르몬이 분비되고 있다.

555 폴리펩티드계 호르몬에 대한 설명으로 옳지 않은 것은?

① 세포막의 수용체와 결합한다.
② 기존의 효소들을 활성화시킨다.
③ 표적기관의 세포에만 작용을 한다.
④ 특정한 유전자를 직접 활성화시킨다.
⑤ 2차전달자(2nd messenger)를 통하여 작용을 나타낸다.

> 해설 단백질 폴리펩티드계 호르몬에는 인슐린, 글루카곤, 뇌하수체 호르몬인 프로락틴 등이 여기에 속한다.

556 스테로이드 호르몬의 설명으로 가장 옳은 것은?

① 수용성 호르몬이다.
② 아미노산으로 이루어져 있다.
③ cAMP와 같은 2차전달자(secondary messenger)의 합성을 유도한다.
④ 보통은 표적세포의 세포막에 위치한 수용체 단백질과 결합하여 세포 반응을 일으킨다.
⑤ 표적세포에 작용하여 특정 유전자의 발현을 조절한다.

> 해설 스테로이드계 호르몬에는 생식선 호르몬인 프로게스테론과 에스트로겐, 안드로겐 등이 있으며 부신피질 호르몬인 코르티솔, 알도스테론 등이 속한다.

557 사람의 호르몬 중 insulin과 같은 기관에서 분비되지만 insulin과 길항작용을 하는 호르몬은 다음 중 어느 것인가?

① 옥시토신(Oxytocin)   ② 글루카곤(Glucagon)
③ 멜라토닌(Melatinin)   ④ 가스트린(Gastrin)

> 해설 췌장의 알파-세포에서는 분비되는 글루카곤 호르몬은 혈당을 올리는 역할을 한다.

558 다음 중 세포 신호전달물질인 호르몬과 주 작용기관과의 연결이 적당하지 않은 것은?

　　　　[호르몬]　　　　　　　[작용기관]
① 글루카곤(glucagon)　　　－　신장
② 황체형성호르몬(LH)　　　－　난소
③ 부신피질자극호르몬(ACTH)　－　부신피질
④ 갑상선자극호르몬(TSH)　　－　갑상선
⑤ 에피네프린(ephinephrine)　－　근육, 뇌

> 해설 췌장의 알파-세포에서는 분비되는 글루카곤 호르몬은 혈당을 올리는 역할을 한다.

559 뇌하수체 전엽이 내분비에 미치는 영향을 알아보기 위해 뇌하수체 전엽을 제거하였을 때 나타날 수 있는 현상은?

① 수분 재흡수가 중지된다.
② 혈당량의 조절이 중지된다.
③ 자궁근육의 수축이 일어난다.
④ 키가 더 이상 자라지 않는다.

해설 뇌하수체 전엽에서 분비되는 호르몬으로는 생장호르몬, 갑상선자극호르몬(TSH), 부신피질 자극 호르몬(ACTH), 여포자극 호르몬(FSH), 황체 형성 호르몬(LH) 등이 있다. 후엽에서는 자궁 수축을 촉진하는 옥시토신과 신장 수분의 재흡수를 촉진하는 항이뇨호르몬(ADH)이 있다.

560 췌장(pancreas)의 랑게르한스섬에 있는 세포와 분비하는 호르몬이 맞게 연결된 것은?

① α-cell – 글루카곤(glucagon), β-cell – 인슐린(insulin), δ-cell – 소마토스타딘(somatostatin)
② α-cell – 글루카곤(glucagon), β-cell – 소마토스타딘(somatostatin), δ-cell – 인슐린(insulin)
③ α-cell – 인슐린(insulin), β-cell – 소마토스타딘(somatostatin), δ-cell – 글루카곤(glucagon)
④ α-cell – 인슐린(insulin), β-cell – 글루카곤(glucagon), δ-cell – 소마토스타딘(somatostatin)
⑤ α-cell – 소마토스타딘(somatostatin), β-cell – 인슐린(insulin), δ-cell – 글루카곤(glucagon)

해설 췌장에 존재하는 알파-세포에서는 글루카곤 호르몬이 분비되어 혈당을 올리는 역할을 하고 베타-세포에서는 인슐린 호르몬이 분비되어 혈당을 내리는 역할을 한다. 감마-세포에서는 소마토스타딘이 분비되어 인슐린과 글루카곤의 조절하는 역할을 한다.

561 술을 마시면 화장실에 자주 가게 되는데 이는 알코올이 ( )의 분비를 억제하기 때문이다.

① 바소프레신(vasopressin)   ② 인슐린(insulin)
③ 부갑상선 호르몬(parathyroid hormone)   ④ 옥시토신(oxytocin)

해설 바소프레신은 뇌하수체 후엽에서 분비되는 호르몬으로 항이뇨 호르몬(antidiuretic hormone : ADH)이라고도 한다. 항이뇨 작용과 혈압 상승 작용이 있다.

562 다음 설명 중 옳은 것은?

① 수용성 호르몬의 수용체는 세포질에 존재한다.
② 지용성 호르몬은 표적 유전자의 전사를 조절한다.
③ 수용성 호르몬은 표적 유전자의 전사를 조절한다.
④ 지용성 호르몬의 수용체는 세포막에 존재한다.

> 해설 스테로이드계 호르몬은 지질을 포함한 지질 호르몬이다. 이들은 원형질막을 통과하고 핵 내부로 들어간다. 핵 내부로 들어간 호르몬은 DNA 일부를 활성화시켜 유전자의 전사와 번역으로 이어지게 된다.

563 다음은 칼슘의 항상성 유지에 관한 설명이다. 맞지 않는 것은?

> 가. 혈중 칼슘 농도가 높을 때 부갑상샘에서 칼시토닌이 분비된다.
> 나. 부갑상샘 호르몬은 콩팥에서 칼슘 흡수를 감소시킨다.
> 다. 갑상선의 칼시토닌은 뼈의 칼슘저장을 저해한다.
> 라. 부갑상샘 호르몬은 활성비타민 D를 통해 장의 칼슘 방출을 증가시킨다.

① 가 나 다   ② 가 다   ③ 나 라   ④ 라   ⑤ 가 나 다 라

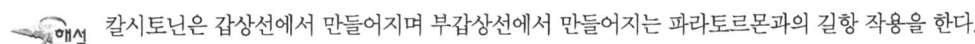
> 해설 칼시토닌은 갑상선에서 만들어지며 부갑상선에서 만들어지는 파라토르몬과의 길항 작용을 한다.

564 지용성 호르몬은?

① 표적유전자의 전사를 조절한다.
② 표적 유전자의 해독을 조절한다.
③ 표적 단백질의 활성을 조절한다.
④ 수용체가 세포막에 존재한다.

> 해설 스테로이드계 호르몬은 지질을 포함한 지질 호르몬이다. 이들은 원형질막을 통과하고 핵 내부로 들어간다. 핵 내부로 들어간 호르몬은 DNA 일부를 활성화시켜 유전자의 전사와 번역으로 이어지게 된다.

고득점은 나의 것!!

565 혈액검사에서 혈중 칼슘농도가 적정 수준보다 낮게 나왔다면 어느 호르몬이 부족하다고 추정할 수 있나?

① 옥시토신　　　② 칼시토닌　　　③ 글루카곤　　　④ 부갑상선호르몬

해설 부갑상선은 갑상선의 후면 좌우에 있는 두 쌍의 작은 내분비선으로, 칼슘의 대사를 조절하는 호르몬이 분비되고 있다. 칼슘농도가 낮다면 부갑상선호르몬의 부족으로 추정할 수 있다.

생식계 – 발생

566 수정란이 자궁벽에 착상한 후 분만 전까지 계속적으로 분비되는 생식 호르몬은?

① 황체 호르몬(프로게스테론)
② 황체 형성 호르몬
③ 여포 자극 호르몬
④ 여포 호르몬(에스트로겐)
⑤ 자궁 수축 호르몬

> 해설: 프로게스테론은 배란 억제, 임신 지속 작용을 하는 호르몬이다.

567 동물의 발생단계 중 옳은 것은?

① 난할—포배형성—낭배형성—기관발생—성장
② 난할—낭배형성—포배형성—기관발생—성장
③ 난할—낭배형성—포배형성—성장—기관발생
④ 난할—포배형성—낭배형성—성장—기관발생
⑤ 난할—낭배형성—성장—포배형성—기관발생

> 해설: 배발생 과정 : 수정란 → 상실배 → 포배 → 낭배 → 신경배 → 기관 형성 → 개체

568 난할과정과 직접 관련이 없는 것은?

① DNA 복제   ② 염색체 형성   ③ 핵분열
④ 세포질 분열   ⑤ 유전자 발현

> 해설: 난할과정 중에는 전사와 번역이 일어나지 않는다.

569 사람의 정자는 머리, 중편, 꼬리로 되어 있다. 머리 앞에는 첨체가 있는데, 첨체의 작용은?

① 난자 세포막을 녹이는 작용을 한다.
② 미토콘드리아가 있어서 에너지를 공급한다.
③ 화학 물질을 내어 난자를 향해 간다.
④ 중심체가 있어서 성상체를 만든다.
⑤ 핵산을 보호하여 난자에 공급시킨다.

> 해설 정자의 첨체에서 난막 분해효소 분비되어 정자의 첨체 돌기를 통해 정자가 들어오게 된다.

570 다음 중 외배엽성 기관이 아닌 것은?

① 치아의 에나멜질
② 뇌하수체 전엽
③ 신장 및 수뇨관
④ 후상피·망막·수정체
⑤ 신경관의 분화물

> 해설 크게 내배엽의 소화계, 배설계로, 중배엽은 근육계, 혈관계로, 외배엽은 신경계, 분비계로 분화한다. 신장 및 수뇨관은 내배엽으로부터 발생한 것이다.

571 동물의 정자형성과정 중 제2감수분열 후에 생성된 생식세포는?

① 제2정모세포　② 정원세포　③ 제2정모세포　④ 정세포

572 다음에서 포유류의 배 외배엽 에서 형성되는 것이 아닌 것은?

① 피부의 진피　　② 각막　　③ 수정체
④ 신경계 촉감 수용체　⑤ 피부의 표피

> 해설 외배엽에서는 표피, 신경계, 분비계, 감각기관으로 분화되고 진피는 중배엽으로부터 발생한다.

573 호메오 유전자(homeo gene)이 하는 일은 무엇인가?

① 발생과정동안 다른 유전자 그룹의 발현을 조절한다.
② 원핵생물 operon을 최종 제어한다.
③ RNA에서 필요 없는 부위를 제거한다.
④ 전사 후 mRNA이어 맞추기를 돕는다.
⑤ DNA에 결합하는 단백질을 억제한다.

> 해설 호메오 유전자는 다음에 발현될 유전자를 결정하며 다른 유전자를 조절하는 기능을 한다.

574 호메오(homeo) 유전자에 대한 설명으로 옳은 것을 모두 고른 것은?

> 가. 조절유전자들이다.
> 나. 발생에 영향을 미치는 유전자들이다.
> 다. 호메오박스라는 공통적인 염기서열 부위가 존재한다.
> 라. 진화과정에서 일찍 나타났으며 생물에 따라 큰 차이를 보인다.

① 가, 나 ② 나, 다 ③ 가, 나, 다
④ 나, 다, 라 ⑤ 가, 나, 다, 라

> 해설 발생은 수많은 종류의 유전자들이 정확한 시기에 정확한 장소에서 발현된 종합적인 결과이다. 몸의 각 부위는 호메오 유전자로 불리는 중요한 조절 유전자의 제어를 받은 정확한 유전자 발현 결과 만들어진다.

575 사람 융모성선자극호르몬(human chorionic gonadotropin)에 대한 다음 설명 중 틀린 것은?

① 임산부의 황체(corpus luteum)에서 유리된다.
② 임산부의 황체(corpus luteum)를 유지시킨다.
③ 임신 후 첫 10주 동안 주로 유리된다.
④ 오줌에 이 호르몬의 유무를 조사하여 임신여부를 진단하는 기초로 삼는다.

> 해설 HCG(Human Chorionic Gonadotropin)는 임신 초기 프로게스테론을 생산하는 난소의 황체를 유지시켜주는 역할을 한다. 수정 후 약 7일 정도 후에는 체내에서 분비되기 시작하고 임신진단용 키트는 소변에서 HCG 호르몬을 측정하여 임신여부를 알려준다.

576 다음에서 호르몬과 그 기능이 바르게 연결된 것은?

① 심장박동 촉진 - 에피네프린(epinephrine), 남성의 제2차 성징 - 테스토스테론(testosterone), 성장호르몬(STH) 분비 - 뇌하수체전엽
② 심장박동 촉진 - 에피네프린(epinephrine), 남성의 제2차 성징 - 에스트로겐(estrogen), 성장호르몬(STH) 분비 - 뇌하수체전엽
③ 심장박동 촉진 - 티록신(thyroxine), 남성의 제2차 성징 - 프로게스테론(progesteron), 성장호르몬(STH) 분비 - 뇌하수체후엽
④ 심장박동 촉진 - 티록신(thyroxine), 남성의 제2차 성징 - 테스토스테론(testosterone), 성장호르몬(STH) 분비 - 뇌하수체후엽

해설) 에피네프린(epinephrine)은 부신수질에서 분비되는 호르몬으로 아드레날린이라고도 하며 교감신경 자극전달물질이다. 티록신(thyroxine)은 갑상선에서 분비되는 호르몬으로 체내의 물질대사에 관여한다. 에스트로겐(estrogen)과 프로게스테론(progesteron)은 여성호르몬의 일종이고 테스토스테론(testosterone) 남성호르몬의 일종이다. 성장호르몬은 뇌하수체 전엽에서 분비되는 호르몬의 하나이다.

577 다음 중 난소에서 분비되는 호르몬은?

① 에피네프린   ② 에스트로겐   ③ 티록신   ④ 바소프레신

해설) 난소에서 에스트로겐과 프로게스테론이 분비된다.

578 배 발생 중 외배엽, 중배엽 및 내배엽에서 기원된 기관형성관계가 옳은 것은?

① 외배엽-신경계,   중배엽-골격계,   내배엽-소화기계
② 외배엽-소화기계, 중배엽-신경계,   내배엽-골격계
③ 외배엽-골격계,   중배엽-소화기계, 내배엽-신경계
④ 외배엽-신경계,   중배엽-소화기계, 내배엽-골격계
⑤ 외배엽-골격계,   중배엽-신경계,   내배엽-소화기계

해설) 외배엽에서는 표피, 신경계, 분비계, 감각기관으로 분화되고 중배엽에서는 척색, 체절 및 측판으로 분리된 후 제각기 분화하여 뼈, 근육, 혈관계, 비뇨생식기 등의 기관을 형성한다. 내배엽에서는 소화기관, 배설계, 폐 등의 기관이 분화된다.

579 초파리 발생에서 Bicoid, Caudal, Hunchback, Nanos는 앞-뒤 축(anterior-posterior axis)의 형성에 중요한 역할을 하는 형태형성요소(morphogen)이다. 그림은 발생단계에 따른 이 4가지 유전자 산물의 분포 변화를 나타낸 것이다.

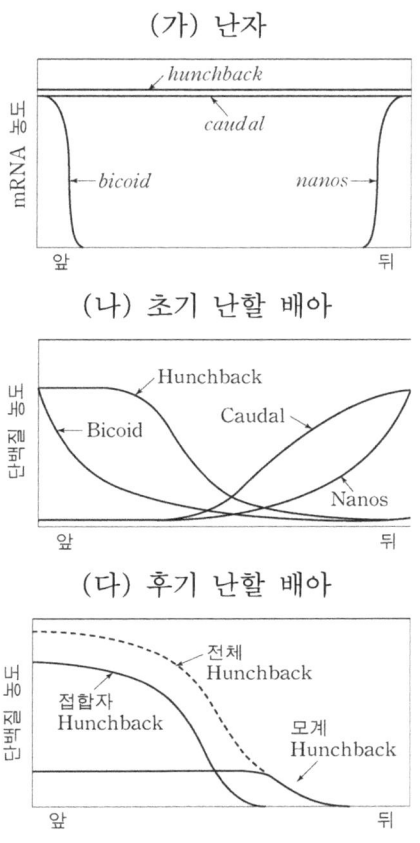

위의 그림에 대한 설명이나 추론으로 옳은 것을 〈보기〉에서 모두 고른 것은?

ㄱ. Nanos 단백질은 *hunchback* mRNA의 번역을 억제할 것이다.
ㄴ. 난할이 진행되면서 Bicoid 단백질은 핵 내 *hunchback* 유전자의 전사를 촉진할 것이다.
ㄷ. Caudal 단백질은 수정 후 nanos mRNA의 번역을 촉진하여 뒤쪽 구조의 형성을 시작하게 할 것이다.

① ㄱ ② ㄷ ③ ㄱ, ㄴ
④ ㄴ, ㄷ ⑤ ㄱ, ㄴ, ㄷ

비코이드유전자와 나노스유전자는 형태형성에 있어 전후 발달에 있어 중요한 역할을 한다. 비코이드 유전자는 헌치백유전자의 발현을 촉진시키는 반면 카달유전자의 발현을 억제한다. 나노스유전자는 반대로 헌치백유전자의 발현을 억제하는 반면 카달유전자의 발현을 촉진한다.

580 다음 중 분화가 가장 많이 진행된 세포는?

① 배아줄기세포
② 성체줄기세포
③ 제대혈 줄기세포
④ 도움 T_h 세포

해설 줄기세포에는 수정란이 처음으로 분열할 때 형성되는 만능 줄기세포, 이 만능 줄기세포들이 계속 분열해 만들어지는 배아줄기세포, 성숙한 조직과 기관 속에 들어 있는 성체줄기세포 등이 있다. 줄기세포는 아직 분화가 되지 않은 미분화 세포이다.

581 다음 중 다수의 정자에 의한 수정을 방지하는 기작이 아닌 것은?

① 첨체반응
② 난자의 막전위변화
③ 피질반응
④ 투명대반응

해설 정자의 첨체에서 난막 분해효소 분비되어 정자의 첨체 돌기를 통해 정자가 들어오게 된다.

582 다음에서 배발생과정의 순서를 정확히 나타낸 것은?

① 상실배(morula)-난할(cleavage)-포배(blastula)-낭배(gastrula)
② 난할(cleavage)-상실배(morula)-포배(blastula)-낭배(gastrula)
③ 난할(cleavage)-낭배(gastrula)-포배(blastula)-상실배(morula)
④ 포배(blastula)-난할(cleavage)-낭배(gastrula)-상실배(morula)

해설 배발생 과정 : 수정란 → 상실배 → 포배 → 낭배 → 신경배 → 기관 형성 → 개체

583 임신이 된 후 태아의 배아 조직에서 분비되는 호르몬으로 임신여부를 확인하는 임신진단용 키트의 발색반응을 일으키는 것은 무엇인가?

① 에스트로겐(estrogen)
② 프로게스테론(progesteron)
③ 사람성샘자극호르몬(HCG)
④ 프로락틴(prolactin)

 HCG(Human Chorionic Gonadotropin)는 임신 초기 프로게스테론을 생산하는 난소의 황체를 유지시켜주는 역할을 한다. 수정 후 약 7일 정도 후에는 체내에서 분비되기 시작하고 임신진단용 키트는 소변에서 HCG 호르몬을 측정하여 임신여부를 알려준다.

584 다음 중 간세포(stem cell)의 특징을 설명한 것 중 맞는 것은?

가. 대칭분열(symmetric division)을 한다.
나. 미분화된 상태이다.
다. 생물체의 일생을 통하여 무제한의 자기재생(self - renewal)능력을 가진다.
라. 최근에는 난치성 질병치료를 위한 장기복제 연구에 사용되고 있다.

① 가, 나   ② 가, 나, 다   ③ 나, 다, 라
④ 다, 라   ⑤ 라

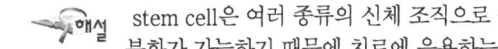 stem cell은 여러 종류의 신체 조직으로 분화할 수 있는 능력을 가진 미분화 세포이다. 다양한 조직 세포로 분화가 가능하기 때문에 치료에 응용하는 연구에 이용되고 있다.

고득점은 나의 것!!

585 다음은 동물발생에 관한 설명이다. 틀린 것은?

① 낭배형성(gastrulation) 단계에서 외배엽, 내배엽, 중배엽이 형성된다.
② 인두, 식도, 위, 장 등의 소화기관은 내배엽에서 유래된다.
③ 피부, 신경계 등은 외배엽으로부터 유래되며, 신경계 발생은 신경관형성(neurulation) 과정을 통하여 이루어진다.
④ 근육조직, 골격조직 등은 중배엽에서 유래되며, 또한 중배엽은 중교(mesenchyme)로 알려진 세포들을 유도한다.
⑤ 심장, 혈관, 혈액세포를 포함한 혈관계는 중배엽 및 외배엽에서 함께 유래된다.

> 해설: 외배엽에서는 표피, 신경계, 감각기관으로 분화되고 중배엽에서는 척색, 체절 및 측판으로 분리된 후 제각기 분화하여 뼈, 근육, 혈관계, 비뇨생식기 등의 기관을 형성한다. 내배엽에서는 소화기관, 폐 등의 기관이 분화된다.

586 난자와 정자가 수정되는 상황을 설명한 것으로 잘못된 것은?

가. 첨체(acrosome)는 정자의 머리끝에 있으며 난자의 외막을 뚫고 들어가는데 필요한 효소를 포함하고 있다.
나. 여성근육의 수축, 정자 꼬리의 운동, 여성 생식기의 섬모의 움직임이 정자가 난자를 향해 이동하는데 도움을 준다.
다. 정자운동의 에너지를 공급하는 정자의 미토콘드리아는 수정 시 난자 안으로 들어간다.
라. 정자가 난자와 결합한 후 전기장의 파장이 물리화학적 변화를 전파하여 다른 정자가 들어오지 못하도록 한다.

① 가, 나　　② 나, 다　　③ 다
④ 라　　⑤ 나, 라

> 해설: 정자의 첨체에서 난막 분해효소 분비되어 정자의 첨체 돌기를 통해 정자가 들어오게 된다. 그 후 정자와 난자 세포막의 융합이 일어나고 정자핵이 난자로 들어온다.

587 초파리의 난할과정에서 극세포(Pole Cell)가 가장 먼저 후미부에서 세포화가 되는데 이 세포들이 생식세포가 되도록 이미 운명이 정해져 있음을 확인하는 실험을 하였다. 먼저 빨간색 눈을 가진 순종 부모로부터 태어난 배(embryo)에서 극세포를 취하여 흰눈을 가진 순종 부모로부터 태어난 배(embryo)의 후미부에 원래의 극세포를 완전히 제거한 후 이식해 주었다고 하자. 이렇게 새로운 극세포를 이식 받은 배를 발생시켜 성체로 만든 다음 눈 색깔을 조사하면 어떤 색일까? (ㄱ) 이 성체를 다시 흰눈을 가진 초파리와 교배시켜 자손을 얻은 후 눈 색깔을 조사 하였다. 이들 자손의 눈 색깔은 어떠하겠는가?(ㄴ)

(ㄱ)(ㄴ)을 순서대로 옳게 기술한 것은? (단, 흰눈은 빨간눈에 대하여 열성형질이다.)

① 흰눈, 흰눈   ② 흰눈, 빨간눈   ③ 빨간눈, 흰눈
④ 빨간눈, 빨간눈   ⑤ 빨간눈, 흰눈과 빨간눈 개체가 섞임

문제의 지문에서 나오듯이 극세포의 부위는 발생초기의 난할과정 중에 세포의 운명이 결정되는 특징을 갖는다. 이 극세포들은 난할과정에서 이미 생식세포로 분화되는 운명이 결정된다. 흰눈을 갖는 배의 극세포의 부위를 빨간눈을 갖는 초파리의 극세포로 바꾼 다음에 발생과정을 진행시켜 성체로 만들게 되면, 흰눈을 갖는 초파리가 만들어지지만(ㄱ) 그 생식세포부분은 빨간눈을 갖는 유전자를 갖게 된다. 따라서 이렇게 변형된 흰눈을 갖는 초파리와 흰눈을 갖는 초파리를 교배시키면, 변형된 흰눈을 갖는 초파리는 빨간눈을 만드는 유전자를 가지는 생식세포를 만들어 내므로 생식세포간의 수정과정은 빨간색의 눈을 갖게 하는 생식세포와 흰눈을 갖게 하는 생식세포간의 수정이 일어난다. 빨간눈이 흰눈보다 우성이라고 했으므로 자손은 빨간눈을 갖는 초파리가 생성된다(ㄴ).

588 정자를 만들지 못하는 남성 A와 정상적인 난자를 가지나 임신상태를 유지할 수 없는 여성 B는 부부이다. 여성 B의 난자를 정자은행에서 제공받은 남성 C의 정자와 수정시킨 후, 이 수정란을 여성 D의 자궁에 착상시켜 아기가 태어났다고 가정하자. 다음 중 이 아기의 유전자형(genotype)을 결정한 요인만으로 묶은 것은?

| ㄱ. 남성 A | ㄴ. 여성 B | ㄷ. 남성 C | ㄹ. 여성 D |

① ㄱ, ㄴ   ② ㄴ, ㄷ   ③ ㄷ, ㄹ   ④ ㄱ, ㄴ, ㄹ   ⑤ ㄴ, ㄷ, ㄹ

궁극적으로 정자를 제공한 남성은 C이고 난자를 제공한 여성은 B이므로 ㄴ,ㄷ이 답이다.

589 하나의 정자가 난자와 만나 수정이 일어나면 다른 정자의 침입을 막는 방어기작이 시작되고, 이를 다정자수정방지라 한다. 성게에서 볼 수 있는 〈보기〉의 다정자수정방지 기작(mechanism)을 순서대로 바르게 나열한 것은?

<보 기>
ㄱ. 표층과립반응   ㄴ. 세포질로의 양이온 유입   ㄷ. 첨체 반응   ㄹ. 수정막 형성

① ㄴ → ㄱ → ㄷ → ㄹ   ② ㄴ → ㄷ → ㄹ → ㄱ   ③ ㄷ → ㄱ → ㄴ → ㄹ
④ ㄷ → ㄴ → ㄱ → ㄹ   ⑤ ㄷ → ㄴ → ㄹ → ㄱ

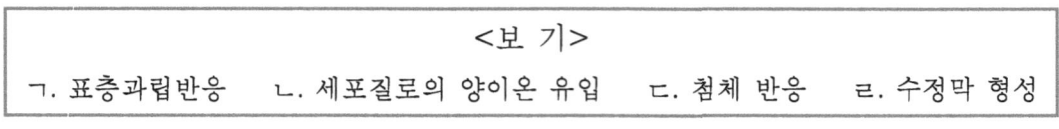
유성생식을 하는 동물들은 하나의 난자에 여러 개의 정자가 들어가는 것을 방해하는 다정자수정방지기작을 가지고 있다. 이 반응은 정자가 첨체반응을 통해 난자의 난막을 뚫고 난자에 들어가게 되면 정전기적 반발력을 이용하여 다른 정자를 떨어뜨리고 순간적으로 난자의 표면에 강력한 수정막을 만듦으로써 가능하다.

590 다음은 초기 발생 단계에 있는 개구리 배아의 횡단면을 나타낸 그림이다. 그림에 대한 설명 중 옳은 것은?

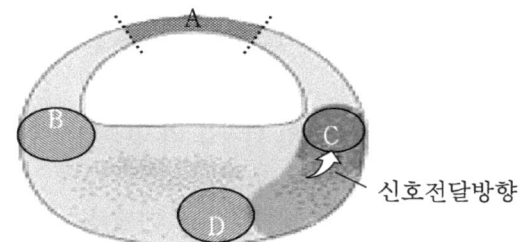

① A 지역은 식물반구의 일부를, D 지역은 동물반구의 일부를 나타낸다.
② A 지역을 분리하여 단독으로 발생시키면 신경계가 된다.
③ B 지역을 다른 개체의 C 지역으로 이식하면 새로운 배아의 축을 형성한다.
④ D 지역은 동·식물반구 경계 부위를 미래의 등면중배엽(dorsal mesoderm)으로 유도하는 신호물질을 분비한다.
⑤ 위 그림의 배아에는 외배엽과 내배엽만 있으며, 중배엽의 유도과정은 낭배 중기부터 시작된다.

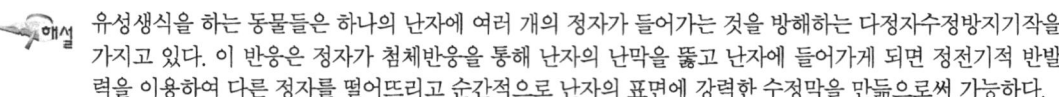
① A지역이 동물반구이고, D지역이 식물반구이다. ② 초기 발생단계이므로 세포의 운명이 결정되지 않았다. ③ B지역이 C지역으로 이식되면 B가 두 개 있는 형태가 되므로 불균등한 신호가 발생하지 않아 배아의 축이 형성되지 않는다. ⑤ 발생초기이므로 아직 배엽으로의 분화가 일어나지 않았다.

591 다음 그래프는 한 여성의 월경 주기와 관련된 혈중 호르몬 농도를 월경 직후부터 56일 동안 측정한 결과이다. 이 여성의 생물학적 상태에 대한 설명으로 옳은 것은? (단, 농도는 임의로 설정한 값이다.)

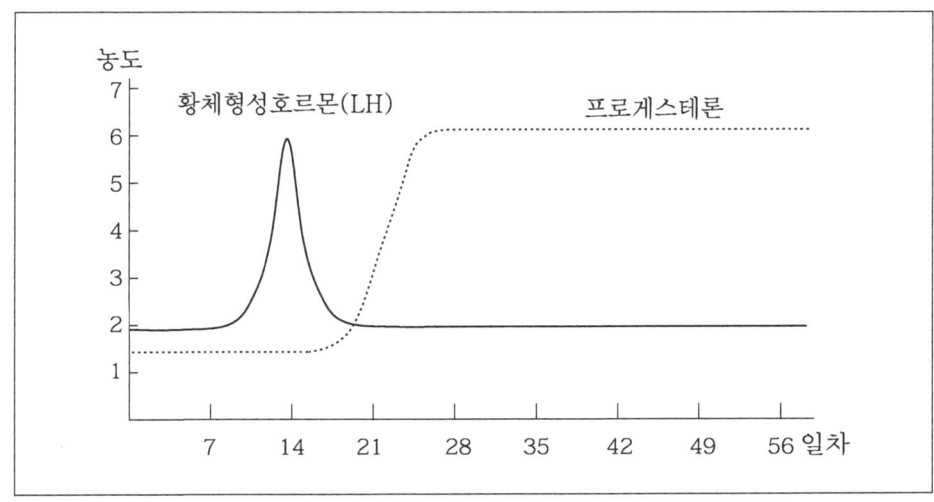

① 14일차부터 황체형성호르몬(LH)의 농도가 감소하여 황체가 퇴화된다.
② 35일차에 이 여성의 자궁벽은 월경으로 인해 얇아진 상태이다.
③ 42일차에 분비되는 에스트로겐의 농도는 7일차에 분비되는 에스트로겐의 농도와 비슷하다.
④ 28일차부터 프로게스테론의 농도가 증가된 상태를 유지하는 것은 사람 융모막 생식소 자극 호르몬(hCG hormone) 때문이다.
⑤ 42일차에 이 여성의 뇌하수체 전엽은 배란 전처럼 높은 농도의 여포자극호르몬(FSH)을 분비한다.

 그림을 보면 프로게스테론이 계속 높은 수치로 분비되므로 임신한 여성임을 알 수 있다. ① 황체형성호르몬의 농도가 감소하나 프로게스테론이 수정란(태아)로부터 분비되는 높은 농도의 hCG 호르몬에 의해 유지되므로 황체가 퇴화하지 않는다. ② 임신하였으므로 자궁벽은 유지된다. ③ 에스트로겐 역시 hCG에 의해 농도가 유지된다. 따라서 7일차의 낮은 에스트로겐 농도와는 다른 수치를 가진다. ⑤ 여성에게서 여포자극호르몬이나 황체형성호르몬이 분비되는 것이 아니라 태아의 hCG호르몬에 의해 에스트로겐과 프로게스테론의 수치가 유지된다.

592 줄기세포에 대한 설명이다. 옳지 않은 것은?

① 비대칭 분열을 한다.
② 덜 분화된 세포이다.
③ 전체 형성능 또는 부분 형성능이 있다.
④ 텔로머라아제(telomerase) 발현이 낮다.

> 해설: 텔로머라아제(telomerase)는 염색체의 양쪽 끝에 부착해 염색체의 길이가 줄어들지 않게 보호하는 역할을 하는 효소이다. 줄기세포나 암세포에서는 텔로머라아제(telomerase)의 기능이 활성화되어 있다.

593 호메오 유전자에 대한 설명으로 옳은 것을 모두 고르시오.

> 가. 호메오 도메인을 보유한 유전자로 발생 조절에 관여한다.
> 나. 많은 생물에 호메오 도메인의 아미노산 서열이 보존되어 있다.
> 다. 헬릭스-턴-헬릭스(helix-turn-helix) 형의 DNA 결합 도메인을 갖는 단백질을 형성한다.
> 라. 초파리의 배 발생에 있어 앞뒤 체축을 형성하는 역할을 한다.

① 가   ② 나, 다   ③ 가, 나, 다   ④ 가, 나, 다, 라

594 다음은 황체형성호르몬(LH)의 농도 변화를 나타낸 모식도이다. 일반적인 월경주기에 걸리는 시간은 (다)시간까지이며, (라)시기가 한 달 이상 지속되고 있다. 다음 중 틀린 것은?

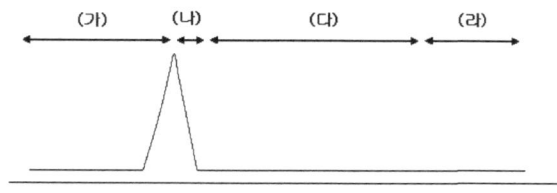

① 여포기 - GnRH에 의해 뇌하수체 전엽이 자극되는 시기
② 배란 - 에스트로겐 최고치 이후에 발생, 제1난모세포의 배출시기
③ 황체기 - 피드백 억제에 의한 제2난자 성숙 억제
④ 임신 - hCG에 의한 황체퇴화의 지연

> 해설: 월경주기는 크게 여포기, 배란기, 황체기로 나눈다. 여포기에 성선 자극 호르몬으로 뇌하수체의 FSH(여포자극 호르몬), LH(황체 호르몬)을 자극한다.

595 다음 세포들 중 텔로머라아제(telomerase)의 양적인 수준이 가장 낮은 것은?

① 소장의 내막세포 ② 척추동물의 비생식세포
③ 골수세포 ④ 암세포

해설 텔로머라아제(telomerase)는 생식세포에서는 활성이 있으나 분화된 체세포에서는 활성이 없다. 반면 암세포에서는 활성을 갖는다.

식물 - 구조와 물질수송

596 식물의 잎에서 형성된 영양분이 식물의 다른 부분으로 이동하는 기작과 관련이 있는 것은?

① 장력설　　　② 압류설　　　③ 증산작용　　　④ 응집력설

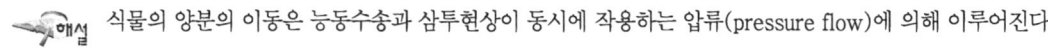 식물의 양분의 이동은 능동수송과 삼투현상이 동시에 작용하는 압류(pressure flow)에 의해 이루어진다.

597 식물의 뿌리로부터 영양분 흡수는 뿌리에 공생하는 (　　)에 의존한다.

① 뿌리털　　② 뿌리혹　　③ 토양세균　　④ 근균　　⑤ 토양원생생물

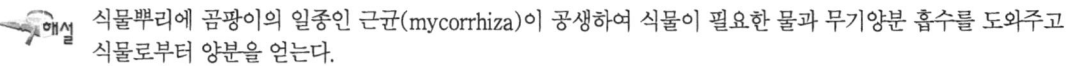 식물뿌리에 곰팡이의 일종인 근균(mycorrhiza)이 공생하여 식물이 필요한 물과 무기양분 흡수를 도와주고 식물로부터 양분을 얻는다.

598 식물조직의 분화에서 한번 분화되었던 체세포가 분열능을 다시 획득해서 분열능이 왕성한 원시세포로 되는 과정을 무엇이라고 하는가?

① 탈분화(de-differentiation)　　　② 재분화(re-differentiation)
③ 세포분화(cell-differentiation)　　　④ 조직분화(tissue-differentiation)

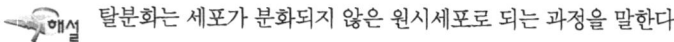 탈분화는 세포가 분화되지 않은 원시세포로 되는 과정을 말한다.

599 다음 중 식물의 기공(stomata)을 닫게 하는 조건은 무엇인가?

① 잎 내부의 CO_2의 농도가 낮아질 경우
② K^+ 이온이 주변세포에서 공변세포로 이동할 경우
③ 삼투압으로 인한 공변세포의 팽창
④ 엡시스산(ABA) 호르몬을 처리할 경우

공변세포 내부로 ABA 호르몬이 유입되면 K^+가 방출되어 물이 빠져나가게 되고 공변세포의 수축으로 기공 닫히게 된다.

600 클로로필의 성분이며, 효소의 조효소 성분이 되기도 하는 원소는?

① P ② Ca ③ Mg ④ I

해설) 엽록체의 그라나 속에 함유되어 있는 엽록소는 녹색식물의 잎 속에 들어 있는 화합물로 클로로필이라고도 한다. 마그네슘은 엽록소 분자의 구성원소이다.

601 엽록체에 대한 설명 중 틀린 것은?

① 미토콘드리아와 같이 이중막으로 형성되어 있다
② 내막과 외막 사이의 공간을 크리스타라 한다.
③ 얇은 원판 모양의 막을 틸라코이드라고 한다.
④ 틸라코이드가 겹겹이 싸여있는 구조를 그라나라고 한다.

해설) 미토콘드리아의 내막은 크리스타(cristae)구조라고 불리는 내부로 돌출되어 형성된 주름진 구조가 있다.

602 속씨식물의 물관을 통한 수분 상승 기작을 가장 잘 설명한 것은?

① 내포운동(endocytosis) ② 대기와 식물체 사이의 수증기압 차이
③ 촉진확산 ④ 압력유동

해설) 뿌리털을 통해 삼투현상으로 흡수된 물과 무기염류는 식물세포에 차있게 된다. 세포는 압력퍼텐셜이 증가하게 되므로 압력을 줄이기 위한 부피유동의 흐름에 따라 이동하게 된다.

603 물의 상승 요인과 관계있는 것은?

| 가. 증산작용 | 나. 응집력 | 다. 장력 |
| 라. 뿌리압 | 마. 능동수송 | |

① 가, 나
② 가, 나, 다
③ 가, 나, 라, 마
④ 다, 라, 마
⑤ 가, 나, 다, 라

해설) 물 상승에는 수동적 수송이 일어나 에너지를 소모하지 않는다. 물의 상승에 필요한 힘은 증산력, 장력, 응집력, 부착력이 필요하다.

고득점은 나의 것!!

604 식물이 체관을 통해 이동하는 대표적인 당류는?

① 포도당　　　　② 과당　　　　③ 설탕
④ 전분　　　　　⑤ 젖당

> 해설　체관은 양분이 통과하는 관으로 줄기 바깥쪽에 있으며 살아있는 세포로 되어있다. 식물은 포도당으로 합성한 다음 설탕으로 변형시켜서 체관을 통해 설탕의 형태로 이동시킨다.

605 잎이 시들면 작물의 생산성이 심하게 감소한다. 그 이유는 무엇인가?

① 잎이 시들면 엽록소가 분해되기 때문이다.
② 수축한 엽육세포는 광합성을 잘 못하기 때문이다.
③ 수분 결핍으로 물의 광분해가 일어나지 않기 때문이다.
④ 기공이 닫혀서 이산화탄소의 유입이 차단되기 때문이다.
⑤ 잎 내부에 축적된 이산화탄소가 캘빈회로의 효소를 억제하기 때문이다.

> 해설　잎이 시들면 기공이 닫히게 되고 이산화탄소가 부족하게 되어 광합성 효율이 떨어지게 된다.

606 나무에서 물을 지상부로 수송할 수 있는 원동력은?

① 뿌리의 압력
② 잎에서의 물의 증발
③ 당의 분해에 의한 에너지
④ 염류 함량 변화에 의한 삼투압
⑤ 물관부 세포의 수축과 이완

> 해설　증산이란 잎의 기공을 통해서 액체 상태의 물이 기체 상태인 수증기로 빠져나가는 현상이다. 증산으로 인해 소실된 물을 보충하기 위해 물의 장력, 응집력을 이용하여 줄기로부터 물을 끌어당긴다. 줄기 속에 있던 물이 없어지면 물이 있었던 공간은 진공 상태가 되어 외부의 압력보다 낮아져 아래에서 물이 밀려올라오게 된다.

607 다음은 공변세포에 대한 설명이다. 틀린 것은?

> 가. 기공을 형성하여 증산작용을 조절한다.
> 나. 공변세포가 팽창하면 기공이 열린다.
> 다. K^+ 이온을 능동적으로 수송한다.
> 라. K^+ 이온이 유입되기 위해서는 ABA 호르몬이 필요하다.

① 가, 나   ② 나, 다   ③ 가, 나, 다
④ 라   ⑤ 다, 라

 기공의 개폐는 K^+, ABA호르몬에 의해서 이루어진다. 공변세포 내부로 K^+를 이동시켜 물을 유입하면 공변세포의 팽창으로 기공 열리게 되고 공변세포 내부로 ABA 호르몬이 유입되면 K^+가 방출되어 물이 빠져나가게 되고 공변세포의 수축으로 기공 닫히게 된다.

608 식물의 후벽세포에 관한 설명이다. 알맞은 것은?

> 가. 주성분이 리그닌이다.   나. 살아 있는 세포로 되어 있다.
> 다. 2차 세포벽이 있다.   라. 섬유와 보강세포로 구성되어 있다.
> 마. 주요역할은 식물의 지지이다.

① 가, 나   ② 가, 나, 다   ③ 가, 나, 라
④ 다, 라, 마   ⑤ 가, 다, 라, 마

 대부분 식물들은 구조적 지지를 위한 리그닌으로 구성된 조직이 있다. 지지 조직에는 후각조직과 후벽조직이 있다. 후벽조직은 1차벽과 2차벽으로 이루어져 있으며 신장할 수 없다. 긴 섬유세포와 여러 모양을 가진 보강세포로 구성되어 있다.

609 식물의 유사분열 말기에서 새로운 세포벽을 형성하는 격막형성체는 무엇으로 구성되어 있는가?

① 미세소관(microtubule)과 소포체낭(ER sac)
② 골지소낭(Golgi vesicle)과 핵막(nuclear membrane)
③ 미세소관(microtubule)과 골지소낭(Golgi vesicle)
④ 골지소낭(Golgi vesicle)과 소포체낭(ER sac)

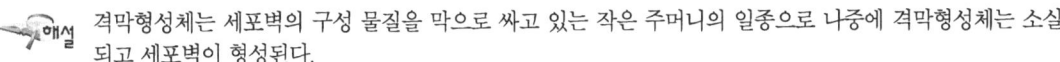 격막형성체는 세포벽의 구성 물질을 막으로 싸고 있는 작은 주머니의 일종으로 나중에 격막형성체는 소실되고 세포벽이 형성된다.

고득점은 나의 것!!

610 식물체가 키가 자라지 않고 잎에 황색 반점이 생겼다. 어떤 원소의 부족인가?

① P ② K ③ Mg ④ Fe ⑤ Ca

> 해설) 철이 결핍되면 엽록체의 그라나 수와 크기가 현저히 감소되어 광합성 작용이 저해되어 식물의 생장이 억제된다. 또 엽록소의 생성이 억제되어 황색 반점이 생기기도 한다.

611 엽록소의 구성 원소 중 그 원소가 부족하면 황화 현상을 일으키는 원소는?

① Ca ② Fe ③ Mg ④ P ⑤ O

> 해설) 마그네슘이 부족하면 엽록소의 생성이 저해되기 때문에 황화 현상이 일어난다.

612 식물의 잎에서 증산작용(활발)을 할 때는?

① 습도가 높을 때
② 바람이 안 불 때
③ 이산화탄소 농도가 높을 때
④ 빛의 세기가 정상
⑤ 기온이 낮을 때

> 해설) 증산작용은 광합성과 관계되어 일어나는 현상으로 기공을 통해 대기 중으로 수분이 증발되는 동시에 이산화탄소가 공급된다. 따라서 증산작용은 광합성을 촉진시키거나 수분 증발이 많이 일어나는 조건에서 활발히 일어난다.

613 식물체 내에서의 수액 흡수의 순서와 이와 관련된 상승원리를 설명한 것이다. 맞는 것은?

① 뿌리털 → 내피 → 피층 → 도관과 가도관 → 잎
　└ 삼투압 ┘　　　　　　└ 응집력 ┘

② 뿌리털 → 피층 → 내피 → 도관과 가도관 → 잎
　└ 삼투압 ┘　　　　　　└ 응집력 ┘

③ 뿌리털 → 피층 → 내피 → 도관과 가도관 → 잎
　└ 응집력 ┘　　　　　　└ 삼투압 ┘

④ 뿌리털 → 내피 → 피층 → 도관과 가도관 → 잎
　└ 응집력 ┘　　　　　　└ 삼투압 ┘

⑤ 뿌리털 → 피층 → 도관과 가도관 → 내피 → 잎
　└ 응집력 ┘　　　　　　└ 삼투압 ┘

614 식물 뿌리의 부피생장은 주로 무엇의 결과인가?

① 정단 분열조직의 세포분열
② 세포의 신장
③ 관다발 형성층(vascular cambium)의 세포분열
④ 뿌리 세포들의 분화(specialization)
⑤ 뿌리털의 신장

해설 식물의 부피생장은 관다발 형성층 세포의 분열결과이다. 정단 분열조질의 세포분열에 의해 식물은 길이생장을 한다.

식물 – 호르몬

615 과일의 성숙을 촉진시키는 식물호르몬은 무엇인가?
① 옥신　　② 지베렐린　　③ 사이토키닌
④ 플로리겐　　⑤ 에틸렌

해설　에틸렌은 과실을 성숙시킨다.

616 바닥에 뉘어진 식물의 줄기가 하늘 방향으로 휘어져 자라는 굴광성은 무엇 때문에 가능한가?
① 옥신(auxin)이 빛의 반대편인 줄기의 아래쪽으로 이동하기 때문
② 줄기 위쪽에 시토키닌(cytokinin)이 합성되어 생장을 촉진하기 때문
③ 지베렐린(gibberellins)이 식물의 굴성에 관계하기 때문
④ 식물의 줄기는 굴촉성이 있어 지면 반대방향으로 생장하기 때문
⑤ 줄기 아래 부분의 팽압이 증가하기 때문

해설　식물의 굴광성 및 굴중성은 옥신의 불균등 분포와 차등성장촉진작용에 의한다.

617 식물호르몬으로서의 에틸렌을 설명한 것으로 부적절한 것은?
① 과일의 성숙과정을 조절한다.
② 아미노산인 메티오닌(Met)에서 변형된 것이다.
③ 씨앗이 발아할 때 생기는 혹(hook)의 형성에 관여한다.
④ 꽃의 성 결정에 관여하기도 한다.
⑤ 공변세포에 작용하여 기공을 닫는다.

해설　공변세포에 작용하여 기공을 닫는 역할을 하는 것은 엡시스산(ABA)이다.

618 사과나 포도 등에서 씨 없는 과일을 만들기 위해 처리하는 호르몬은?

① 옥신과 시토키닌　　② 지베렐린과 에틸렌　　③ 앱시스산과 옥신
④ 옥신과 지베렐린　　⑤ 에틸렌과 앱시스산

> 해설　옥신이나 지베렐린이 성장을 촉진시키는 호르몬으로 미수정 씨방에 옥신이나 지베렐린을 처리하면 수정 없이 열매가 형성되는 단위결실이 일어난다.

619 식물세포는 동물세포와 달리 적당한 염류와 호르몬을 제공해 주면 세포분열을 일으켜 새로운 개체로 분화할 수 있는 전형성 능력이 있다. 식물세포로부터 새로운 개체를 분화시키는 데 주로 이용하는 식물 호르몬 조합은 무엇인가?

① 지베렐린과 에틸렌　　② 옥신과 시토키닌　　③ 플로리겐과 옥신
④ ABA와 시토키닌　　⑤ 에틸렌과 ABA

> 해설　옥신-생장, 시토키닌-세포분열. 일반적으로 초기에는 옥신보다 시토키닌을 많이 공급해 세포분열을 촉진시켜 캘러스를 형성하고, 후기에 옥신을 많이 공급해 기관을 발생시킨다.

620 식물 종자의 발아를 억제하며 눈(bud)의 휴면을 지속시키면서 낙엽을 초래하는 식물호르몬은?

① 옥신(auxin)　　② 지베렐린 (gibberellin)
③ 시토키닌 (cytokinin)　　④ 앱시스산 (abscisic acid)

> 해설　앱시스산은 겨울에 휴면을 유도하며 기공을 닫고 종자 발아를 억제한다.

621 귀리의 자엽초는 빛을 한 방향에서만 비춰 주면 그림과 같이 빛이 있는 방향으로 휘어져 자라는데, 이것은 식물 호르몬인 옥신에 의해 비롯된다고 알려져 있다.

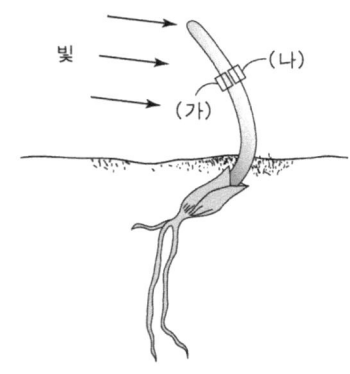

이 현상과 관련된 설명으로 옳은 것은?

① (가)와 (나) 부위의 옥신 농도는 거의 비슷하다.
② (가)는 (나) 부위보다 옥신에 대한 감수성이 높다.
③ (가)는 (나) 부위보다 단위 길이 당 세포 수가 많다.
④ (가)는 (나) 부위보다 옥신 수용체가 많이 분포한다.
⑤ 옥신은 식물이 빛을 감지하는 광수용체 역할을 한다.

해설 (나)는 옥신에 의해 세포의 길이가 신장되므로 (가)가 (나)보다 단위길이당 세포수가 많게 된다.

622 식물 호르몬의 일종인 에틸렌(ethylene)은 어떤 역할을 하는가?

① 잎의 생장 촉진 ② 줄기의 길이생장 촉진
③ 과일의 숙성   ④ 물관의 생성 촉진

해설 에틸렌은 과실을 성숙시킨다.

623 잎이 시들면 이 호르몬이 빠르게 증가하여 햇빛이 있을 때에도 기공이 닫힐 수 있다. 이 호르몬은 ?

① 지베렐린(gibberellins)   ② 에틸렌(ethylene)
③ 시토키닌(cytokinins)   ④ 앱시스산(abscisic acid)

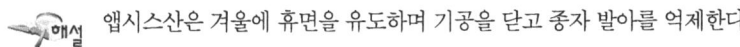 앱시스산은 겨울에 휴면을 유도하며 기공을 닫고 종자 발아를 억제한다.

624 다음 식물호르몬의 기능에 관한 설명 중 옳지 않은 것은?

① 에틸렌(ethylene)은 과실의 성숙을 앞당기고 세포분열을 억제한다.
② 시토키닌(cytokinins)은 세포분열을 촉진한다.
③ 앱시스산(abscisic acid)은 종자 발아를 촉진한다.
④ 지베렐린(gibberellins)은 과실 발달과 줄기 신장을 촉진한다.
⑤ 옥신(auxin)은 농도에 따라 뿌리의 생장을 촉진하기도 하고 억제하기도 한다.

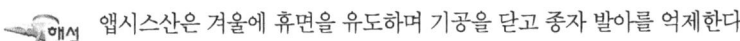 앱시스산은 겨울에 휴면을 유도하며 기공을 닫고 종자 발아를 억제한다.

625 줄기나 뿌리 끝의 정단우성을 유도하는 호르몬은 무엇인가?

① 시토키닌   ② 옥신   ③ 지베렐린   ④ 에틸렌   ⑤ 자일렌

정단우성은 식물체의 제일 꼭대기에서 생성된 호르몬에 의해 다른 가지의 생장을 억제하는 현상을 말한다. 옥신이 이를 유도한다.

626 종자의 발아를 저해하며 건조할 때는 기공을 폐쇄해서 물을 보존하여 특히 식물이 한발이나 서리와 같은 스트레스에 반응할 때 대량생산되는 식물호르몬은?

① 옥신(auxin)　　　　② 지베렐린(gibberellin)
③ 에틸렌(ethylene)　　④ 앱시스산(abscisic acid)

해설　앱시스산은 겨울에 휴면을 유도하며 기공을 닫고 종자 발아를 억제한다.

627 씨의 휴면과 발아를 조절하는 식물호르몬으로 짝지어 진 것은?

① 옥신(auxin)과 시토키닌(cytokinin)
② 앱시스산(abscisic acid)과 지베렐린(gibberellin)
③ 옥신(auxin)과 에틸렌(ethylene)
④ 앱시스산(abscisic acid)과 에틸렌(ethylene)

해설　앱시스산은 겨울에 휴면을 유도하며 종자 발아를 억제한다. 배에서 분비되는 지베렐린은 배젖을 거쳐 종자 내 호분층이라는 주변조직으로 확장되는데 이 때 배젖에 저장된 단백질과 녹말을 분해하는 효소를 방출시켜 발아를 돕는다.

식물 – 개화

628 식물의 광주기성에 대한 설명이다. 틀린 것은?

① 단일식물은 낮의 길이가 짧아지는 늦여름이나 가을에 꽃을 피운다.
② 개화는 낮의 길이보다 밤의 길이에 의해 결정된다.
③ 단일식물은 임계치 이상의 지속적인 암기에 노출될 때만 꽃을 피운다.
④ 시금치, 상치 등은 장일식물이고 국화, 포인세티아 등은 단일식물이다.
⑤ 일장효과를 감지하는 것은 식물의 옥신호르몬이다.

해설 일장효과는 잎의 피토크롬 단백질에 의해 감지된다.

629 적절한 광주기가 꼭 필요한 과정은?

① 수분(꽃가루받이)　　② 춘화현상　　③ 개화
④ 삼투　　⑤ 세포 내외의 물질 확산

해설 식물에서의 개화는 밤의 길이 변화를 감지하여 꽃을 피우는 특성이 있다.

630 피토크롬과 식물의 개화에 대한 설명이다. 틀린 것은?

① P_{fr}은 원적외선을 흡수하면 P_r로 전환된다.
② 해가 뜨면 P_r은 즉시 P_{fr}로 전환된다.
③ 식물은 P_r 형태로 피토크롬을 합성한다.
④ 단일식물의 개화를 유도하는 것은 P_{fr}이다.
⑤ 식물을 명 상태로 계속 놓아두면 피토크롬도 계속 P_{fr}형태로 유지된다.

해설 식물의 부피생장은 관다발 형성층 세포의 분열결과이다. 정단 분열조직의 세포분열에 의해 식물은 길이생장을 한다.

631 계절변화에 따른 식물의 반응에 대한 설명 중 옳지 않은 것은?

① 광주기성은 낮과 밤의 상대적 길이에 대한 식물의 반응이다.
② 가을에 나타나는 낙엽의 아름다운 색채는 엽록소 파괴에 의한 노화현상의 일부분이다.
③ 식물의 광주기성은 명기(light period)에 의해 결정된다.
④ 피토크롬(phytochrome)은 광주기성을 조절하는 색소이다.
⑤ 식물은 종종 추위나 가뭄과 같은 어려운 환경 조건이 시작되기 전에 휴면(dormancy)을 취하거나 물질대사를 감소시킨다.

> 해설 낮과 밤의 길이 변화에 대한 생물체의 반응을 광주기성이라 한다. 식물에서의 개화는 낮에 주기가 중요할 것 같지만 흥미롭게도 밤의 길이 변화를 감지하여 꽃을 피우는 특성이 있다.

광합성

632 덥고 건조한 열대지방에서 사는 식물에서 일어나는 광합성의 설명 중 틀린 것은?

① 밤에 탄소를 사용하기 위하여 낮에 탄소를 고정시켜 광호흡률을 감소시킨다.
② C_4식물은 엽육세포에서 주로 명반응이, 유관속초세포에서는 캘빈회로가 일어나며 옥수수, 사탕수수 등이 해당된다.
③ 사막에 사는 CAM식물은 온도가 높을 때 캘빈회로가 주로 작동한다.
④ 이런 식물의 경우 광호흡이 일어나지 않도록 도와주는 독특한 생화학경로를 갖고 있다.

> 해설 열대 지방에서는 보통 잎의 기공을 닫고 수분을 보호하여 O_2를 고정하여 광호흡률을 증가시킨다.

633 캘빈회로에서 포도당 한 분자를 만드는데 필요한 이산화탄소는 (　)분자이며, ATP는 (　)분자, NADPH는 (　)분자이다.

① 6, 18, 12　　　② 1, 6, 6　　　③ 1, 18, 18
④ 6, 6, 18　　　⑤ 1, 6, 18

> 해설 6RuBP와 $6CO_2$은 12PGA를 생성한다. 12ATP는 12ADP로 전환되면서 12DPGA가 되고 이 때 12NADPH가 12NADP가 되면서 12PGAL로 전환된다. 그리고 포도당이 생성되며 나머지 10PGAL은 6RuMP이 되고 이 때 6ATP는 6ADP로 전환되면서 처음의 6RUBP가 된다. 그러므로 $6CO_2$가 캘빈회로를 거치는 동안 12ATP와 6ATP가 필요하므로 총 18ATP가 필요하다.

634 광합성의 암반응 즉 Calvin Cycle에서는?

① 광 에너지를 이용하여 ATP를 형성한다.　　② ATP를 이용하여 환원력을 만든다.
③ 탄산가스를 포도당으로 환원시킨다.　　　　④ 물의 분해로 산소가 생성된다.

> 해설 스트로마의 캘빈회로는 명반응에서 합성한 ATP와 $NADPH_2$를 사용하여 CO_2를 포도당으로 고정한다. 빛이 없더라도 일어날 수 있다.

635 다음 중 광호흡(photorespiration)을 설명하는 내용으로 가장 옳지 않은 것은?

① 덥고 건조한 조건에서 잎 표면의 기공을 닫음으로 유발 된다.
② 이산화탄소 대신 산소를 고정하면서 시작 된다.
③ ATP가 생성되어 효과적인 광합성 과정이다.
④ C_4 식물보다 C_3 식물에서 주로 일어난다.
⑤ 당이 합성되지 않고 2탄소 화합물이 이산화탄소로 분해된다.

> 해설) 대부분의 식물은 날씨가 덥고 건조하면 잎 표면의 기공을 닫아 수분을 보존한다. 그러나 이렇게 되면 잎 내부의 CO_2농도가 낮아지고 O_2가 축적되어 캘빈 회로를 비효율적인 광호흡 경로로 전환시킨다.

636 다음 보기 중 명반응에서 일어나는 에너지 전달 단계로 바르게 표시된 것은?

| 가. NADPH | 나. 빛에너지 흡수 | 다. 반응중심으로 에너지이동 | 라. 전자흥분 |

① 가 – 나 – 다 – 라 ② 나 – 다 – 라 – 가 ③ 가 – 나 – 라 – 다
④ 나 – 라 – 다 – 가 ⑤ 나 – 라 – 다 – 가

> 해설) 명반응은 빛에너지를 이용하여 전자가 전자전달계를 통해 비순환적으로 이동하여 NADPH를 합성하는 것을 말한다. 비순환적 광인산화 과정의 최종 산물은 물이 분해되어 생성된 O_2, 전자 전달과 양성자 이동과정을 통해 합성된 ATP와 NADPH이다.

637 다음 중 C_4 식물의 특징은 어느 것인가?

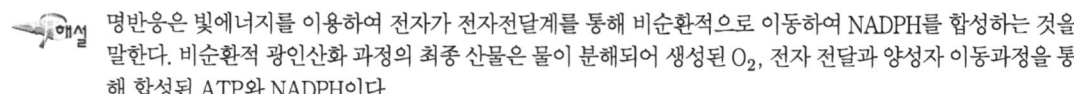

| 가. 광호흡 작용이 높게 일어난다.
| 나. 유관속초세포에 엽록체가 거의 없다.
| 다. 엽육세포에 PEP 카복실라아제(carboxylase)가 함유되어 있다.
| 라. 1차 CO_2 수용체는 RuBP이다.

① 가, 나 ② 가, 나, 다 ③ 다
④ 나, 라 ⑤ 나, 다, 라

> 해설) 엽육 세포에서는 PEP카르복실화효소가 있어 O_2와는 결합하지 않고 CO_2와만 결합하여 반응을 하므로 CO_2 고정만 일어나고, 유관속초 세포에서는 루비스코 효소가 참여하는 캘빈회로가 작동되어 일어나 탄소고정과정에 의한 포도당이 합성된다.

638 광합성의 광의존 반응(명반응)에 의해 $NADP^+$는 NADPH 환원된다. 식물의 경우, $NADP^+$에 공급된 전자는 궁극적으로 어디에서 유래하는가?

① ATP   ② 물   ③ NADH   ④ 엽록소

해설) 명반응은 빛에너지를 이용하여 ATP와 NADPH를 합성하는 반응이다. 이 때 전자전달과정과 물의 광분해를 통해 루멘에는 다량의 양성자가 농축된다.

639 광합성의 광의존 반응이 활발히 일어나는 식물세포에서 pH가 가장 낮은 부위는?

① stroma   ② 틸라코이드막의 내강
③ 세포질   ④ 엽록체 내막과 엽록체 외막 사이

해설) 틸라코이드 안 공간은 루멘으로 양성자가 농축되는 장소이다. 양성자가 많을수록 pH는 낮아진다.

640 탄소동화작용을 나타내는 캘빈-벤슨 주기(Calvin-Benson cycle)의 가장 중심적인 효소의 이름은?

① 루비스코(rubisco)   ② 디니트로제나아제(dinitrogenase)
③ 카복시솜(carboxysome)   ④ 헥소키나아제(hexokinase)

해설) 캘빈회로의 주반응(탄소고정)은 루비스코 효소에 의해서 일어난다.

641 다음 중 엽록체의 스트로마(stroma)에서 일어나는 반응은?

① H_2O 분해   ② 전자전달   ③ NADPH 생성
④ CO_2 환원   ⑤ 가시광선 흡수

해설) 스트로마는 엽록체의 기질부분이며 암반응이 일어나는 곳이다.

642 광합성 암반응은 빛에 의존하지 않는 반응이지만, 밤에는 진행되지 않는다. 가장 적절한 이유는?

① 명반응 산물의 부족
② 낮은 CO_2의 농도
③ 낮은 기온
④ 수분 공급의 부족

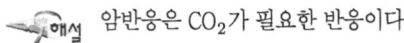 암반응은 CO_2가 필요한 반응이다.

643 식물에서 광 호흡 (photorespiration)이 일어나는 가장 큰 이유는 무엇인가?

① 산소의 농도가 너무 높아서
② 이산화탄소가 완전히 고갈되어서
③ 루비스코(Rubisco)의 산소고정에 의해서
④ 명반응에서 ATP 공급이 부족해서

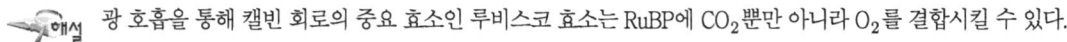 광 호흡을 통해 캘빈 회로의 중요 효소인 루비스코 효소는 RuBP에 CO_2뿐만 아니라 O_2를 결합시킬 수 있다.

644 광합성 암반응에서 공기 중 6분자 CO_2가 캘빈회로를 거치는 동안 필요한 ATP는?

① 6ATP
② 12ATP
③ 16 ATP
④ 18 ATP

645 무덥고 건조한 기후에서 낮에 탄소를 사용하기 위해 밤 동안에는 탄소를 고정하여 광호흡의 효과를 감소시키는 식물은 어느 것인가?

① 모든 녹색식물
② C_3 식물
③ C_4 식물
④ CAM 식물

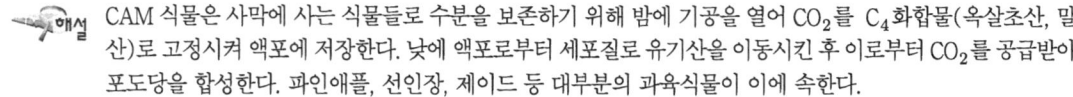 CAM 식물은 사막에 사는 식물들로 수분을 보존하기 위해 밤에 기공을 열어 CO_2를 C_4화합물(옥살초산, 말산)로 고정시켜 액포에 저장한다. 낮에 액포로부터 세포질로 유기산을 이동시킨 후 이로부터 CO_2를 공급받아 포도당을 합성한다. 파인애플, 선인장, 제이드 등 대부분의 과육식물이 이에 속한다.

646 식물의 수정에 있어서 속씨식물은 중복수정을 하는데 중복수정과 관계가 먼 것은?

① 3n의 배젖 ② 정 핵 ③ 극 핵
④ n의 배젖 ⑤ 알세포

해설 겉씨식물의 배젖은 n이다.

647 다음 그림은 빛의 세기에 따른 광합성량(CO_2 흡수량)을 표시한 것이다. 광포화점에서의 총 광합성량은 어느 것인가?

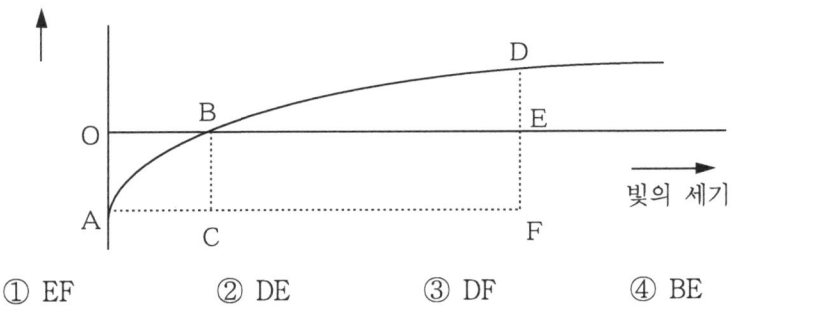

① EF ② DE ③ DF ④ BE ⑤ BC

해설 B : 보상점, DE : 순광합성량, EF : 호흡량, DF : 총광합성량

648 다음 중 광합성의 명반응에 관한 설명 중 잘못된 것은?

① 빛과 물이 필요한 반응이다.
② 엽록체의 그라나에서 진행된다.
③ 명반응의 결과 탄수화물이 생성된다.
④ 산소가 발생한다.
⑤ 순환적 광인산화 반응과 비순환적 광인산화 반응이란 두 경로를 거친다.

해설 명반응 결과 생성되는 것은 ATP, NADPH, 산소이다.

649 식물의 광합성에 관한 설명이다. 잘못된 것은?

> 가. 엽록소는 틸라코이드 막에 존재한다.
> 나. 명반응 결과 이산화탄소가 분해되며 이 때 산소가 발생한다.
> 다. 엽록소는 녹색 파장의 빛은 흡수하지 않는다.
> 라. 명반응 결과 ATP와 NADH가 생성된다.
> 마. 암반응의 최초산물은 3PGA이며 이의 전구물질은 RuBP이다.

① 가, 나　　② 나, 라　　③ 가, 나, 다
④ 가, 라, 마　　⑤ 가, 나, 다, 라

해설　명반응에서 물로부터 산소가 생성되어 방출되며 명반응 결과 생성되는 것은 ATP, NADPH, 산소이다.

650 순환적 광인산화 과정 중 전자의 최종 수용체는?

① P680　　② P700　　③ $NADP^+$
④ H_2O　　⑤ O_2

해설　명반응의 전자 최종 수용체 : 비순환적 광인산화—$NADP^+$, 순환적 광인산화—P700.

651 광합성의 암반응 과정에서 CO_2와 반응하는 화합물은?

① PGA　　② RuBP　　③ PGAL
④ ATP　　⑤ $NADP^+$

해설　캘빈회로를 통해 RuBP가 와 합성하여 최초생성물질인 PGA를 만든다. RuBP는 Ribulose-Bisphosphate의 약자이다.

652 캘빈회로에서 포도당 1분자를 순생산하기 위해서는 몇 번의 회로가 돌아야하는가?

① 3회　　② 6회　　③ 9회　　④ 12회　　⑤ 15회

해설　캘빈회로는 6회전 당 1포도당 1분자를 만든다.

653 메벼의 꽃가루(N)와 찰벼(n)를 수분시켜 주면 찰벼포기에 메벼가 달린다. 이때 씨앗의 배젖 인자형은?

① NNn   ② Nnn   ③ NNN   ④ Nn   ⑤ nnn

 중복수정이므로 메벼 꽃가루(N)×찰벼 2극핵(nn) = 메벼 배젖(Nnn).

654 광합성이 일어나는 곳은?

① 기공(stomata)   ② 유관속(vascular bundles)   ③ 각피(cuticle)
④ 상피(epidermis)   ⑤ 엽육조직(mesophyll tissue)

 잎의 기본조직인 엽육조직은 광합성을 한다.

655 Paper chromatography에 의한 색소분리 실험 시 원점으로부터 분리되는 순서가 맞게 되어 있는 것은?

① 클로로필 b—클로로필 a—크산토필—카로틴
② 클로로필 a—클로로필 b—크산토필—카로틴
③ 클로로필 b—클로로필 a—카로틴—크산토필
④ 클로로필 a—클로로필 b—카로틴—크산토필
⑤ 카로틴—크산토필—클로로필 b—클로로필 a

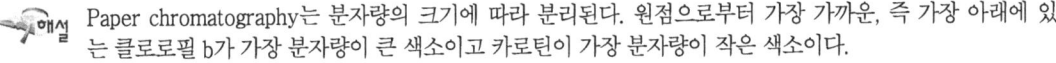 Paper chromatography는 분자량의 크기에 따라 분리된다. 원점으로부터 가장 가까운, 즉 가장 아래에 있는 클로로필 b가 가장 분자량이 큰 색소이고 카로틴이 가장 분자량이 작은 색소이다.

656 광합성에서 $NADP^+$의 가장 중요한 역할은?

① 클로로필의 광흡수 보조
② 광계의 전자 수용체
③ ATP 합성
④ 캘빈회로로의 전자 전달
⑤ 물 분해

> **해설** 광흡수—엽록소, 카로티노이드, 광수확복합체 단백질.
> NADP—광인산화 반응 결과 전달되는 전자를 수용함.
> NADPH—캘빈회로로 환원력 전달.

657 녹색식물의 광합성에 관해 잘못 설명한 것은?

① 엽록소는 엽록체의 틸라코이드에 존재한다.
② 명반응에서 물로부터 산소가 생성되어 방출된다.
③ 엽록소는 녹색 파장의 빛을 흡수하지 않는다.
④ 명반응에서는 ATP와 NADH가 생성된다.
⑤ 암반응의 최초산물은 3-PGA이다.

> **해설** 명반응 결과 생성되는 것은 ATP, NADPH, 산소이다.

658 광합성에 관한 설명 중 옳지 않은 것은?

① 광합성속도는 빛의 강도를 점차 강하게 하면 그에 비례하여 높아지지만, 포화상태를 초과하면 빛의 강도가 증가하더라도 더 이상 변화하지 않는다.
② 광합성은 2단계로 이루어지는데, 빛에 의존하는 명반응은 스트로마(stroma)에서 일어나는 반면 이산화탄소를 고정하는 암반응은 틸라코이드(thylakoid)에서 일어난다.
③ 진핵식물세포는 두 개의 광계를 사용하기 때문에 두 종류의 작용중심 엽록소를 갖고 있다. 광계 I의 작용중심 엽록소는 대부분 700 nm의 빛에너지를 흡수하기 때문에 P 700이라 부르며, 광계 II의 작용중심 엽록소는 680 nm의 빛에너지를 흡수하며 P 680이라 부른다.
④ 광호흡은 에너지를 소비하며 탄소 대신 산소를 고정함으로써 CO_2를 배출한다.
⑤ 세균 중에도 엽록소를 이용하여 생성된 ATP와 NADPH에 의해 CO_2를 고정하는 종도 있다.

659 캘빈회로(Calvin cycle)를 설명한 내용 중 틀린 것은?

① 직접적으로 빛에 영향을 받지 않으므로 암반응(dark reaction)이라 불리기도 한다.
② 명반응(light reaction)에서 만들어진 ATP와 NADH를 이용하여 이산화탄소를 당으로 전환한다.
③ 엽록체(chloroplast)의 스트로마에서 일어난다.
④ 캘빈회로가 작동되는 동안 RuBP(ribulose biphosphate)는 재생된다.
⑤ Rubisco(1,5-RuBP 카르복시화 효소)는 RuBP와 CO_2 사이의 반응을 촉매한다.

> 해설 명반응을 통해서 만들어지는 산물은 암반응에 사용되는 ATP와 NADPH이다.

세포호흡

660 미토콘드리아와 엽록체에서 막을 경계로 한 수소 이온의 농도 기울기를 이용하여 ATP를 합성한다는 미첼의 가설은 무엇인가?

① 전자전달 이론　　② 엔트로피 이론　　③ 화학삼투설
④ 확산설　　⑤ 분지론

> 해설　미첼의 화학삼투설은 미토콘드리아와 엽록체에서 전자전달과정 중 내막을 사이로 H^+의 농도기울기가 형성되면 H^+를 막의 통로를 통해 이동시키면서 ATP를 합성한다는 가설이다.

661 피루브산 1몰이 TCA 회로를 거치는 동안 생성되는 NADH와 $FADH_2$의 몰수는 얼마인가?

① 4NADH, $4FADH_2$　　② 1NADH, $4FADH_2$　　③ 4NADH, $1FADH_2$
④ 1NADH, $1FADH_2$　　⑤ 2NADH, $2FADH_2$

> 해설　해당 과정에서 생성된 피루브산이 아세틸-CoA로 변한 후 TCA 회로 내부로 유입되어 3분자의 CO_2로 완전히 분해되면서 최종적으로 1분자의 ATP와 4분자의 NADH, 1분자의 $FADH_2$를 생성한다.

662 산화적 전자전달 과정에서 전자의 최종 수용체는 무엇인가?

① H_2O　　② O_2　　③ CO_2　　④ NAD　　⑤ FAD

> 해설　미토콘드리아의 전자전달과정에서 전자의 최종수용체는 산소이다. 참고로 광합성 명반응에서 전자의 최종수용체는 NADP이며, NADPH로 환원된 후 암반응에 전자와 수소를 전달한다.

663 중성지방의 에너지화 과정과 관련이 없는 것은?

① 해당과정
② 아세틸 CoA
③ 크렙스회로
④ 화학삼투(chemoosmosis)
⑤ 전자전달계

> 해설: 탄수화물 가운데 이당류 이상의 고분자들이 생물체 내에서 대부분 포도당으로 가수분해 된다. 이러한 포도당이 세포질에서 산소 없이 2분자의 피루브산으로 분해 되면서 ATP를 만드는 과정을 해당과정이라고 한다.

664 세포호흡의 결과 세포 내 ATP의 농도가 높아지면 그 영향을 가장 크게 받는 것은 다음 중 무엇인가?

① 과당인산 키나아제의 활성
② F_0F_1 복합체의 활성
③ NAD의 수소 결합력
④ FMN의 전자전달력
⑤ 지방산의 β 산화 속도

> 해설: 호흡결과 생성된 ATP는 해당과정의 주요효소인 과당인산 키나아제의 활성을 억제시켜 세포호흡을 조절한다.

665 한 분자의 맥아당(엿당)이 소화와 호흡과정을 모두 마칠 때 ③과정이 일어나는 횟수와 합성되는 ATP의 분자 수를 바르게 나타낸 것은?

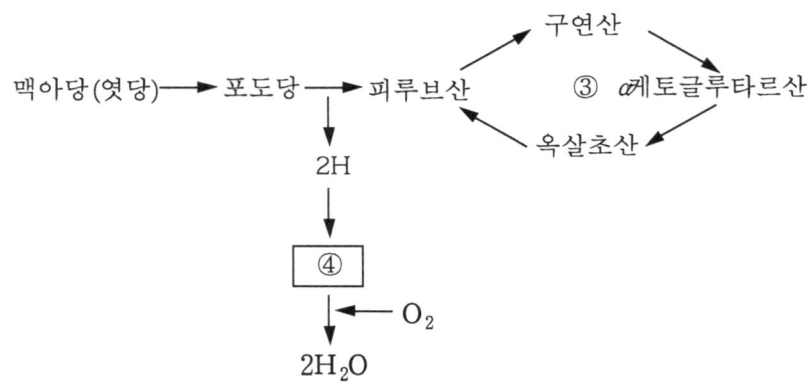

① 1회, 38 ② 2회, 38 ③ 4회, 76
④ 6회, 76 ⑤ 8회, 76

 엿당은 포도당 2분자가 결합한 이당류이므로 완전히 분해되기까지 TCA 회로를 4회 돌며, 이때 72ATP를 생성한다. 단, 이 문제에서는 포도당 한 분자가 분해 될 때 38ATP가 생성된다고 보았기 때문에 76ATP를 답으로 본 것이다.

666 아데노신에 인산(H_3PO_4) 3분자가 결합된 화합물을 ATP라고 한다. ATP의 가장 중요한 작용은?

① 에너지의 저장 ② 에너지의 소비 ③ 에너지의 생성
④ 에너지의 획득 ⑤ 에너지의 변환

 ATP는 adenosine triphosphate로 에너지를 저장해 두었다가 필요 시 가수분해를 통해 다량의 에너지를 방출하여 생물의 에너지원으로 사용한다.

667 산화환원 전위(전자 친화성)가 가장 큰 물질은?

① 포도당 ② 젖당 ③ NAD^+
④ 시토크롬 ⑤ 산소

 산화환원 전위가 가장 큰 물질은 전자를 최종적으로 수용하는 산소이다.

668 시트르산 회로에서 조효소 A와 반응하여 활성아세트산이 되는 물질은?

① 피루브산   ② 말 산   ③ 숙신산
④ 프마르산   ⑤ 옥살아세트산

해설 해당 과정에서 생성된 피루브산이 CoA와 NAD와 반응하여 아세틸-CoA(활성아세트산)로 변한 후 TCA 회로 내부로 유입된다.

669 다음 중 포도당을 이용하여 가장 효율적으로 에너지(ATP)를 만드는 것은?

① 산소 호흡
② 무산소 호흡
③ 젖산 발효(lactic fermentation)
④ 알코올 발효
⑤ 위의 네 가지 방법의 ATP 생성률은 차이가 없다.

해설 산소 호흡을 통해 최대 총 38ATP를 생성한다. 무산소 호흡에 포함되는 젖산 발효나 알코올 발효는 해당과정에서 2ATP만 생산할 뿐 대부분 ATP를 파괴하는 비효율적 반응이다.

670 세포호흡의 전자전달계와 광합성과정의 전자전달계에서 ATP를 생성하는 힘의 바탕은?

① H^+의 농도 차이
② O_2의 농도 차이
③ CO_2의 농도 차이
④ 시토크롬(cytochrome) 양의 차이
⑤ 퀴논(quinone) 양의 차이

해설 ATP는 전자전달계의 작용에 의한 막간 수소 이온 농도 차에 의해 만들어진다. 이를 미첼의 화학삼투설이라 한다. 전자전달계에서는 해당 과정과 TCA 회로에서 생성된 NADH와 $FADH_2$로부터 전자를 전달받아 FMN → CoQ→시토크롬 b→시토크롬 c→시토크롬 a→시토크롬 a3를 거쳐 최종적으로 O_2에 전달되어 물이 생성된다.
미토콘드리아 내막계에 존재하며 화학삼투적 인산화에 따라 내막을 사이로 양성자 H^+의 농도기울기가 형성되면 H^+를 막의 통로를 통해 이동시키면서 ATP를 합성한다.

671 세포호흡과 관련된 다음 사항 중 옳은 것은?

① 무산소 호흡에서 생성되는 ATP의 대부분은 발효와 마찬가지로 화학삼투적 인산화에 의해 생성된다.
② 해당과정은 한 분자의 포도당에서 시작하여 최종산물로 3개의 피루부산을 만든다.
③ 아세틸 CoA는 4개의 탄소를 갖는 시트르산과 반응하여 시트르산 회로로 들어간다.
④ 포도당 한 분자 당 36개의 ATP가 생산된다.
⑤ 전자전달계의 전자 운반체들은 환원력이 낮은 순서로 배열되어 있어 운반체가 받은 전자는 에너지가 높은 다음 운반체에 전달된다.

> 해설 포도당의 분해에 따라 생성되는 ATP의 개수는 약간의 논란이 있을 수 있으나, 다른 지문들이 명백히 오답이기 때문에 36개의 ATP 합성에 대한 지문을 답으로 보는 것이 타당하다.

672 세포질에서 해당과정의 최종산물이 아닌 것은?

① ATP　　② NADH+H^+　　③ 피루브산　　④ 아세틸CoA

> 해설 해당 과정에서 생성된 피루브산이 아세틸-CoA(활성아세트산)로 변한 후 TCA 회로가 시작하지만 그 후 CoA가 빠져 나오고 아세틸-CoA로 다시 합성되지는 않는다.

673 다음은 미생물의 호흡과 발효의 차이를 설명한 내용이다. 맞지 않는 것은?

① 호흡은 산소, 발효는 무기물이 일반적인 전자수용체 이다
② 호흡보다 발효가 에너지 생산성이 낮다
③ 호흡과 발효의 최종산물은 물과 이산화탄소이다
④ 호흡과 발효가 모두 가능한 세균이 존재 한다

> 해설 호흡은 ATP가 생산되지만 발효는 알코올과 젖산이 최종산물로 생성된다.

674 미토콘드리아의 내막에 존재하며 전자전달계와 TCA회로에 모두 작용하는 효소는?

① 숙신산 탈수소효소　　② 시토크롬 산화효소
③ ATP 합성효소(synthase)　　④ 말산 탈수소효소

675 근육세포가 세포호흡 중 ATP를 생산하는 속도로 발효반응 중에 ATP를 생산하려고 한다. 세포가 수행해야 하는 일 중 가장 적절한 것은?

> 가. Krebs 회로의 속도를 올려야 한다.
> 나. 전자전달계의 효율을 증가시켜야 한다.
> 다. 피루브산으로부터 아세트알데히드로의 전환을 증가시켜야한다.
> 라. 연료인 당을 더욱 소모해야 한다.

① 가 나 다 ② 가 다 ③ 나 라
④ 라 ⑤ 가 나 다 라

해설 급격한 운동으로 인해 산소의 공급이 원활하지 못하게 되면 시트르산회로는 멈추게 된다. 결국 해당과정에서 소량의 ATP만이 생성되는데, 해당과정만이라도 원활히 돌아가기 위해서는 해당과정에 필요한 NAD^+를 공급해야 하며 발효가 그 역할을 담당하고 있다. 이 때 ATP를 계속 생산하기 위해서는 연료가 되는 당을 소모해야 된다.

676 세포호흡에 관여하는 전자전달계에 관한 설명으로 옳은 것을 모두 지적한 것은?

> 가. 미토콘드리아의 내막계에 존재한다.
> 나. 에너지를 높은 곳에서 낮은 준위로 옮겨준다.
> 다. 시토크롬이라는 단백질을 포함하고 있다.
> 라. 양성자를 수송하는 양성자펌프로 작용하기도 한다.

① 가, 나, 다 ② 가, 나, 라 ③ 가, 다, 라
④ 나, 다, 라 ⑤ 가, 나, 다, 라

677 알코올발효에서 포도당에서 나온 전자의 최종 수용체는?

① 산소(Oxygen) ② 아세트알데히드(Acetaldehyde)
③ 피루베이트(Pyruvate) ④ 락테이트(Lactate)

해설 알코올발효는 산소 공급이 중단된 경우 피루브산이 아세트알데히드로 변한 후 $NADH_2$에 의해 환원되어 에탄올이 된다.

678 세포의 산소호흡에 의해 포도당 한 분자로부터 36 ATP가 얻어지는 곳은?

① 간　　　　② 신장　　　　③ 뇌　　　　④ 심장

679 다음은 세포호흡에 대한 설명이다. 옳은 것은?

> 가. 세포호흡 과정에서 대부분의 ATP는 전자전달계를 거치면서 만들어진다.
> 나. 크렙스 회로(Krebs cycle)에 필요한 효소는 미토콘드리아의 기질 내에 존재한다.
> 다. 해당과정(glycolysis)은 진핵세포에서만 일어난다.
> 라. 해당과정은 산소 없이 ATP를 생산한다.
> 마. 해당과정은 발효와 세포호흡에서 공통적으로 나타나는 대사 경로이다.

① 가, 나　　　　② 가, 나, 다　　　　③ 가, 나, 라, 마
④ 가, 라, 마　　　⑤ 가, 나, 다, 라

 해당과정은 진핵세포 뿐 아니라 원핵세포도 일어난다.

680 호흡에 대한 다음 설명 중 잘못된 것은?

① 유기호흡에서 해당과정은 세포질에서 TCA회로는 미토콘드리아에서 일어난다.
② 해당과정을 통해 6탄당인 포도당은 3탄당인 2분자의 피루브산으로 분해되며 산소의 소비는 없다.
③ 피루브산은 TCA회로를 거쳐 3분자의 CO_2로 분해되며 이때 산소가 소비된다.
④ 탄수화물이 아닌 다른 에너지원도 TCA회로를 통해 분해 될 수 있다.

 피루브산을 3분자의 CO_2로 완전히 분해하면서 1분자의 ATP와 4분자의 $NADH_2$, 1분자의 $FADH_2$를 생성한다. 전자전달계에서는 해당 과정과 TCA 회로에서 생성된 $NADH_2$와 $FADH_2$로부터 전자를 전달받아 FMN → CoQ→시토크롬 b→시토크롬 c→시토크롬 a→시토크롬 a3를 거쳐 최종적으로 O_2에 전달되어 물이 생성된다. 이 때 산소가 공급되지 않으면 TCA 회로가 정지된다.

681 전자전달계의 마지막 단계에서 전자는 최종적으로 (　)로 전달되어 (　)이(가) 생긴다.

① 산소, 물　　　　　　　② 수소, 산소　　　　　　③ 산소, 이산화탄소
④ 이산화탄소, 물　　　　⑤ FADH, 산소

682 유산소 호흡 과정 중 피루브산이 아세틸 CoA를 거쳐 크렙스 회로 과정을 거치는데 이 때 피루브산 한 분자 당 생성되는 이산화탄소, ATP, NADH, $FADH_2$의 양(크렙스 회로와 그 직전의 준비 단계에서 생성하는 물질의 양)은?

① 이산화탄소 2개, ATP 8개, NADH 2개, $FADH_2$ 3개
② 이산화탄소 4개, ATP 2개, NADH 4개, $FADH_2$ 2개
③ 이산화탄소 2개, ATP 3개, NADH 3개, $FADH_2$ 3개
④ 이산화탄소 3개, ATP 1개, NADH 4개, $FADH_2$ 1개
⑤ 이산화탄소 5개, ATP 2개, NADH 3개, $FADH_2$ 1개

진화 - 일반론

683 다음은 생물학적 종의 개념을 설명한 것이다. 틀린 내용은?

① 같은 종에 속하는 개체들 사이에서는 교배가 이루어져야 한다
② 유전자 풀을 공유해야 한다
③ 무성생식을 하는 생물들에게는 적용할 수 없다
④ 모든 생물들에게 적용할 수 있는 종의 개념이다

> 해설 형태적으로는 외부 형태적 특징을 공유한 생물 집단을 종으로 정의하며 생물학적으로는 서로 교배가 가능하고 교배한 후 생식력이 있는 자손을 낳을 수 있는 집단을 의미한다. 모든 생물에게 적용할 수 있다.

684 어떤 한 종이 다양한 환경에 오랫동안 살게 되면 그 환경에 적응한 새로운 종이 출현하게 되는데 이러한 과정을 일컫는 용어를 무엇이라 하는가?

① 안정적 진화 ② 수렴진화 ③ 적응방산 ④ 공동진화

> 해설 적응방산은 같은 종류의 생물이 여러 가지 환경 조건에 적응하여 진화하고 다양하게 분화하여 비교적 짧은 시간 내에 다수의 다른 계통으로 갈라져 가는 현상을 말한다.

685 생물의 발생과 진화에 관한 Miller의 실험에서 지구의 원시대기에 속하지 않는 성분은?

① CH_4 ② NH_3 ③ H_2O ④ H_2 ⑤ O_3

> 해설 원시대기는 산소가 없는 환원성 기체 상태였을 것으로 추정한다. 산소는 독립영양생물의 등장 이후 대기 중에 축적되었다.

686 생물 진화의 순서가 바르게 연결된 것은?

① 무기호흡 종속영양 → 유기호흡 독립영양 → 유기호흡 종속영양
② 무기호흡 독립영양 → 유기호흡 종속영양 → 무기호흡 종속영양
③ 유기호흡 종속영양 → 무기호흡 독립영양 → 유기호흡 독립영양
④ 유기호흡 독립영양 → 무기호흡 종속영양 → 유기호흡 종속영양
⑤ 유기호흡 종속영양 → 무기호흡 종속영양 → 무기호흡 독립영양

해설: 생물체의 진화 : 무기호흡, 종속영양 → 유기호흡, 독립영양 → 유기호흡, 종속영양

687 다음은 다윈(Darwin)의 자연선택(natural selection) 가설이다. 맞는 것은?

| 가. 모든 개체군에 반드시 유전적 변이가 존재해야 한다. |
| 나. 시간에 따라 유전적 변화는 적응도 (fitness)의 증가를 야기한다. |
| 다. 개체군내 개체들 간의 생존과 번식의 차이에서 비롯된다. |
| 라. 특정 표현형의 대립유전자는 개체군내에서 증가하고 다른 대립유전자는 감소한다. |

① 가, 나, 다   ② 가, 다   ③ 나, 라   ④ 라   ⑤ 가, 나, 다, 라

해설: 자연선택이란 특정 환경에 맞추어 생물들이 진화적 적응(evolutionary adaptation)을 하는 것을 의미하며 환경에 맞춘 생물학적 변화는 변화하지 않은 생물에 비해 높은 생존율과 번식률을 가질 수 있음을 보여 주었다.

688 진화가 일어나게 하는 요인이라고 보기 힘든 것은?

| 가. 돌연변이 | 나. 자연선택 |
| 다. 유전적 부동 (genetic drift) | 라. 종내 교배 (intraspecific breeding) |

① 가, 나   ② 다   ③ 가, 나, 다
④ 라   ⑤ 나, 다, 라

해설: 진화의 궁극적 결과는 이전의 종과는 유전적으로 다른 새로운 종이 탄생하는 것(종 분화)이다. 유전적 부동(genetic drift)은 소집단의 경우 특정 유전자를 갖는 개체가 죽거나 다른 곳으로 이주함으로써 한 대립인자의 완전한 소실을 유발할 수 있다. 종내 교배는 새로운 종의 탄생의 요인이라고 보기는 힘들다.

689 어떤 한 종의 식물이 평균 크기의 잎을 가지는 개체들이 심한 가뭄에 견디는데 유리하다면 이는 무엇을 설명하는 것인가?

① 개척자 효과　　　② 안정화 선택　　　③ 인위적 선택
④ 유전자 흐름　　　⑤ 유전적 부동

> **해설** 안정화 선택은 진화에서, 특정 수치(잎의 크기 등)가 평균치 이상, 이하일 때 생존율이 낮아지기 때문에 전체 개체의 분포가 평균치로 더욱 수렴되는 현상을 의미한다. 가장 흔한 자연선택의 형태이다.

690 작고 고립된 집단이 하나로 이루어진 큰 집단보다 더욱 더 빠른 종분화가 일어나는 이유는?

① 유전적인 다양성을 갖는다.
② 유전적 부동과 자연선택에 의해 더욱 많은 영향을 받는다.
③ 유전자 흐름에 더욱 민감하다.
④ 감수분열 동안에 더욱 많은 교차가 생긴다.
⑤ 새로운 환경에 더욱 잘 생존한다.

> **해설** 소집단이고 고립되어 있는 집단일수록 자연선택이나 특정 유전자를 갖는 개체의 완전한 소실을 유발할 수 있으므로 보다 빠른 종분화가 일어난다.

691 자연도태는 다음 중 주로 어느 것에 의해서 결정되나?

① 영양공급　　　② 경쟁　　　③ 성비(性比)
④ 이동(migration)　　　⑤ 개체군의 크기

> **해설** 생활 장소나 먹이가 동일한 개체군이 서로 섞이면 경쟁이 일어나 강한 개체군만이 생존하고 경쟁에서 진 개체군은 자연도태 된다.

692 기후가 점차 추워짐에 따라서 곰 집단의 털 두께가 시대를 거듭함에 따라서 증가하였다. 이것은 어떤 유형의 자연선택에 해당하는가?

① 분지성 선택　　　② 방향성 선택　　　③ 안정화 선택
④ 분열성 선택　　　⑤ 발전성 선택

693 밀로부터 빵밀로의 진화에서 각 종분화 에피소드는 부모 종으로부터 지역적 격리 없이 새로운 종의 기원인 (　　)종분화의 한 예이다.

① 이지역성(allopatric)　　② 동지역성(sympatric)　　③ 단속평형설
④ 선택적 진화　　⑤ 유형진화

> **해설** 동지역성 종분화란 주로 식물에서 발생하며 지리적 격리 없이도 비정상적 감수분열에 의해 배수체가 발생하여 부모 집단과 생식적으로 격리되는 새로운 집단이 된다. 야생밀로부터 배수화에 의한 빵밀의 육종이 이에 해당한다.

진화 – 5대계의 특징, 분류

694 다음 중 자포동물에 해당하는 것은?

| 가. 히드라 | 나. 해파리 | 다. 빗해파리 | 라. 산호 |

① 가, 나　　② 가, 나, 다　　③ 가, 나, 라
④ 나, 다, 라　　⑤ 가, 나, 다, 라

> **해설** 자포동물은 자포를 가지고 있는 공통 특징이 있으며 강장동물이라고도 불린다. 빗해파리는 자포를 가지고 있지 않아 자포동물문과는 다른 유즐동물문에 속한다.

695 Larus canus는 갈매기의 학명이다. 밑줄 부분은 무엇인가?

① 종 명　　② 속 명　　③ 과 명　　④ 강 명　　⑤ 목 명

> **해설** 종의 이름은 "속명 + 종소명 + 명명자"로 나타낸다.
> 속 명 : 라틴어 이탤릭, 첫 자는 대문자로 표기한다.
> 종소명 : 라틴어 이탤릭, 모두 소문자로 표기한다.
> 명명자 : 정자로 표기한다.

696 다음의 생물의 특징을 갖고 있는 생물계는?

| · 다세포　　· 정교한 생식구조　　· 단순 관상체 형태　　· 종속영양생물 |

① 식물　　② 동물　　③ 균류　　④ 원생생물　　⑤ 모네라

> **해설** 균류는 종속영양 생물(heterotroph)이다. 대부분의 균류는 비교적 간단한 구조를 한 다세포체이나, 생식기관은 비교적 복잡한 구조를 하고 있다(예: 버섯). 몸체는 균사로 이루어져 있으며, 균사는 가느다란 세포의 끝과 끝이 연결된 것이며 어떤 균사는 격벽이 없이 한 개의 튜브처럼 세포질이 연속되기도 한다(단순 관상체).

697 아래의 학설은?

> 가. 진화가 갑자기 시작된다.
> 나. 일단 종이 형성되면 수백만 년의 오랜 기간동안 변하지 않다가 갑자기 수만년 만에 크게 변할 수 있다.

① gradualism
② punctuated equilibrium
③ convergent evolution
④ adaptive radiation
⑤ divergent evolution

 점진주의(gradualism) - 진화가 단속적이 아닌 연속적으로 일어남. 예) 다윈주의
단속 평형설 (punctuated equilibrium) - 본 문제의 답
수렴진화(convergent evolution) - 같은 환경에 적응하여 다른종이 비슷하게 진화하게 되는 양상
적응방산(adaptive radiation) - 예)갈라파고스 피리새
발산진화(divergent evolution) - 다른 환경에 한가지의 종이 적응하며 서로 다른 진화과정을 겪는 양상

698 최초의 유전자는 DNA가 아니라 RNA라고 주장하는 이론에 대한 설명 중 틀린 것은?

① RNA는 DNA 보다 더 안정적인 구조이다.
② 단백질 효소의 도움없이 RNA는 스스로 복제가 가능하다.
③ DNA복제는 RNA 복제과정에 비해 복잡하고 효소가 많이 필요하다.
④ rRNA의 일차 전사체는 효소의 도움 없이 스스로 인트론을 제거할 수 있다.
⑤ 작은 RNA 분자를 이용하여 대장균의 tRNA 일차 전사체를 자르고 붙이는 일이 가능하다.

DNA는 이중나선 구조이며, 5탄당의 2번 탄소 위치에 H가 붙어있다. 이러한 구조는 외가닥이고 5탄당의 2번 탄소 위치에 OH가 붙어있는 RNA의 구조보다 화학적으로 안정된 구조를 갖는다고 볼 수 있다.

699 다음 중 세포내공생설(endosymbiosis theory)을 설명하거나 뒷받침해주는 것을 모두 고른 것은?

> ㄱ. 미토콘드리아는 호흡과 산화적 인산화(oxidative phosphorylation) 과정을 수행하여 ATP를 만들어낸다.
> ㄴ. 스트렙토마이신 항생제는 미토콘드리아와 엽록체의 단백질 합성을 저해한다.
> ㄷ. 진핵세포는 커다란 세포가 원핵세포를 감쌈으로써 기인되었다.
> ㄹ. 진핵세포의 미토콘드리아와 엽록체는 환형(covalently closed circle)의 DNA를 가지고 있다.
> ㅁ. 바이러스는 진핵세포와 원핵세포를 감염시킬 수 있다.

① ㄱ, ㄴ, ㄷ ② ㄱ, ㄷ, ㄹ ③ ㄴ, ㄷ, ㄹ
④ ㄷ, ㄹ, ㅁ ⑤ ㄴ, ㄷ, ㄹ, ㅁ

해설 ㄱ, ㅁ의 설명은 맞는 지문이기는 하지만 세포내 공생설을 설명하거나 뒷받침할 수 있는 것은 아니다.

700 바이러스에 대한 설명 중 틀린 것은?

① 생물과 무생물의 특징을 함께 가지고 있다.
② AIDS 바이러스(HIV)는 DNA 바이러스이다.
③ 구제역, 독감, 광견병, 홍역 등의 질병을 일으킨다.
④ TMV(담배 모자이크 바이러스)는 단백질과 핵산으로 이루어져 있다.
⑤ 살아있는 숙주 세포 내에 기생한다.

해설 HIV바이러스는 RNA를 유전정보물질로 가지고 있다. 숙주에 감염 후 RNA를 DNA로 역전사 한다.

701 이배엽성 동물은?

① 환형동물 ② 절지동물 ③ 강장동물
④ 척색동물 ⑤ 극피동물

해설 이배엽성 동물은 내장 기관 등이 발달한 내배엽과 바깥 부분인 외배엽으로 몸이 이루어진 동물을 말한다. 자포동물(강장동물)이 여기에 속한다.

702 다음은 무슨 동물문(phylum)의 특징인가?

> 가. 외피는 키틴질막에 싸여 있고 섬모가 없다.
> 나. 신관을 갖는 것이 많으며 유생은 원신관을 가진다.
> 다. 다모강, 빈모강 등이 포함된다.

① 선형동물문 ② 환형동물문 ③ 윤형동물문 ④ 절지동물문

해설 환형동물문은 몸은 좌우 대칭이고 많은 체절로 구성되어 있다. 3배엽 동물이며, 신관으로 배설한다. 폐쇄혈관계를 갖고 있으며 지렁이, 갯지렁이, 거머리가 여기에 해당한다.

703 식물은 광합성을 하는 녹조류의 한 계통에서 기원하였다고 추정된다. 물에서 육상으로 서식지를 옮기면서 식물은 육상의 건조한 조건에서 생존하고 효과적으로 번식할 수 있도록 여러 구조와 기능을 갖추게 되었다. 그림은 식물 계통수의 일부이다.

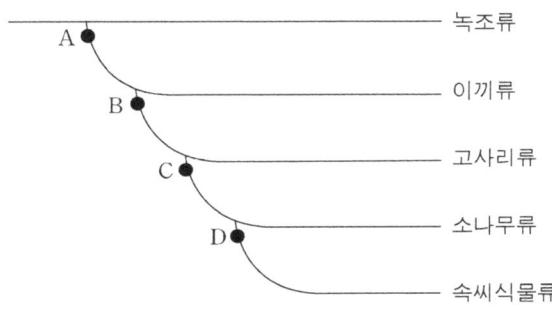

A, B, C, D에서 일어나는 중요한 사건을 〈보기〉의 설명과 옳게 짝지은 것은?

> <보 기>
> ㄱ. 건조에 견디기 위해 헛물관을 갖추게 되었다.
> ㄴ. 자손을 널리 퍼뜨리기 위해 꽃과 열매를 갖게 되었다.
> ㄷ. 자손을 보호하기 위해 배를 형성하는 기능을 획득하였다.
> ㄹ. 단단한 껍질과 양분을 갖춘 어린 2배체 자손을 만들게 되었다.

	A	B	C	D
①	ㄱ	ㄷ	ㄴ	ㄹ
②	ㄱ	ㄹ	ㄴ	ㄷ
③	ㄱ	ㄹ	ㄷ	ㄴ
④	ㄷ	ㄱ	ㄴ	ㄹ
⑤	ㄷ	ㄱ	ㄹ	ㄴ

704 다음 중 고세균(archaebacteria)에 대한 설명으로 틀린 것은?

> 가. 세균과는 다른 rRNA와 tRNA 염기서열을 나타내며 다른 종류의 리보좀 단백질을 가진다. 또, 항생제에 대한 감수성도 다르다.
> 나. 세포벽에 펩티도글리칸(peptidoglycan)성분을 가진다.
> 다. 고세균 유전자는 인트론(intron)을 가진다.
> 라. 세균에는 볼 수 없는 직사각형과 같은 특별한 형태도 가진다.

① 가, 나 ② 나 ③ 나, 라
④ 다, 라 ⑤ 답 없음

해설 고세균에는 박테리아에서 많이 발견되는 펩티도글리칸(peptidoglycan)이 세포벽 성분에 포함되지 않는다.

705 바이러스는 반드시 숙주세포에 기생하여야 한다. 그 이유는?

① DNA가 없기 때문
② RNA가 없기 때문
③ 효소계가 없기 때문
④ 광합성이 불가능하기 때문
⑤ 면역계가 없기 때문

해설 효소계가 없으므로 세균, 식물, 동물에 기생하여 생활을 한다.

706 다음과 같은 특징을 갖는 생물군은?

> A. 조류와 균류가 공생하는 생물체이다.
> B. 산성비 오염도 측정의 지표생물이다.

① 자낭균류 ② 담자균류 ③ 선태류
④ 지의류 ⑤ 유글레나류

해설 지의류(lichen)는 조류와 균류의 공생형 생물이다. 조류는 광합성을 수행하여 균류에 탄소원을 공급하고 균류는 물과 무기양분을 흡수하여 조류에 공급해준다.

707 AIDS의 원인균인 HIV(Human Immunodeficiency Virus)를 설명한 것 중 옳은 것은?

> 가. HIV에 감염된 사람은 3~10년 뒤 모두 AIDS로 진행된다.
> 나. HIV에 의한 감염은 다른 많은 질병들을 유발시키므로 기회감염이라고 부른다.
> 다. HIV의 gp120이라고 불리는 당단백질이 보조 T세포표면의 CD4와 결합함으로써 보조 T세포를 파괴시킨다.
> 라. HIV의 단백질들은 복제될 때마다 조금씩 모양이 변하기 때문에 백신개발이 어렵다.

① 가, 다 ② 가, 나, 다 ③ 나, 다, 라
④ 나, 라 ⑤ 가, 나, 다, 라

해설 HIV 양성이라고 해서 3~10년 사이에 무조건 AIDS로 진행되는 건 아니다.

708 8개의 RNA 유전체를 입자 내에 가져 변이가 가장 많이 일어나 척추동물에 광범위 숙주를 가지고 있는 바이러스는?

① 인플루엔자 바이러스(Influenza virus)
② 폴리오바이러스(Poliovirus)
③ 인체 면역 결핍 바이러스(Human immunodeficiency virus)
④ 두창바이러스(Smallpox virus)
⑤ 헤르페스 바이러스(Herpes virus)

해설 인플루엔자 바이러스는 8개의 RNA 분절로 구성된 바이러스로 만들어지는 구조 단백질 종류에 따라 혈청형이 구분된다. 보통 A, B, C 형으로 구분된다.

709 잡종불임에 대해 가장 적절하게 설명한 것을 고르시오.

① 잡종 접합자가 발생도중이나 생식력을 갖기 전에 죽는다.
② 잡종 개체가 수정 가능한 배우자를 생산하지 못한다.
③ 생식기의 구조가 서로 달라 교미나 수분이 적절하게 이루어지지 않는다.
④ 잡종 개체가 매우 허약하거나 잡종 세대가 거듭될 경우 생식력이 없어진다.

해설 생물학적 불화합성 때문에 생식 능력을 잃는 현상을 말한다. 노새가 그 한 예이다.

710 AIDS의 원인체인 HIV (human immunodeficiency virus)의 유전물질은?

① 단백질 (protein)
② 이중 가닥(double stranded) DNA
③ 단일 가닥(single stranded) DNA
④ 이중 가닥(double stranded) RNA
⑤ 단일 가닥(single stranded) RNA

해설 HIV는 단일가닥(single stranded) RNA virus이다.

711 자포동물에 관련된 사항이다. 틀린 것은?

① 해파리가 이에 해당된다.
② 촉수를 이용하여 먹이를 섭취한다.
③ 항문이 없다.
④ 소화강이 없다.
⑤ 다른 동물과 구별되는 뚜렷한 차이점은 낭배기에 형성되는 세포층의 수이다.

해설 편형동물군의 촌충강이 소화강이 없다.

712 나자식물(겉씨식물)의 특징을 설명한 내용 중 옳지 않은 것은?

① 중복수정을 한다.
② 배주(ovule)가 씨방(ovary) 속에 싸여 있지 않고 나출되어 있다.
③ 줄기에 부름켜가 있어 비대성장을 한다.
④ 관다발을 가지고 있다.

해설 꽃가루를 만드는 방식은 속씨식물과 비슷하지만 배낭을 형성하는 방식은 크게 다르다. 특히 배낭 형성 과정 중에 배젖을 미리 만들어버리기 때문에 중복수정을 하지 않는다.

713 동물에 질병을 유발하는 프리온(prion)의 특징을 가장 잘 설명한 것은?

① 바이러스보다 작은 감염성 인자로 매우 작은 RNA를 유전자로 갖는다.
② 단백질로만 증식하므로 유전자가 필요하지 않다.
③ 아직 기능을 모르는 정상 단백질의 구조가 변형된 것이다.
④ 단백질이 성숙과정을 거치는 동안 잘려져 나온 부산물이 병원성 인자로 작용한다.

 프리온은 단백질과 비리온(바이러스 입자)의 합성어로 바이러스처럼 전염력을 가진 단백질 입자이다. 다른 생명체들이 지니고 있는 유전물질인 DNA나 RNA 핵산이 없다는 점에서 질병을 일으키는 다른 병원체와는 구별된다.

714 요즈음 조류독감으로 유명해진 유행성독감 바이러스(influenza virus)에 관한 설명 중 옳은 것은?

> 가. 8 조각의 단일 가닥 RNA genome을 보유한다.
> 나. 한 종류의 숙주에는 단일 virus 종만 감염시키는 숙주 특이성(host specificity)이 있다.
> 다. 표면항원으로 헤마글루티닌(hemagglutinin)과 뉴라미니다제(neuraminidase)를 가지고 있다.
> 라. 다른 동물바이러스와 같이 지질성 외피(lipid enevelope)로 둘러싸여 있다.

① 가, 나   ② 가, 다, 라   ③ 나, 다, 라
④ 다, 라   ⑤ 가, 나, 다, 라

 인플루엔자 바이러스는 8개의 RNA 분절로 구성된 바이러스로 만들어지는 구조 단백질 종류에 따라 혈청형이 구분된다. 보통 A, B, C 형으로 구분된다. 조류독감으로 유명한 인플루엔자 바이러스는 보통 A형이다. 바이러스 표면에 숙주에 흡착하는 헤마글루티닌(hemagglutinin)과 숙주 세포를 파괴, 탈출에 관여하는 뉴라미니다제(neuraminidase)가 있다. 원칙적으로는 숙주 특이성이 있어 숙주에 따라 인간형, 돼지형, 말형, 조류형으로 나뉘어져 다른 종에는 감염하지 않지만 현재 유행성독감 바이러스는 변형형으로 조류와 인간에게 모두 감염 가능하게 되었다.

생태계 - 생태학

715 다음 중 개체군 밀도를 측정하는 방법이 아닌 것은?

① 총계법　　② 밀도법　　③ 방형구법　　④ 포획-재포획법

> 해설 　밀도 측정에는 절대 밀도와 상대 밀도의 측정이 있다. 절대 밀도 측정에는 총계법과 표본추출방법이 있다. 표본추출방법에는 방형구를 사용한 방형구법과 포획-재포획법이 있다.

716 다음 중 개체군이 아닌 것은?

① 지리산의 소나무 개체군
② 환자 A의 장내 대장균 개체군
③ B 고등학교 3학년 2반 학생들
④ 소양호의 식물성 플랑크톤 개체군

> 해설 　개체군은 같은 생태계에 살고 있는 같은 종 전체 집단을 의미한다. 대장균도 하나의 종(간균 일종)으로 간주할 수 있기 때문에 개체군으로 볼 수 있다. 고등학교 3학년 2반 학생들은 전체 집단이라고 하기가 모호하여 전체 집단이라고 하기가 모호하다.

717 다음은 K-선택종에 대한 설명이다. 틀린 것은?

① 포유류와 조류 같은 큰 동물의 특징이다.
② 대부분 생존 기간이 길며 해마다 생식한다.
③ 종간 또는 종내 경쟁이 치열하다.
④ 발달이 빠르다.
⑤ 특정 나이까지는 사망률이 낮거나 일정하다.

> 해설 　K-선택종은 밀도 의존적 선택이다. 그래서 수명이 길고 몸집이 크며 성숙한 나이에 생식하고 경쟁이 치열하다. 자손수가 적고 개체군 밀도가 낮다. S자형 생장을 하며 다년생 목본, 인간이 여기에 속한다.

718 생물다양성 손실의 가장 큰 원인은 무엇인가?

① 야생생물의 과도한 수렵
② 자외선 복사
③ 생물농축
④ 비토착종의 유입
⑤ 서식지의 파괴

> 해설 생물의 서식지 파괴는 그 지역에 살고 있는 종을 멸종시키는 것으로 생물다양성 손실이 크다.

719 종(species)이 소멸되는 원인으로 적당한 것은?

가. 서식지 감소	나. 환경오염	다. 기생	라. 외래종과의 경쟁

① 가, 나
② 가, 나, 다
③ 가, 나, 라
④ 나, 다, 라
⑤ 가, 나, 다, 라

> 해설 숙주에 치명적인 해를 입혀 죽음에 이르게 하는 몇 종류의 기생생물을 제외하고는 대부분의 기생생물은 숙주의 영양을 훔치는 정도이다.

720 기존의 식물군집에 산불이나 인위적인 벌채에 의해 나지로 바뀐 지역에서 다시 시작되는 천이는?

① 1차 천이
② 2차 천이
③ 수생천이
④ 극상천이

> 해설 교란된 생태계는 다시 점진적으로 다양한 종으로 구성될 수 있도록 다른 종이 차례로 대치되어 가는 현상이 일어나는데 이와 같은 것을 천이라고 한다. 2차 천이는 산불이나 벌목한 곳에서 초원부터 시작하는 천이를 의미하며 1차 천이보다 빠르다.

721 바닥이 암석인 해안에서 둥근 돌은 크기가 작을수록 바닷물에 의해 쉽게 움직인다. 그림은 부착해조류를 완전히 제거한 여러 크기의 둥근 돌을 해안에 둔 후, 이 돌에 부착된 해조류의 종 수를 시간 경과에 따라 조사한 결과이다.

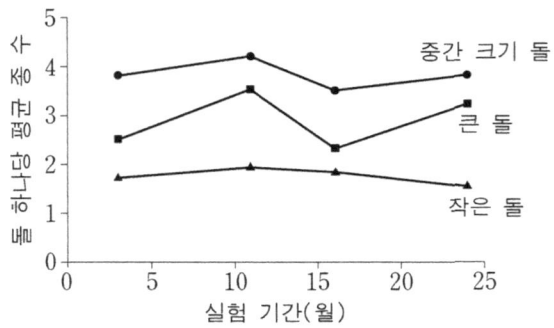

위의 실험 결과로부터 추론할 수 있는 가장 적합한 그림은?

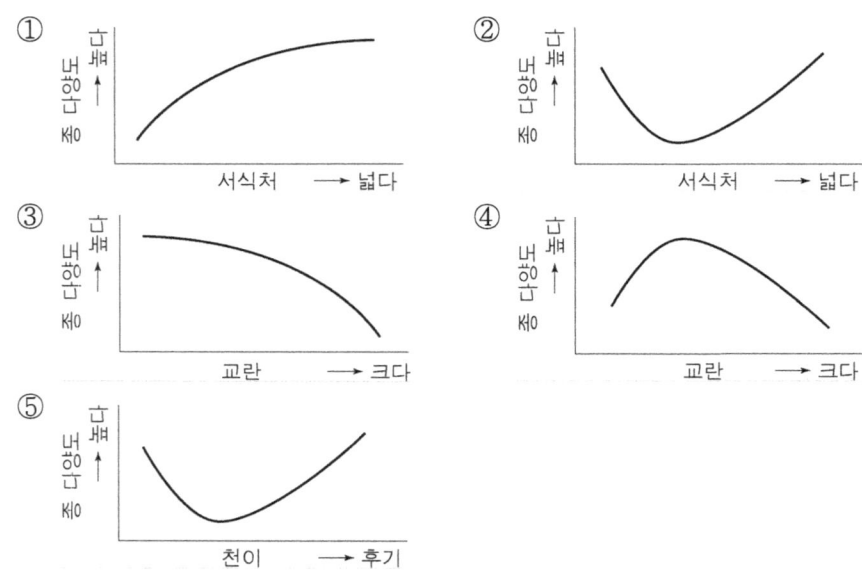

해설 적절한 교란은 종의 다양성에 기여한다는 중간교란설을 보여준다.

722 다음 중 먹이사슬이 의미하는 것으로 가장 적합한 것은?

① 살아있는 개체들 간의 진화적인 관계
② 생태계에서 종들 간의 관계
③ 유전적 변이의 복잡한 본성
④ 부모로부터 자식으로의 유전정보 전달

해설 먹이사슬은 생산자에서 소비자로 이어지는 먹고 먹히는 관계를 의미한다.

723 다음에서 맞게 표현된 것은?

① 찌르레기는 독수리보다 더 r-selected이다.
② 곰은 고요테보다 덜 k-selected이다.
③ 선인장은 사막의 1년생 식물보다 덜 k-selected이다.
④ 사람은 개보다 더 r-selected이다.

해설 r-selected : 주로 J형의 특징, 생식이 위주, 수명이 짧고 몸집 작음. 어릴 때 생식, 개체 사이 경쟁 적음, 자손 수 많음, 개체군 큼
K-selected : 주로 S자형의 특징. 수명이 길고 몸집 큼. 나이 들어 생식, 개체 사이 경쟁 치열, 자손 수 적음, 개체군 작음

724 연못의 생태계가 아래와 같이 이루어져 있다. 만약 사람들이 가물치를 모두 잡아먹어 버린다면 어떤 결과를 초래할까?

(조류 —〉 동물성플랑크톤 —〉 곤충 —〉 피라미 —〉 가물치)

① 모든 생물의 분포가 변화한다.
② 피라미의 개체수가 감소한다.
③ 곤충의 밀도가 증가한다.
④ 피라미의 개체 수는 증가하고 다른 생물은 영향을 받지 않는다.

해설 먹이사슬의 한 단계라도 그 수가 변하게 되면 전체적 균형이 깨지게 된다. 어느 종의 포식자의 수가 갑자기 줄어든다면 그 아래 단계의 피식자의 수는 늘어나게 된다.

725 세력권을 형성하는 개체군의 공간 분포 유형은?

① 집중분포　　　② 규칙분포　　　③ 임의분포　　　④ 시차분포

 세력권이란 동물의 개체 또는 집단이 같은 종의 다른 개체 또는 다른 집단으로부터 방어하여 점유하는 지역이다. 공간 분포 유형은 규칙분포에 가깝다.

726 다음은 생태적 지위(niche)에 대한 설명이다. 맞는 것은?

> 가. 군집에서의 각 개체군의 역할이다.
> 나. 개체군이 이용하는 생물 및 무생물 자원의 총 합이다.
> 다. 개체군이 사는 곳의 온도, 섭식 시간, 소비식량이 생태적 지위의 일부이다.
> 라. 생태적 지위가 같은 두 종은 한 장소에서 공존할 수 없다.
> 마. 생태적 지위를 차지하기 위한 개체군 상호작용을 경쟁이라 한다.

① 가, 나, 다　　　② 가, 다, 라, 마　　　③ 가, 다, 라
④ 가, 라, 마　　　⑤ 가, 나, 다, 라, 마

 먹이 연쇄상의 위치를 생태적 지위라고 한다. 생활양식이 비슷한 개체군이 같은 장소에 살면서 생활공간, 활동시기, 먹이 등이 겹치지 않도록 알맞은 역할을 수행하면서 생존한다. 만일 한 군집 내에서 생태적 지위가 동일한 두 종이 있다면 서로 공존할 수 없다. 또한 생태적 지위에 의해 특정한 서식지를 양분하고 있는 두 종 중 한 종을 인위적으로 제거하게 되면 남아 있는 한 종이 전체 서식지를 점령하는 것을 볼 수 있다.

727 멸종위기 종 회복을 위해 하나의 개체군보다 더 많은 개체군을 한 장소보다 많은 장소에서 보존하는 이유는?

① 멸종이 한 장소에서만 일어난다면 종 전체가 멸종될 확률이 낮아진다.
② 각각의 개체군 내에서 근친교배가 일어날 확률이 높아진다.
③ 각각의 개체군에서 유전적 부동이 일어날 확률이 높아진다.
④ 각각의 개체군에서 이형접합체가 적게 존재한다.
⑤ 다른 장소에서 서식지 단편화가 일어날 확률이 높아진다.

여러 장소에 여러 개체군으로 되어 있으면 그 중에 한 장소에서 멸종이 일어나더라도 전체가 멸종될 확률이 낮아진다.

728 개체군에서의 K-선택이론에 대한 설명으로 가장 옳은 것은?

① 밀도 의존적 요인이 개체군을 수용능력 부근까지 조절한다.
② 수용능력을 넘어서 개체군이 급등하면 절멸(total death) 전에 주로 J형 생장곡선을 그리게 된다.
③ 개체의 빠른 성숙이 일어난다.
④ 수명은 보통 일 년 이하이다.
⑤ 어릴 때 높은 사망률을 보인다.

해설 ②~⑤의 지문은 모두 r-선택을 하는 생물의 특징이다.

729 어떤 지역에서 함께 살며 서로 상호작용하는 모든 유기체의 집합은?

① 개체군　　　　② 군집　　　　③ 생태계
④ 생물군계　　　⑤ 환경

해설 군집이란 일정 지역에서 생활하는 개체군의 집합을 말한다. 한편 개체군은 같은 기간 같은 장소에서 생활하는 같은 종집단을 말한다. 군집에 환경요소가 결합되면 생태계가 된다.

730 천이(succession)에 대한 설명 중 적절한 것은?

가. 1차 천이는 불모지가 점차적으로 생명체에 점령되는 현상이다.
나. 천이의 최종단계는 극상 단계이다.
다. 화산폭발로 인하여 군집이 변하는 것은 천이라고 할 수 없다.
라. 일반적인 천이과정에서 군집은 그들이 사용하는 것 보다 더욱 많은 유기물을 생산한다.
마. 천이에 속한 연속되는 변화의 계열을 천이계열이라 한다.

① 가, 나　　　　② 가, 나, 다　　　　③ 가, 나, 라, 마
④ 가, 라, 마　　⑤ 가, 나, 다, 라

해설 교란된 생태계는 다시 점진적으로 다양한 종으로 구성될 수 있도록 다른 종이 차례로 대치되어 가는 현상이 일어나는데 이와 같은 것을 천이라고 한다.

731 생태계 파괴의 원인 중 하나는 생태적 폭발이다. 다음 중 생태적 폭발을 일으키는 주요 원인으로 가장 적당한 것은?

① 먹이의 부족　　　　② 생존 경쟁　　　　③ 생물 농축
④ 포식자의 격감　　　⑤ 피식자의 격감

　먹이사슬의 한 단계라도 그 수가 변하게 되면 전체적 균형이 깨지게 된다. 어느 종의 포식자의 수가 갑자기 줄어든다면 그 아래 단계의 피식자의 수는 늘어나게 된다.

732 산림이 2개 이상으로 분할되어 각 서식지의 면적이 감소되면 가장자리효과(edge effect)가 발생한다. 이러한 효과에 대한 설명으로 옳은 것은?

① 환경 조건의 변화로 인하여 산림에 있는 종들의 멸종 가능성이 높아진다.
② 산림의 가장자리에서 산불이 일어날 가능성이 낮아진다.
③ 병원균들이 침입하여 정착할 가능성이 낮아진다.
④ 빛, 온도, 습도, 바람 등의 변동 폭이 작아진다.
⑤ 분할 전후 군집의 종 구성에 큰 변화는 없다.

생태계에서의 자연환경의 변화는 각 환경에 잘 적응할 수 있는 종이 다양하게 나타나게 되므로 종의 구성에 있어서의 변화와 다양성을 유도하게 된다. 산림이 두 개로 분할된다면 중간지대에는 산림이 없는 지역이 발생하게 되었을 것이고 그 지역은 산림지역에 비해 햇빛에 노출되므로 온도가 높고 건조해진다. 반면 산림과 분할된 지역의 중간에 위치한 가장자리는 온도와 습도가 두 지역의 중간정도를 차지할 것이다. 따라서 다양해진 생태환경에 적응하는 종은 살아남고 그렇지 못할 것은 멸종할 것이고 자연환경의 다양화에 따라 종도 다양해 질 것이다.

생태계 – 에너지 순환과 오염

733 물 속에 합성세제가 다량 배출되어 야기될 수 있는 현상은?

① 부영양화   ② 적조화   ③ 질소화   ④ 빈영양화

 부영양화는 오염물 특히 질산염(분뇨와 축산폐수 등)과 인산염(세제와 시비)의 유입으로 수중의 무기염류가 크게 증가하는 것을 의미한다. 많은 호수에서 많은 양분(무기염류 특히 질산염)의 공급은 대량으로 공급됨으로써 광합성생물이 증가한다. 이들은 낮에는 과량의 산소를 생산하지만 밤에는 산소를 이용하므로 물 속의 산소가 고갈되는 현상을 가져오게 되어 광합성 생물이 죽고 따라서 이를 이용하는 다른 생물들도 죽게 된다.

734 생태계에 대한 다음 설명 중 옳지 않은 것은?

① 자연 환경에서 살아가는 한 생물이 그 환경과 상호작용하는 모든 측면의 역할을 생태적 지위 또는 니치(niche)라고 한다.
② 생태적 지위가 비슷하지만 서로 다른 생태계에 서식하고 있는 종을 생태형(ecotype)이라고 한다.
③ 두 종의 생태적 지위가 중복되는 경우, 자원이 제한된 조건하에서 경쟁배타의 원리(principle of competitive exclusion)가 나타나게 된다.
④ 생태 피라미드의 3가지 형태는 생태계내의 에너지(energy) 피라미드, 개체수(number) 피라미드, 생체량(biomass) 피라미드이다.
⑤ 생물의 생식전략(reproductive strategy)에는 r-선택(r-selection)과 K-선택(K-selection)이 있는데, r-선택은 J자형 생장을 하고 K-선택은 S자형 생장을 한다.

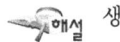 생태형은 동일한 종이 각기 다른 환경에 적응한 결과 서로 구분되는 특징을 갖게 된 것을 의미한다.

735 다음은 적조현상을 설명한 것이다. 틀린 내용은?

① 적조는 수온이 낮을 때 보다 높을 때 잘 발생한다.
② 적조는 염분농도가 낮을 때 보다 높을 때 잘 발생한다.
③ 적조는 영양염류의 양이 적을 때 보다 풍부할 때 잘 발생한다.
④ 적조의 주된 원인생물은 규조류 또는 쌍편모조류이다.

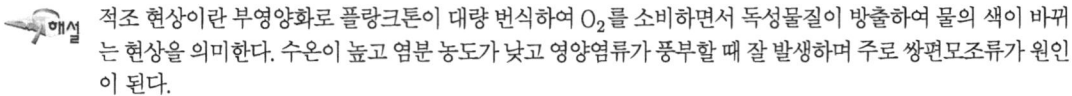 적조 현상이란 부영양화로 플랑크톤이 대량 번식하여 O_2를 소비하면서 독성물질이 방출하여 물의 색이 바뀌는 현상을 의미한다. 수온이 높고 염분 농도가 낮고 영양염류가 풍부할 때 잘 발생하며 주로 쌍편모조류가 원인이 된다.

736 1900년대의 대기 중 CO_2 농도를 300ppm, CH_4 0.90ppm, CFC(프레온 가스) 0ppm, N_2O 0.32ppm이라고 했을 때, 이들 기체 중 온실 효과에 대한 영향은 1ppm 농도당 CO_2 1, CH_4 20, CFC(프레온 가스) 5000, N_2O 250이라고 하면 온실 효과에 대한 기여도는?

① $CO_2 > N_2O > CH_4 > CFC$
② $CFC > CO_2 > CH_4 > N_2O$
③ $CH_4 > N_2O > CO_2 > CFC$
④ $N_2O > CH_4 > CFC > CO_2$
⑤ $CO_2 > CH_4 > CFC > N_2O$

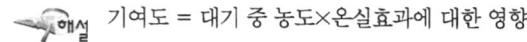 기여도 = 대기 중 농도×온실효과에 대한 영향

737 1급수의 수질 판정에 사용될 수 있는 지표생물로서 가장 적당한 것은?

① 빙 어　　② 피라미　　③ 참종개
④ 쏘가리　　⑤ 붕 어

참종개는 1급수, 빙어, 피라미, 쏘가리는 2급수, 붕어는 3급수

738 산성비의 피해를 가장 많이 받는 것은?

① 침엽수　　② 해조류　　③ 1년생 초본
④ 다년생 초본　　⑤ 활엽수

 산성비는 육상식물의 생장에 필수적인 많은 양이온들(cation)을 토양으로부터 이탈시키기 때문에 식물의 생장을 멈추게 한다. 산성비가 내리면 목본 식물보다는 초본 식물이, 같은 초본 식물이라도 일년생 식물에 대한 피해가 크다. 물론 결국에는 양이온 결핍으로 인해 식물이 모두 고사하게 된다.

739 생태계 내에서 영양단계가 높아짐에 따라 에너지효율과 물질의 이동량은 어떻게 되는가?

① 에너지 효율은 일정, 물질이동량은 커진다.
② 에너지 효율은 줄고, 물질이동량은 커진다.
③ 에너지 효율과 물질이동량이 함께 커진다.
④ 에너지 효율과 물질이동량이 함께 작아진다.
⑤ 에너지효율은 커지나, 물질이동량은 작아진다.

 에너지 효율은 상위 영양단계로 갈수록 증가한다.

740 다음은 대기 중의 CO_2증가가 생태계에 미치는 영향을 나타낸 것이다. 틀린 것은?

① 사막화 현상이 일어난다.
② 난온대성 수종의 생육범위가 확장된다.
③ 해면 수위가 상승한다.
④ 아한대성 수종이 증가한다.
⑤ 대규모의 홍수와 가뭄이 발생한다.

 이산화탄소는 지구 온난화를 일으킨다. 지구 온도가 올라가면 물의 증발이 많아지므로 사막화가 촉진되고 홍수나 가뭄이 빈발한다. 난대성 수종의 생육범위는 확대되는 데 비해 한대성 수종은 감소한다. 또한 빙하가 녹아 해수면은 상승한다.

741 인간에 의해서 버려지는 오물, 대량으로 시비된 농장, 목장 등으로 하천이나 호수가 오염되었을 때 특히 문제가 되는 부영양화 요소는?

① 인산염, 질산염의 축적
② 인산염, 질산염의 결핍
③ 탄산염, 황산염의 축적
④ 탄산염, 황산염의 결핍
⑤ 탄산염, 인산염의 축적

해설) 인산염—비료, 질산염—분뇨나 생활쓰레기로부터 유출된다.

742 대기오염에 관한 다음 설명 중 틀린 것은?

① 프레온 가스 등 CFC 사용의 증가로 인해 오존층이 파괴된다.
② 대기 중에 이산화탄소와 같은 온실효과를 일으키는 기체의 증가로 지구의 평균 기온이 상승한다.
③ 화석 연료의 연소 등에 의해 발생한 1차 오염 물질은 광화학 반응을 통하여 2차 오염 물질이 된다.
④ 도심 상공에 분진이 집중되어 먼지 지붕이 형성되면 자외선이 차단되어 구루병 등의 질병이 발생한다.
⑤ 대기 중의 SO_2 농도가 증가되면 지의류와 선태류는 더욱 왕성하게 자란다.

해설) 지의류는 산성비가 내리면 죽게 되는 산성비의 지표종이다. SO_2의 증가는 산성비의 증가를 의미하므로 틀린 지문이다.

743 적조 현상 설명 중 적절한 것은?

> 가. 조류가 죽어 부패하고 독소가 발생한다.
> 나. 하구나 만 등의 연안지역에 발생한다.
> 다. 수온이 상승하면 스스로 소멸된다.
> 라. 수중에 산소가 고갈된다.
> 마. 어류가 죽음을 당하게 된다.

① 가, 나, 마
② 가, 라, 마
③ 가, 나, 라, 마
④ 가, 나, 다, 라
⑤ 가, 나, 다, 라, 마

해설 적조 현상은 수온이 높고 염분 농도가 낮고 영양염류가 풍부할수록 잘 발생한다. 문제 수정하였습니다.

744 다음의 환경 문제에 대한 설명 중 가장 옳지 않은 것은?

① 이산화탄소는 태양열을 흡수하여 대기온도를 증가시켜 온실효과(greenhouse effect)를 발생시킨다.
② 재래종과 신규유입종간의 경쟁이 생물종의 다양성을 파괴한다.
③ 냉매로 사용되는 클로로플루오로카본(chlorofluorocarbon)들은 대기 중의 오존(ozone)과 반응하여 오존층을 파괴할 수 있다.
④ 금년에 발효 예정인 교토의정서는 온실가스의 배출 감축에 대한 국제적 실천지침이다.
⑤ 먹이사슬의 최상층에 있는 육식동물들은 DDT와 같은 유해물질의 체내농축이 더욱 높게 나타난다.

해설 CO_2, CH_4는 지구 표면에서 발산되는 적외선 흡수하여 온실 효과를 일으킨다.

745 생태계에 들어온 에너지가 각 영양 단계를 거칠 때마다 일반적으로 일어나는 현상은?

① 에너지효율은 커지나 유동에너지량은 작아진다.
② 에너지효율은 줄어드나 유동에너지량은 커진다.
③ 에너지효율과 유동에너지량이 커진다.
④ 에너지효율과 유동에너지량이 작아진다.
⑤ 에너지효율과 유동에너지량의 변화는 군집의 특징에 따라 다르다.

해설 에너지 효율은 상위 영양단계로 갈수록 증가한다.

746 생태계 내에서 에너지의 흐름을 바르게 나타낸 것은?

① 생산자 → 1차 소비자 → 2차 소비자 → 분해자 → 우주
② 3차 소비자 → 2차 소비자 → 1차 소비자 → 분해자 → 생산자
③ 분해자 → 1차 소비자 → 2차 소비자 → 생산자 → 우주
④ 생산자 → 1차 소비자 → 2차 소비자 → 분해자 → 생산자
⑤ 분해자 → 1차 소비자 → 생산자 → 2차 소비자 → 우주

해설 에너지는 순환하지 않고 한 방향으로 흐른다.

747 화석연료 사용증가와 광범위한 지역의 산림파괴로 야기될 수 있는 현상은?

① 지구온도 증가
② 지구온도 저하
③ 자외선노출 증가
④ 역전층 형성 증가

748 무기질 비료가 물에 씻겨 나감으로써 발생되는 현상으로 알맞은 것은?

| 가. 물의 부영양화가 일어난다. | 나. 조류가 물 표면에 급증한다. |
| 다. 물이 오염되어 식수로 사용할 수 없다. | 라. 분해자가 감소한다. |

① 가, 나   ② 가, 다   ③ 가, 나, 라
④ 가, 나, 다   ⑤ 가, 나, 다, 라

해설 무기질 비료가 많아지면 이를 분해하려는 분해자의 수가 증가하게 된다.

749 유기질소를 다량 함유하고 있는 축산폐수가 한강에 유입되었다고 한다면 한강의 상태는 어떻게 변화하겠는가?

① 용존산소량(DO)과 생물학적 산소요구량(BOD) 모두 변화하지 않는다.
② 화학적 산소요구량(COD)과 생물학적 산소요구량(BOD) 모두 감소한다.
③ 용존산소량(DO)과 생물학적 산소요구량(BOD) 모두 감소한다.
④ 용존산소량(DO)은 증가하고, 화학적 산소요구량(COD)은 감소한다.
⑤ 용존산소량(DO)은 감소하고, 생물학적 산소요구량(BOD)은 증가한다.

> 해설 축산폐수와 같은 오염원이 수계에 유입되면 물이 오염된다. 수질오염이 발생하면 오염원에 의해 하천의 용존산소량(DO)이 감소한다. 한편으로 유입된 오염원을 수중 미생물이 분해하여 이용할 수 있는데, 이 과정은 반드시 산소가 필요하다. 따라서, 미생물이 오염원을 분해하는데 필요한 산소량인 생물학적 산소요구량(BOD)과 화학적 산소요구량(COD)은 증가한다.

750 다음은 환경호르몬인 다이옥신에 대한 설명이다. 잘못된 것은?

① 다이옥신은 염소가 들어있는 화합물을 태울 때 발생한다.
② 생체 내에서 활발한 대사 작용을 수행한 후 소변을 통해 배출된다.
③ 세포 조직 내의 특정 수용체에 결합하여 정상 호르몬의 기능을 방해한다.
④ 강력한 발암물질로서 암 발생률을 높인다.
⑤ 식물 성장 호르몬의 일종인 2,4-D도 다이옥신에 속한다.

> 해설 다이옥신은 2,3,7,8-사염화디벤조-파라-다이옥신(일명 TCDD) 및 이의 유사물질들을 총칭하는 것으로 자연계에 한 번 생성되면 잘 분해되지 않고 안정적으로 존재한다. 생체 내에 유입되면 내분비계를 교란하며 주로 지방조직에 축적되기 때문에 체외로 잘 배설되지 않는다.

정답

1. ②	2. ③	3. ①	4. ③	5. ①	6. ⑤	7. ④	8. ②	9. ③	10. ④
11. ②	12. ②	13. ③	14. ①	15. ④	16. ②	17. ⑤	18. ②	19. ①	20. ①
21. ①	22. ⑤	23. ④	24. ④	25. ①	26. ⑤	27. ②	28. ④	29. ⑤	30. ⑤
31. ②	32. ⑤	33. ①	34. ④	35. ④	36. ①	37. ④	38. ②	39. ①	40. ④
41. ③	42. ③	43. ②	44. ④	45. ②	46. ①	47. ③	48. ③	49. ②	50. ③
51. ③	52. ⑤	53. ③	54. ①	55. ①	56. ①	57. ③	58. ②	59. ④	60. ④
61. ④	62. ②	63. ⑤	64. ⑤	65. ③	66. ①	67. ③	68. ②	69. ③	70. ③
71. ①	72. ⑤	73. ①	74. ⑤	75. ①	76. ②	77. ④	78. ①	79. ②	80. ④
81. ①	82. ②	83. ④	84. ③	85. ①	86. ④	87. ③	88. ②	89. ④	90. ②
91. ④	92. ②	93. ④	94. ①	95. ③	96. ⑤	97. ③	98. ②	99. ④	100. ③
101. ③	102. ③	103. ②	104. ①	105. ①	106. ②	107. ①	108. ④	109. ②	110. ⑤
111. ②	112. ①	113. ⑤	114. ⑤	115. ③	116. ③	117. ④	118. ②	119. ③	120. ④
121. ④	122. ①	123. ①	124. ④	125. ②	126. ⑤	127. ②	128. ②	129. ②	130. ②
131. ④	132. ④	133. ⑤	134. ④	135. ④	136. ②	137. ③	138. ②	139. ④	140. ①
141. ③	142. ③	143. ④	144. ②	145. ④	146. ②	147. ③	148. ①	149. ①	150. ⑤
151. ⑤	152. ④	153. ③	154. ①	155. ②	156. ③	157. ②	158. ⑤	159. ③	160. ②
161. ②	162. ①	163. ④	164. ②	165. ②	166. ④	167. ③	168. ③	169. ④	170. ③
171. ③	172. ②	173. ④	174. ①	175. ②	176. ①	177. ①	178. ①	179. ①	180. ②
181. ③	182. ②	183. ①	184. ②	185. ④	186. ④	187. ⑤	188. ①	189. ①	190. ①
191. ②	192. ③	193. ①	194. ①	195. ③	196. ②	197. ②	198. ⑤	199. ①	200. ③
201. ④	202. ⑤	203. ①	204. ②	205. ④	206. ①	207. ③	208. ④	209. ①	210. ②
211. ③	212. ②	213. ④	214. ④	215. ④	216. ④	217. ③	218. ②	219. ②	220. ①
221. ②	222. ①	223. ③	224. ②	225. ④	226. ④	227. ⑤	228. ③	229. ②	230. ②
231. ②	232. ③	233. ④	234. ②	235. ②	236. ⑤	237. ③	238. ①	239. ⑤	240. ②
241. ③	242. ②	243. ④	244. ③	245. ①	246. ②	247. ③	248. ⑤	249. ③	250. ⑤
251. ③	252. ④	253. ②	254. ③	255. ⑤	256. ④	257. ③	258. ①	259. ③	260. ⑤
261. ①	262. ②	263. ④	264. ⑤	265. ①	266. ③	267. ①	268. ②	269. ②	270. ②
271. ①	272. ③	273. ①	274. ①	275. ⑤	276. ③	277. ②	278. ②	279. ②	280. ②
281. ④	282. ②	283. ③	284. ②	285. ③	286. ④	287. ②	288. ①	289. ①	290. ②
291. ①	292. ①	293. ③	294. ③	295. ④	296. ③	297. ②	298. ⑤	299. ①	300. ①

정답

301. ④	302. ②	303. ②	304. ①	305. ④	306. ①	307. ⑤	308. ②	309. ④	310. ①
311. ②	312. ②	313. ①	314. ③	315. ①	316. ③	317. ①	318. ④	319. ④	320. ③
321. ③	322. ①	323. ①	324. ⑤	325. ④	326. ④	327. ③	328. ①	329. ③	330. ①
331. ①	332. ⑤	333. ③	334. ④	335. ④	336. ⑤	337. ②	338. ④	339. ①	340. ②
341. ③	342. ④	343. ①	344. ③	345. ①	346. ④	347. ⑤	348. ⑤	349. ②	350. ②
351. ⑤	352. ④	353. ③	354. ④	355. ③	356. ①	357. ⑤	358. ③	359. ④	360. ③
361. ②	362. ③	363. ②	364. ③	365. ④	366. ⑤	367. ③	368. ②	369. ④	370. ④
371. ①	372. ③	373. ②	374. ④	375. ①	376. ②	377. ③	378. ①	379. ①	380. ①
381. ①	382. ②	383. ③	384. ④	385. ③	386. ④	387. ③	388. ③	389. ③	390. ④
391. ③	392. ⑤	393. ④	394. ⑤	395. ⑤	396. ①	397. ②	398. ②	399. ②	400. ①
401. ③	402. ②	403. ②	404. ③	405. ①	406. ②	407. ①	408. ④	409. ④	410. ④
411. ③	412. ②	413. ④	414. ③	415. ②	416. ①	417. ⑤	418. ①	419. ②	420. ②
421. ③	422. ②	423. ①	424. ②	425. ③	426. ②	427. ⑤	428. ②	429. ①	430. ②
431. ④	432. ②	433. ④	434. ④	435. ③	436. ①	437. ②	438. ①	439. ③	440. ⑤
441. ⑤	442. ①	443. ③	444. ①	445. ④	446. ③	447. ④	448. ④	449. ④	450. ①
451. ③	452. ④	453. ③	454. ⑤	455. ④	456. ④	457. ④	458. ①	459. ②	460. ②
461. ①	462. ②	463. ④	464. ⑤	465. ③	466. ③	467. ⑤	468. ②	469. ③	470. ②
471. ①	472. ②	473. ②	474. ③	475. ①	476. ③	477. ②	478. ③	479. ②	480. ③
481. ④	482. ①	483. ②	484. ③	485. ②	486. ③	487. ③	488. ①	489. ②	490. ①
491. ③	492. ③	493. ③	494. ①	495. ④	496. ②	497. ⑤	498. ⑤	499. ②	500. ④
501. ②	502. ④	503. ③	504. ①	505. ②	506. ③	507. ②	508. ①	509. ①	510. ④
511. ④	512. ②	513. ④	514. ①	515. ①	516. ④	517. ②	518. ①	519. ①	520. ①
521. ④	522. ①	523. ②	524. ②	525. ①	526. ③	527. ④	528. ⑤	529. ①	530. ⑤
531. ②	532. ③	533. ④	534. ①	535. ②	536. ④	537. ⑤	538. ④	539. ①	540. ②
541. ⑤	542. ⑤	543. ④	544. ②	545. ④	546. ⑤	547. ②	548. ⑤	549. ②	550. ⑤
551. ④	552. ⑤	553. ②	554. ③	555. ④	556. ⑤	557. ②	558. ①	559. ④	560. ①
561. ①	562. ②	563. ⑤	564. ①	565. ④	566. ①	567. ①	568. ⑤	569. ③	570. ③
571. ④	572. ①	573. ①	574. ③	575. ①	576. ①	577. ②	578. ①	579. ③	580. ④
581. ①	582. ②	583. ③	584. ①	585. ⑤	586. ③	587. ①	588. ②	589. ④	590. ④
591. ④	592. ④	593. ③	594. ②	595. ②	596. ②	597. ④	598. ①	599. ④	600. ③

고득점은 나의 것!!

정답

601. ②	602. ④	603. ⑤	604. ③	605. ④	606. ②	607. ⑤	608. ⑤	609. ③	610. ④
611. ③	612. ④	613. ②	614. ③	615. ⑤	616. ①	617. ⑤	618. ④	619. ②	620. ④
621. ③	622. ③	623. ④	624. ③	625. ②	626. ④	627. ②	628. ⑤	629. ③	630. ④
631. ③	632. ①	633. ①	634. ③	635. ③	636. ②	637. ③	638. ②	639. ②	640. ①
641. ④	642. ①	643. ③	644. ④	645. ④	646. ④	647. ③	648. ③	649. ②	650. ②
651. ②	652. ②	653. ②	654. ⑤	655. ①	656. ②	657. ④	658. ②	659. ②	660. ③
661. ③	662. ②	663. ①	664. ①	665. ③	666. ①	667. ⑤	668. ①	669. ①	670. ①
671. ④	672. ④	673. ③	674. ①	675. ④	676. ⑤	677. ②	678. ③	679. ③	680. ③
681. ①	682. ④	683. ④	684. ③	685. ⑤	686. ①	687. ⑤	688. ④	689. ②	690. ②
691. ②	692. ②	693. ②	694. ③	695. ②	696. ③	697. ②	698. ①	699. ③	700. ②
701. ③	702. ②	703. ⑤	704. ②	705. ③	706. ④	707. ③	708. ①	709. ②	710. ⑤
711. ④	712. ①	713. ②	714. ②	715. ②	716. ③	717. ④	718. ⑤	719. ③	720. ②
721. ④	722. ②	723. ①	724. ①	725. ②	726. ⑤	727. ①	728. ①	729. ②	730. ③
731. ④	732. ①	733. ①	734. ②	735. ②	736. ①	737. ③	738. ③	739. ⑤	740. ④
741. ①	742. ⑤	743. ③	744. ①	745. ①	746. ①	747. ①	748. ④	749. ⑤	750. ②

저자약력

최성윤

약 력
서울대학교 생명과학부(유전공학전공) 박사수료
前 삼성의료원 연구팀장
現 한빛지적소유권센터 전임교수
現 김영편입학원 전임교수

저 서
PEET시험 대비 Total Biology 8판. 위스토리. 2008~2016
PEET시험 대비 TB생물 워크북 2판. 위스토리. 2016~2017
Total Biology's Solution. 6판, 위스토리. 2011~2017
적중문제풀이 11판. 한빛지적소유권센터. 2009~2018
새로운 생물 15판. 한빛지적소유권센터. 2007~2018
생물 Subnote. 한빛지적소유권센터. 2006

논문(SCI논문)
Journal of Thoracic Oncology. 2006 Sep;1(7):622-8.
International Journal of Cancer. 2005 Jul;115(4):575-81
Nature Cell Biology. 2004 Feb;6(2):129-37.
Genomics & Informatics. 2003 Dec;1(2):101-107